基层医院内科常见疾病诊治策略

主编　郑城婷　代克行　魏　冕

重庆大学出版社

图书在版编目（CIP）数据

基层医院内科常见疾病诊治策略 / 郑城婷, 代克行, 魏冕主编. -- 重庆 : 重庆大学出版社, 2025. 6.
ISBN 978-7-5689-5285-9

Ⅰ. R5

中国国家版本馆CIP数据核字第20256D2G96号

基层医院内科常见疾病诊治策略

JICENG YIYUAN NEIKE CHANGJIAN JIBING ZHENZHI CELÜE

主编　郑城婷　代克行　魏　冕
策划编辑：胡　斌
责任编辑：胡　斌　　版式设计：胡　斌
责任校对：邹　忌　　责任印制：张　策

*

重庆大学出版社出版发行
出版人：陈晓阳
社址：重庆市沙坪坝区大学城西路21号
邮编：401331
电话：（023）88617190　88617185（中小学）
传真：（023）88617186　88617166
网址：http：//www.cqup.com.cn
邮箱：fxk@cqup.com.cn（营销中心）
全国新华书店经销
重庆华林天美印务有限公司印刷

*

开本：787mm × 1092mm　1/16　印张：21.75　字数：398千
2025年6月第1版　2025年6月第1次印刷
ISBN 978-7-5689-5285-9　定价：82.00元

编委会名单

主　编：郑城婷　重庆大学附属三峡医院

代克行　重庆大学附属三峡医院

魏　冕　成都市中西医结合医院（成都市第一人民医院）

副主编：陈　平　重庆大学附属三峡医院

崔　娟　成都市龙泉驿区第一人民医院（四川大学华西医院龙泉医院）

刘炼玲　重庆三峡医药高等专科学校附属人民医院

熊祖明　重庆大学附属涪陵医院

祝美蓉　成都市龙泉驿区第一人民医院（四川大学华西医院龙泉医院）

编　者：冯婷婷　成都市龙泉驿区第一人民医院（四川大学华西医院龙泉医院）

蒋逆立　重庆大学附属涪陵医院

李　勇　重庆大学附属三峡医院

潘　涛　四川省肿瘤医院（电子科技大学附属肿瘤医院）

王惠蓉　成都市龙泉驿区第一人民医院（四川大学华西医院龙泉医院）

向渝南　成都市龙泉驿区第一人民医院（四川大学华西医院龙泉医院）

序 言

基层医疗机构是我国医疗卫生服务体系的重要基石，是为广大人民群众提供基本医疗保障的前线阵地。在基层医疗实践中，内科疾病以其高发病率、复杂的临床表现和多样的诊疗需求，占据着诊疗工作的核心地位。随着我国医改的不断推进，基层医生的诊疗能力提升和服务规范化成为亟须解决的关键问题之一。

然而，受限于医疗设备、诊断资源及人力配置，基层医生在面对内科常见疾病时，诊疗工作常面临挑战。如何在有限的条件下对疾病进行精准诊断和高效治疗？如何兼顾患者需求、医疗经济性和治疗规范性？这些问题对基层医生的临床能力提出了更高的要求。

《基层医院内科常见疾病诊治策略》的编写正是基于以上背景。本书以基层医生为目标群体，立足基层医疗实际，结合常见内科疾病的特点和诊疗需求，力求提供科学、实用且简明的诊疗指导方案。

本书特色在于内容覆盖全面，聚焦内科常见病、多发病，精选具有高发病率和临床实用价值的疾病进行详细分析，强调诊疗逻辑的系统性和规范性，同时注重易于操作的诊疗策略，便于在基层医疗条件下实施。在阐述疾病诊治的同时，本书特别关注疾病预防、健康教育及慢性病管理，有助于基层医生从全周期的视角提高患者的长期健康水平。

本书的编写凝聚了众多临床工作者的智慧，也倾注了他们对基层医疗事业的深切关怀。希望本书的出版能够为广大基层医生提供切实可行的帮助，提高诊疗能力，为患者带来更优质的医疗服务。

在此，向所有参与本书编写的作者、编辑表示衷心的感谢！同时，谨向辛勤工作在基层医疗第一线的医生们致以崇高的敬意。

编　者

2024 年 12 月 15 日

前 言

基层医院是我国医疗卫生体系的重要组成部分，是守护广大人民群众健康的“第一道防线”。在基层医疗工作中，内科疾病的诊治占据着重要地位，其发病率高、病种复杂且多发于老年及慢性病患者群体。然而，受限于医疗资源、诊疗设备及技术水平，基层医生在疾病识别、诊断及治疗等方面常面临诸多挑战。因此，为了提高基层医生的诊疗能力、规范常见内科疾病的诊治流程，编写一本贴近基层需求、具有实用性和科学性的指导手册显得尤为必要。

《基层医院内科常见疾病诊治策略》正是在这一背景下应运而生的。全书聚焦基层医院较为常见的内科疾病，从实用性和可操作性出发，精选了高频发生的呼吸系统、消化系统、心血管系统、神经系统、内分泌系统的常见疾病，系统梳理了每种疾病的发病机制、临床表现、诊断标准、鉴别诊断和治疗策略，结合基层医院的医疗条件和患者特点，力求内容精炼、条理清晰、易于应用。

针对基层医疗资源有限的现状，本书强调结合实际条件开展诊疗工作，推荐简单、高效、经济的诊断和治疗方案，以便医生能在有限的设备和技术条件下实现精准诊治。全书以症状、疾病为核心，按照“概述—病因—发病机制—临床表现—诊断标准—鉴别诊断—治疗方法”的逻辑结构展开，确保内容结构清晰，便于基层医生快速掌握和应用。在编写过程中，本书充分参考了国内外最新临床指南和循证医学证据，将科学性和规范性融入基层实践，帮助医生掌握先进的诊疗理念。在疾病治疗的同时，本书还重视疾病预防及患者健康教育，强化慢性病管理理念，为基层医生提供更全面的服务指导。

感谢所有参与本书编写的作者，正是你们的经验积累和智慧共享，使得本书能够更加贴近临床实践的需要。希望本书能够为基层医生提供切实可行的帮助，也为我国基层医疗事业的发展尽一份绵薄之力。

由于编者水平有限，所选症状及疾病难免挂一漏万，书中一定存在不少疏漏之处，敬希读者批评指正。

编　者

2024 年 11 月 27 日

目 录

第一章　内科常见症状

第一节　发热

一、概述

发热（fever）是指机体在致热原作用下或各种原因引起体温调节中枢功能障碍时，体温升高超出正常范围的现象。发热是一种机体对感染、炎症或其他刺激的反应，常见于感染性疾病、免疫性疾病、恶性肿瘤等。发热的原因复杂多样，必须尽快确定发热的病因，以便采取相应的治疗措施。

二、病因及发病机制

发热的病因可以分为感染性和非感染性两大类。

1. 感染性病因。

（1）病毒感染：包括流感病毒、冠状病毒（如 SARS-CoV-2）、登革病毒等。

（2）细菌感染：如肺炎链球菌、金黄色葡萄球菌、链球菌感染等。

（3）支原体及衣原体感染：支原体肺炎和衣原体感染常导致急性发热。

（4）寄生虫感染：如疟疾、血吸虫病等。

（5）真菌感染：如新型隐球菌感染等。

2. 非感染性病因。

（1）免疫性疾病：如系统性红斑狼疮、类风湿关节炎等引起的免疫反应可导致发热。

（2）恶性肿瘤：如白血病、淋巴瘤等常伴有长期不明原因的发热。

（3）药物热：某些药物如抗生素、抗癫痫药物可能引起药物性发热。

（4）内分泌疾病：甲亢危象、嗜铬细胞瘤等内分泌紊乱也可能导致急性发热。

发热的基本机制是内源性或外源性致热原引起体温调节中枢下丘脑的功能异常，导致体温设定点上移。常见的致热原包括细菌的内毒素、病毒的核酸片段，以及自身免疫性疾病中的炎性因子。下丘脑通过神经内分泌途径调控体温，促使体内产热增加、散热减少，从而引起发热。

三、临床表现

1. 发热的分度：以口腔温度为标准，发热可分为低热（37.3~38 ℃）、中热（38.1~39 ℃）、高热（39.1~41 ℃）和超高热（>41 ℃）。

2. 全身症状：患者常表现为发冷、寒战、乏力、全身肌肉酸痛、头痛等症状。严重时还可能出现神志不清、烦躁不安等神经系统症状。

3. 呼吸系统症状：发热常伴随咳嗽、咳痰、呼吸急促、胸痛等，尤其在肺部感染如肺炎、支气管炎时更加明显。

4. 消化系统症状：部分发热患者可能出现恶心、呕吐、腹泻、腹痛等消化道症状，尤其在肠道感染时较为常见。

5. 泌尿系统症状：如肾盂肾炎、尿路感染患者可能会有尿频、尿急、尿痛、血尿等症状伴随发热。

6. 皮肤表现：有些发热性疾病会伴随皮疹、瘙痒、皮肤干燥、红斑等表现，常见于病毒感染、免疫性疾病等。

四、热型及其临床意义

不同病因引起的发热具有不同的热型特征，临床上可根据热型帮助鉴别疾病。

1. 稽留热：体温持续在高水平（通常超过 39 ℃）波动较小。常见于大叶性肺炎、伤寒等。

2. 弛张热：体温在较高水平波动，昼夜温差超过 1 ℃，但最低体温仍高于正常。常见于败血症、风湿热等。

3. 间歇热：体温反复升高与正常体温交替出现，每日可有一次或数次发热。常见于疟疾、淋巴瘤等。

4. 波浪热：体温逐渐上升至高峰，随后逐渐下降至正常水平，再次上升，如波浪一般反复出现。常见于布鲁氏菌病。

5. 不规则热：体温无明显规律。常见于肿瘤性发热、药物性发热等。

五、诊断与鉴别诊断

在诊断发热时，首先要明确发热的病因，发热通常是多种疾病的共同表现，因此诊断和鉴别诊断过程复杂，要求临床医生结合病史、体检结果及辅助检查进行系统分析。

1. 病史采集。病史采集是诊断的首要步骤，能够提供重要的线索以指引后续的检查和诊断。对于发热患者，重点需要采集以下方面的病史。

（1）发热特征。

①发热的起病情况：如发热是否突然发作或逐渐发作，持续时间长短，发热的程度（轻、中、重度发热）。

②热型：如稽留热、弛张热、间歇热等不同热型能够提示相应的病因（如疟疾常见间歇热，伤寒常见稽留热）。

③伴随症状：如寒战、出汗、头痛、皮疹等症状的有无及其特点，这些伴随症状对病因判断至关重要。

（2）疾病相关病史。

①既往病史：有无基础疾病，如糖尿病、慢性肺病、免疫系统疾病等，可能会增加感染的风险。

②近期接触史：了解患者是否有接触发热患者的历史，特别是传染性疾病如流感、麻疹等。

③旅行史：患者是否有疫区或异地旅行史，特别是疟疾、登革热等在特定地区流行的疾病，旅行史是关键线索。

④药物使用史：近期是否使用过新的药物，有无药物过敏史，药物热需要考虑药物的相关性。

（3）个人生活史。

①职业和环境暴露史：如是否暴露于特殊环境（如医院、实验室）或职业（如农民、屠宰工等），可提示某些职业相关的感染性疾病（如布鲁氏菌病、炭疽等）。

②疫苗接种史：是否按时接种相关疫苗，特别是新冠疫苗、流感疫苗等，接种后发热也可能与疫苗有关。

2. 体格检查。体格检查是诊断急性发热的重要步骤。以下是需要重点关注的体征。

（1）生命体征。

①体温：测量并记录体温，了解发热的程度和变化。

②心率和呼吸：高热常伴有心率增快、呼吸加速，严重感染可能会引起低血压、休克等。

（2）全身检查。

①皮肤：观察有无皮疹、黄疸、紫癜等，皮肤表现对感染性疾病（如麻疹、败血症）和免疫性疾病的诊断很有帮助。

②淋巴结：触诊浅表淋巴结，急性发热伴有淋巴结肿大的患者，需考虑感染（如EB 病毒感染）、淋巴瘤等。

③呼吸系统：肺部听诊，注意有无呼吸音异常、啰音等，提示肺部感染（如肺炎、支气管炎）。

④腹部检查：触诊腹部，评估有无压痛、肝脾肿大，急性发热伴肝脾肿大提示感染性单核细胞增多症、疟疾、伤寒等。

⑤神经系统：发热伴意识改变、颈项强直等体征提示脑膜炎、脑炎的可能。

3. 辅助检查。

（1）实验室检查。

①血常规：常规检测白细胞计数及分类，细菌感染常表现为白细胞增高，中性粒细胞比例增高，而病毒感染则常见白细胞减少或正常，淋巴细胞比例增高。

② C 反应蛋白（C reactive protein，CRP）及降钙素原（procalcitonin，PCT）：CRP 和 PCT 升高提示细菌感染，PCT 对细菌感染有较好的特异性。

③尿常规：如急性发热伴尿频、尿急，尿常规检查有助于诊断泌尿系感染。

④血液生化检查：评估肝肾功能、电解质紊乱，急性发热患者可能伴随肝功能异常（如肝炎）、电解质紊乱（如腹泻导致）。

⑤血培养：高热伴寒战或其他感染症状时，血培养有助于诊断败血症、菌血症。

⑥病原体检查：根据病史和临床表现，进行相应的病原体检查，如流感病毒核酸检测、新冠病毒 PCR 检测、疟原虫检查等。

（2）影像学检查。

①胸部 X 线或 CT：对于怀疑肺部感染的患者，胸片或胸部 CT 可帮助诊断肺炎、肺脓肿等，胸部 CT 分辨率对于较小病灶更高。

②腹部超声：用于检查腹部器官如肝、脾、胆囊、肾等的病变，如急性发热伴肝脾肿大时，可通过超声排查脾脏增大、脓肿等，腹部 CT 则较腹部超声有更高分辨率。

4. 常见病因的鉴别诊断。

（1）细菌性感染与病毒性感染。

①细菌性感染：常伴有较高的白细胞增高、中性粒细胞比例升高，患者常有寒战、脓性分泌物（如咳痰）。病因包括肺炎、败血症、尿路感染等。

②病毒性感染：白细胞计数正常或偏低，淋巴细胞比例增高。常见病毒感染包括流感、EB 病毒感染、登革热等。病毒性感染常伴有全身酸痛、乏力等症状。

（2）自身免疫性疾病与感染性疾病。

①自身免疫性疾病：如系统性红斑狼疮、类风湿关节炎等，发热可伴有关节痛、皮疹、肾脏损害等表现。此类疾病常需通过自身抗体检测（如抗核抗体、抗双链 DNA 抗体）进行诊断。

②感染性疾病：表现为急性发热、寒战、局部感染症状（如咽喉痛、咳嗽、腹痛等）。感染性疾病的发热通常较急性发作，治疗后缓解明显。

（3）药物性发热与感染性发热。

①药物性发热：药物热一般出现在用药后数天，停药后发热缓解，无明显感染症状，常伴皮疹、肝功能异常。药物如抗生素、抗癫痫药物等可能引发药物性发热。

②感染性发热：有明确感染病灶，如咳嗽、咽喉痛、腹泻等，并伴有实验室和影像学检查提示的感染性改变。

（4）恶性肿瘤与感染性疾病。

①恶性肿瘤：如淋巴瘤、白血病等患者，常表现为不明原因的长期发热，伴随乏力、体重减轻、盗汗、淋巴结肿大等。血液学检查如骨髓穿刺，影像学检查（CT、MRI）有助于明确肿瘤性质。

②感染性疾病：急性发热通常伴随明显的感染症状，治疗后发热明显缓解，较少出现体重减轻等恶性肿瘤的全身症状。

（5）特殊发热原因的鉴别：对于不明原因的持续性发热，可能需要排除一些少见的原因。

①结缔组织病：如斯蒂尔病（Still 病）、系统性红斑狼疮等，常伴有皮疹、关节痛、肌肉疼痛等。

②隐匿性感染：如隐匿性脓肿、结核病、亚急性心内膜炎等，可能需要通过影像学或侵入性检查明确感染部位。

③药物热：排除其他病因后，需考虑药物热的可能。

六、伴随症状

发热通常会伴有其他症状，这些症状对病因诊断具有重要参考价值。

1. 寒战：是体温调节中枢受到刺激导致的骨骼肌强烈收缩。寒战多见于细菌感染引起的败血症、肺炎、肾盂肾炎等。

2. 出汗：发热退烧后常伴大量出汗，这是体温调节的结果。出汗常提示体温下降，疾病可能进入缓解期。

3. 头痛：是发热常见的伴随症状，尤其在病毒性疾病如流感、脑膜炎等情况下，头痛较为明显。

4. 胃肠道不适：发热常伴有食欲不振、恶心、呕吐、腹泻等症状，尤其是消化系统感染时更为常见。

5. 精神状态改变：高热可能引起患者烦躁不安、意识模糊、嗜睡，甚至昏迷。这种情况多见于重症感染、脑炎等疾病。

七、治疗原则

发热的治疗原则应根据病因、临床表现和病情严重程度进行综合处理，治疗的目标是尽快缓解发热症状、消除引起发热的病因，并预防和减少发热对机体的潜在损害。

1. 对因治疗。对因治疗是发热处理的核心。找到并消除引起发热的病因能够从根本上解决发热问题。常见病因包括感染性和非感染性原因，针对不同的病因采取不同的治疗措施，有时还需要药物结合外科手术治疗。

（1）感染性疾病（临床中未查明感染源前，更多的是经验性使用抗生素）。

①细菌感染：细菌感染引起的发热需要使用抗生素治疗。抗生素的选择应根据病原体的类型、感染部位以及药敏试验结果来决定。常用的抗生素包括青霉素类、大环内酯类、喹诺酮类和头孢菌素类等。在特殊情况下，如败血症或严重感染时，可能需要使用广谱抗生素，并根据患者病情调整用药方案。

②病毒感染：病毒感染如流感、冠状病毒感染等大多是自限性疾病，通常无需使用抗病毒药物，症状轻者仅需对症治疗。但对于一些特定病毒感染，如流感（尤其是高危人群）、新冠病毒等，早期使用抗病毒药物如奥司他韦、瑞德西韦等可缩短病程

并减轻症状。

③真菌感染：针对真菌感染导致的发热，使用抗真菌药物是关键，常用药物包括两性霉素 B、氟康唑等。真菌感染通常见于免疫功能低下的患者，如长期使用免疫抑制剂或糖皮质激素者。

④寄生虫感染：如疟疾、血吸虫病等寄生虫感染，治疗上应选择针对性药物，如氯喹、青蒿素类药物用于疟疾治疗，吡喹酮用于血吸虫病治疗。

（2）非感染性疾病。

①自身免疫性疾病：如系统性红斑狼疮、类风湿关节炎等自身免疫性疾病导致的发热，主要通过使用免疫抑制剂或糖皮质激素来控制病情。常用药物包括泼尼松、环磷酰胺、甲氨蝶呤等。

②恶性肿瘤：对于肿瘤引起的不明原因发热，治疗应着重于肿瘤本身的控制。化疗、放疗、靶向治疗或免疫治疗可在一定程度上缓解发热。对于因肿瘤坏死或肿瘤释放的致热原引起的发热，可以使用抗炎药物进行辅助治疗。

③药物热：如果发热是由药物引起，首先应立即停用可疑药物，并根据患者情况选择替代治疗。症状严重者可使用抗组胺药或糖皮质激素来缓解过敏反应和炎症。

④内分泌性疾病：如甲亢危象引起的发热，应通过抗甲状腺药物（如他巴唑、丙硫氧嘧啶）控制甲状腺功能；嗜铬细胞瘤引起的发热则需要进行手术或使用药物来控制肿瘤分泌的儿茶酚胺水平。

2. 对症治疗。对症治疗的目的是缓解发热引起的不适症状，降低体温并减轻发热对机体的损害，主要包括退热药物的应用和物理降温措施。

（1）退热药物。退热药物的使用在发热治疗中非常常见，主要用于缓解高热引起的不适及防止高热对身体器官的损伤。常用退热药物包括以下几类。

①对乙酰氨基酚：适用于轻中度发热，具有良好的解热镇痛效果，副作用较少，适用于成人及儿童。

②布洛芬：作为非甾体抗炎药，布洛芬不仅具有退热作用，还具有一定的抗炎和镇痛效果，常用于与炎症相关的发热症状。

③阿司匹林：阿司匹林在成人中可用于退热，但需避免用于儿童以防引发雷氏综合征。

药物退热时，应注意避免过量使用退热药，以免引起血液系统、肝肾功能损害，在长期高剂量使用下，还可能导致腹痛、消化道出血。对于轻度发热不建议过早使用退热药物，除非患者有明显的不适或合并有其他需要控制发热的情况（如心血管疾病患者）。

（2）物理降温。物理降温主要通过增加体表散热来降低体温，常用于药物退热效果不佳或患者对退热药物有禁忌证时。常用的物理降温方法包括以下几种。

①温水擦浴：用温水擦拭患者腋下、腹股沟等大血管分布部位，促进体表散热。

②冰袋降温：将冰袋置于腋下、颈部、腹股沟等部位，利用冷敷降温。适用于高热患者。

③降温毯：在一些严重发热（如中暑）患者中，可以使用专业的降温设备（如降温毯）进行降温。

需要注意，物理降温时应避免使用过低温度的水或冰块，以防止引发寒战，寒战会增加机体产热反而加重发热。

3. 支持治疗。支持治疗是发热患者综合管理的一部分，尤其对于高热或病情较重的患者，支持治疗能够帮助维持机体的稳定，避免并发症的发生。

（1）补液和电解质平衡。高热可导致大量出汗、脱水和电解质紊乱，尤其在感染性疾病和消化道症状明显的患者中，补液是非常重要的支持措施。通过静脉输液或口服补液，补充足够的水分和电解质可以预防脱水、低钠血症等情况的发生。补液的种类和量需要根据患者的脱水程度、电解质水平和心肾功能情况进行调整。

（2）维持营养支持。高热状态下患者代谢率增高，营养需求增加，但食欲下降、消化功能减弱等原因，容易导致营养不良。应提供易消化且富含营养的食物，必要时可进行肠内或肠外营养支持。

（3）预防继发感染。对于免疫功能低下或长期住院的患者，发热时需预防继发性感染，特别是呼吸道、泌尿道和皮肤的感染；长期使用广谱抗菌药物，可能引起真菌等二重感染。医院内感染控制措施如无菌操作、手卫生、隔离等是预防继发感染的关键。

（4）心肺功能支持。严重发热时可能出现心率增快、呼吸急促，尤其是有心肺基础疾病的患者，需要密切监测心肺功能，必要时给予氧疗或机械通气支持。

（熊祖明）

第二节 咳嗽与咳痰

一、概述

咳嗽（cough）是一种反射性的防御动作，通过清除气道分泌物或异物，维持呼吸道的通畅。咳痰（expectoration）是借助咳嗽将痰从气管、支气管排出的动作。咳嗽与咳痰是临床上最常见的呼吸道症状，可见于多种呼吸系统疾病及全身性疾病中。咳嗽按时间分为急性（<3 周）、亚急性（3~8 周）和慢性（>8 周）。咳痰通常伴随咳嗽发生，提示气道分泌物的增多或异常。

二、病因及发病机制

咳嗽与咳痰的病因复杂，涉及感染性、非感染性以及其他系统性疾病，常根据病因不同而呈现多样化的表现。

1. 感染性病因。

（1）急性上呼吸道感染：如普通感冒、急性鼻炎、急性咽喉炎，通常引发急性咳嗽，咳痰较少。

（2）下呼吸道感染：如急性支气管炎、肺炎、肺结核，常伴有显著咳痰。咳痰颜色和性质可能提示病因，如黏稠脓性痰提示细菌感染。

（3）慢性呼吸道感染：如慢性支气管炎、支气管扩张，患者常表现为长期咳嗽咳痰，痰量较大，且多为黏液脓性或脓性痰。

2. 非感染性病因。

（1）哮喘：哮喘患者常伴有阵发性咳嗽，特别是夜间或清晨加重，痰量少，多为白色黏液痰。

（2）慢性阻塞性肺疾病（chronic obstructive pulmonary disease，COPD）：表现为慢性咳嗽、咳痰和呼吸困难，常见于长期吸烟的患者，痰量较多，尤其在清晨。

（3）过敏性疾病：如过敏性鼻炎或咽炎，咳嗽为主要表现，痰量少，主要为清黏痰。

（4）胃食管反流病（gastroesophageal reflux disease，GERD）：胃酸反流刺激食管和气道黏膜，可引起反射性咳嗽，咳痰较少。

3. 其他系统性疾病。

（1）心源性咳嗽：如左心功能不全引起的心力衰竭，可能出现夜间阵发性咳嗽，痰中带粉红色泡沫。

（2）肿瘤：肺癌等胸腔内肿瘤可引起刺激性咳嗽，伴有少量血性痰。

咳嗽的发病机制主要为刺激呼吸道的咳嗽反射弧，包括咳嗽感受器（分布于鼻咽、气管、支气管）、传入神经、咳嗽中枢（位于延髓）、传出神经及效应器（呼吸肌和喉部肌肉）。咳痰则反映气道分泌物的增加，这些分泌物通常是由于炎症或感染引起的支气管分泌亢进。

三、临床表现

咳嗽与咳痰的临床表现因病因不同而呈现差异。

1. 咳嗽。

（1）干咳：无痰或少痰，常见于病毒性上呼吸道感染、过敏性疾病、支气管哮喘或胃食管反流病。

（2）湿咳：伴有明显咳痰，常见于细菌感染、慢性支气管炎、支气管扩张等。

（3）阵发性咳嗽：常见于百日咳、哮喘或气道异物。

（4）持续性咳嗽：多见于慢性支气管炎、肺癌等疾病。

2. 咳痰。

（1）痰量：痰量较少见于病毒感染和过敏性疾病；大量痰液常见于慢性支气管炎、支气管扩张等。

（2）痰的颜色：白色黏液痰常见于病毒感染或过敏性疾病；黄色或绿色脓性痰提示细菌感染；粉红色泡沫痰提示心源性咳嗽。

（3）痰中带血：可能提示肺癌、结核、支气管扩张或严重感染等。

四、诊断与鉴别诊断

1. 病史采集。全面的病史采集是诊断的关键。主要从以下几个方面进行详细询问。

（1）咳嗽持续时间：明确咳嗽的起病时间和持续时间。急性咳嗽（<3 周）通常提示感染性病因，如普通感冒、急性支气管炎；慢性咳嗽（>8 周）则常与慢性支气管炎、哮喘、GERD 等相关。

（2）咳嗽的性质：干咳与湿咳的鉴别至关重要。干咳多见于病毒感染、过敏性疾病（如哮喘）或 GERD；湿咳伴有咳痰提示气道有分泌物，常见于细菌感染、慢性支气管炎、支气管扩张等。

（3）痰的性质：询问痰液的颜色、量、性状。白色黏液痰常提示病毒性疾病或过敏性疾病，黄色或绿色脓性痰提示细菌性感染，粉红色泡沫痰则常见于急性肺水肿或心力衰竭。

（4）诱发因素：了解咳嗽是否与吸入过敏物质（如尘螨、花粉）相关，或是否因体位改变、进食后或夜间加重，这些信息有助于提示哮喘或 GERD 的可能。

（5）伴随症状：发热、胸痛、呼吸困难、体重减轻等伴随症状提供了重要的线索。例如，咳嗽伴胸痛常提示肺炎或胸膜炎，咳嗽伴体重减轻、盗汗可能提示肺结核或恶性肿瘤。

2. 体格检查。

（1）呼吸音听诊：湿啰音（或痰鸣音）提示支气管内有分泌物，常见于支气管炎、肺炎；干啰音（哮鸣音）则提示气道狭窄，常见于哮喘、COPD。

（2）胸部叩诊：叩诊呈浊音可能提示肺部实变（如肺炎）或胸腔积液。

（3）淋巴结检查：检查颈部、腋窝、锁骨上淋巴结是否肿大，肿大的淋巴结提示感染性或肿瘤性疾病。

3. 辅助检查。

（1）血液检查。

①血常规：白细胞总数及分类有助于判断感染的性质。白细胞升高、以中性粒细胞为主提示细菌感染；淋巴细胞增多提示病毒感染；嗜酸性粒细胞增多提示过敏性疾病或寄生虫感染。

② C 反应蛋白和红细胞沉降率（erythrocyte sedimentation rate，ESR）：这两项炎症指标在感染或炎症性疾病中升高，特别在肺炎或结核病时较为明显。

（2）痰液检查。

①痰液涂片和培养：用于鉴定病原体。对于疑似肺结核患者，应进行痰液抗酸染色以检测结核杆菌。痰培养可明确细菌感染的种类和进行药敏试验。

②细胞学检查：在痰液中寻找恶性肿瘤细胞，特别在有咯血或长期咳嗽的患者中，能帮助筛查肺癌。

（3）影像学检查。

①胸部 X 线：是评估咳嗽和咳痰的首选影像学检查，用于排除或发现肺炎、肺结核、肿瘤等明显的肺部病变。

②胸部 CT：如果 X 线发现异常或咳嗽症状持续，但 X 线未能明确诊断，CT 检查可以提供更详细的肺部结构信息，特别有助于发现细小的病变如支气管扩张、早期肺癌、肺结核病灶等。

③肺功能检查：对于哮喘或 COPD 患者，肺功能检查有助于评估气道阻塞的程度。常规检查包括用力肺活量（FVC）、第一秒用力呼气量（FEV1）等指标。

4. 常见病因的鉴别诊断。

（1）急性咳嗽与咳痰。

①急性上呼吸道感染（普通感冒）：常伴有鼻塞、流涕、咽痛，咳嗽通常为干咳，痰量较少，病程一般为 1~2 周。

②急性支气管炎：咳嗽为主要症状，咳痰呈白色或黄色黏液状。患者常有急性发作期，伴有呼吸急促和全身不适。

③肺炎：患者常有高热、寒战、咳嗽、脓性痰和呼吸困难。X 线检查可见肺部实变影。

（2）慢性咳嗽与咳痰。

① COPD：慢性咳嗽、咳痰是 COPD 的主要表现，尤其在早晨时痰量较多。长期吸烟史是重要线索，肺功能检查可见气流受限。

②支气管哮喘：咳嗽伴有喘息、呼吸困难，尤其在夜间和清晨加重，常有过敏史或家族哮喘史，肺功能检查可见可逆性气流受限。

③支气管扩张：患者常有大量脓性痰，尤其在清晨时痰量更多。反复呼吸道感染史、咯血等症状常见，CT 检查可确诊。

④肺结核：慢性咳嗽、咳痰，常伴有体重减轻、盗汗、低热等症状。痰涂片抗酸染色和痰培养是确诊肺结核的重要手段，X 线或 CT 可见典型的肺部病变。

（3）特殊病因相关的咳嗽。

① GERD：患者常无明显咳痰，夜间或体位改变时咳嗽加重，伴随反酸、烧心等症状。24 小时 pH 监测是确诊的金标准。

②心源性咳嗽：心力衰竭时，患者可能有阵发性夜间咳嗽，伴有呼吸困难，咳粉红色泡沫痰提示急性肺水肿。

③肺癌：长期咳嗽、咯血是常见症状，特别是在长期吸烟者中应引起警惕。胸部 CT、痰细胞学检查、支气管镜检查等对确诊有帮助。

（4）特殊人群的咳嗽诊断。

①儿童：儿童的咳嗽常见于上呼吸道感染、哮喘等。反复咳嗽、喘息需警惕异物

吸入或哮喘。

②老年人：老年人的咳嗽易与心肺疾病混淆，慢性支气管炎、COPD、心力衰竭在老年人群中常见，需密切关注伴随症状如呼吸困难、体重减轻、咯血、下肢水肿等。

五、伴随症状

1. 发热：常伴随于感染性疾病引起的咳嗽和咳痰，是身体对感染反应的一种表现。不同类型的感染会表现出不同的发热特征。

（1）急性呼吸道感染（如普通感冒、流感）：常伴有轻度至中度发热，伴随头痛、全身酸痛等。

（2）肺炎：常伴有高热，尤其是细菌性肺炎，患者还可有寒战、呼吸急促、胸痛。

（3）肺结核：通常表现为低热，尤其在午后更明显，并伴有夜间盗汗和体重减轻。

2. 胸痛：是咳嗽与咳痰的常见伴随症状之一，可能提示多种潜在病因。

（1）胸膜炎：患者常表现为剧烈的胸痛，随咳嗽和深呼吸加重，提示可能有感染或炎症累及胸膜。

（2）肺炎：胸痛可伴随在受累肺区，通常在咳嗽时加重，尤其是大叶性肺炎时。

（3）气胸：咳嗽伴有突然发生的胸痛和呼吸困难，可能提示自发性气胸，需紧急处理。

3. 呼吸困难：常见于多种呼吸系统疾病，尤其在伴随咳嗽和咳痰时需警惕以下病因。

（1）COPD：伴有长期慢性咳嗽和咳痰，特别在疾病加重时，患者表现为明显的呼吸困难，尤其在体力活动后。

（2）哮喘：常伴有喘息、呼吸困难，尤其在夜间和清晨症状加重，咳嗽和咳痰为其主要症状。

（3）心力衰竭：左心衰竭时，患者会有明显的呼吸困难，尤其在夜间平卧时加重，同时伴有粉红色泡沫痰。

4. 痰液颜色改变：痰液颜色和性状的变化提示不同的病因。

（1）白色黏液痰：常见于病毒感染、过敏性疾病或哮喘。

（2）黄色或绿色脓性痰：提示细菌性感染，如支气管炎、肺炎等。

（3）粉红色泡沫痰：常见于急性肺水肿或心力衰竭。

（4）血痰或咯血：可能提示严重疾病，如肺结核、支气管扩张、肺癌或肺栓塞等。

需密切关注并及时进一步检查。

5. 夜间咳嗽：夜间咳嗽是某些疾病的典型表现。

（1）哮喘：夜间咳嗽或清晨加重，是哮喘的特征性表现，常伴有喘息和气促。

（2）心力衰竭：夜间阵发性咳嗽，平卧时加重，提示心功能不全，可能伴有呼吸困难和粉红色泡沫痰。

（3）GERD：胃酸反流可刺激咽喉部和气道，引发夜间咳嗽，尤其在平卧时明显。

6. 体重减轻：是慢性咳嗽伴随症状中需要特别关注的，可能提示消耗性疾病。

（1）肺结核：慢性咳嗽、咳痰伴随体重减轻，尤其在长期低热和夜间盗汗的情况下，需考虑肺结核的可能。

（2）恶性肿瘤：如肺癌等，伴有不明原因的体重减轻，应引起高度警觉。

7. 乏力：乏力常伴随于感染性或系统性疾病。

（1）肺炎或支气管炎：感染引起的炎症反应常导致患者乏力，伴随发热、咳嗽、咳痰等。

（2）慢性病：如 COPD 由于长期的低氧状态，患者常表现为乏力和体力下降，伴有慢性咳嗽和呼吸困难。

8. 盗汗：常见于感染性疾病和肿瘤性疾病。

（1）肺结核：盗汗是肺结核的典型症状之一，常伴随低热、咳嗽、咳痰、体重减轻。

（2）恶性肿瘤：如淋巴瘤或肺癌，伴随不明原因的咳嗽和体重下降，盗汗可能是其伴随症状之一。

9. 头痛：头痛伴随咳嗽时需考虑以下可能。

（1）上呼吸道感染：如普通感冒，常伴有轻度头痛、咳嗽、流鼻涕等。

（2）颅内高压：咳嗽时头痛加剧，可能提示颅内压力增高，如脑出血、脑肿瘤等。

10. 声音嘶哑：声音嘶哑伴随咳嗽时提示声带或喉部受累。

（1）喉炎：急性喉炎时，咳嗽多为干咳，伴有声音嘶哑。

（2）声带疾病或肿瘤：长期声音嘶哑伴随慢性咳嗽时，应警惕声带肿瘤或喉部肿瘤的可能性。

11. 反酸、胸骨后烧灼感：胃酸反流可引起反射性咳嗽，患者常伴有反酸、腹部不适、胸骨后烧灼感等。

（刘炼玲）

第三节　呼吸困难

一、概述

呼吸（dyspnea）困难是患者主观感到呼吸费力、空气不足或呼吸不适的症状，常见于多种呼吸系统、心血管系统及其他全身性疾病。

二、病因及发病机制

呼吸困难的病因可分为呼吸系统疾病、心血管疾病和其他系统性疾病。

1. 呼吸系统疾病。

（1）急性呼吸道感染：如急性支气管炎、肺炎等，气道感染导致气道阻塞或肺泡通气不良，引起呼吸困难。

（2）COPD：因长期气道狭窄、肺泡结构破坏、气体交换障碍，患者表现为持续性的呼吸困难，尤其在体力活动时加重。

（3）哮喘：气道的慢性炎症导致支气管痉挛和气道阻塞，发作时呼吸急促、喘息和呼吸困难，尤其在夜间加重。

（4）支气管扩张：反复感染导致的气道扩张伴有分泌物积聚，容易引发呼吸困难，尤其在感染发作时明显。

（5）肺栓塞：肺动脉被栓子阻塞，肺血流突然中断，导致严重的呼吸困难、胸痛和低氧血症。

（6）肺纤维化：肺组织受损，弹性丧失，患者表现为逐渐加重的呼吸困难，尤其在体力活动时显著。

2. 心血管疾病。

（1）心力衰竭：左心功能不全导致肺部充血和肺水肿，患者表现为夜间阵发性呼吸困难和粉红色泡沫痰。

（2）心肌梗死：急性心肌梗死时，由于心脏泵功能急剧下降，患者常表现为急性呼吸困难，伴有胸痛、出汗等症状。

（3）肺动脉高压：因肺循环阻力增加，右心室负荷加重，导致呼吸困难，患者常感到疲劳、呼吸急促。

3. 其他系统性疾病。

（1）贫血：血红蛋白水平下降，氧气输送能力降低，导致患者感到呼吸困难，尤其在活动时明显。

（2）甲状腺功能亢进：甲亢患者的代谢加快，心肺负荷增加，可能出现心悸、呼吸急促等症状。

（3）肥胖：肥胖会增加呼吸工作负荷，尤其在体力活动时表现为呼吸困难，严重肥胖患者可能会出现睡眠呼吸暂停综合征。

三、临床表现

1. 急性呼吸困难：是突然发作的，常提示危及生命的急性病变。患者的呼吸变得急促、费力，甚至出现严重的低氧血症。

（1）急性哮喘发作：患者表现为突然出现的呼吸急促、喘息、咳嗽，特别在夜间和清晨加重。发作时胸闷、呼吸困难显著，伴有呼气性呼吸困难。听诊可闻及明显的哮鸣音。

（2）急性肺水肿：典型表现为夜间阵发性呼吸困难，患者常在平卧后突然感到呼吸急促，并伴有咳粉红色泡沫痰。患者可能会呈坐位呼吸，伴有颈静脉怒张、发绀。

（3）急性肺栓塞：患者突然发生呼吸困难，常伴有胸痛和低氧血症，部分患者可出现咯血。肺栓塞较大的患者可能迅速出现休克或猝死。

（4）气胸：表现为突发的单侧胸痛和呼吸困难，尤其是自发性气胸或外伤性气胸。气胸体征包括一侧胸部叩诊呈过清音，呼吸音减弱或消失。

2. 慢性呼吸困难：是逐渐发生、长期存在的呼吸困难，通常与慢性病变相关，患者在活动时呼吸困难加重，休息时缓解。

（1）COPD：患者常有长期咳嗽和咳痰史，尤其是晨起时痰量较多。呼吸困难随病情进展逐渐加重，特别在活动时明显。晚期患者可有持续的呼吸困难，伴有发绀、杵状指等慢性低氧表现。

（2）支气管扩张：反复感染导致慢性咳嗽、咳痰和呼吸困难，痰液常为脓性，痰量在晨起时较多。严重感染时呼吸困难加重。

（3）肺纤维化：患者通常表现为进行性加重的呼吸困难，伴有干咳，肺部听诊时可闻及捻发音（velcro 音）。患者活动能力明显下降，晚期需依赖持续吸氧。

3. 夜间呼吸困难：常提示心脏或肺部疾病，尤其在患者平卧时加重，睡眠中突然发作。

（1）心源性呼吸困难：左心功能不全（如心力衰竭）导致肺部充血，患者在夜间平卧时因回心血量增加，肺水肿加重，出现阵发性夜间呼吸困难，患者可能被憋醒并感到胸闷、呼吸急促，坐起后可缓解。

（2）哮喘：患者的哮喘发作常在夜间或凌晨加重，表现为喘息、胸闷和呼吸困难，伴有咳嗽和呼气性呼吸困难。

四、诊断与鉴别诊断

呼吸困难的诊断与鉴别诊断涉及呼吸系统、心血管系统、代谢系统以及其他全身性疾病。对呼吸困难的诊断应结合病史、体格检查、辅助检查，并根据病因进行系统性鉴别。

1. 病史采集。通过详细询问症状的发生背景、持续时间、加重因素和伴随症状，可以初步筛选出可能的病因。

（1）起病方式：明确呼吸困难的起病形式是急性还是慢性，发病的速度对鉴别诊断至关重要。

①急性发作：提示急性心力衰竭、哮喘急性发作、气胸、急性肺栓塞、感染（如肺炎）或过敏性反应等。

②慢性渐进性呼吸困难：多见于 COPD、支气管扩张、慢性心力衰竭、肺纤维化或其他慢性肺部疾病。

（2）症状诱发因素。

①体力活动引发：呼吸困难随体力活动加重，提示心力衰竭、慢性肺部疾病（如 COPD、肺纤维化等）。

②体位变化加重：平卧时加重，直立时缓解的呼吸困难常见于心力衰竭。

③时间因素：哮喘常在夜间和清晨发作，心力衰竭患者常在夜间平卧时出现呼吸困难。

（3）伴随症状。

①咳嗽、咳痰：提示呼吸道感染、慢性支气管炎、支气管扩张或 COPD。

②胸痛：急性呼吸困难伴胸痛，提示心肌梗死、肺栓塞或气胸。

③发热：提示感染，如肺炎或结核。

④体重下降：提示慢性消耗性疾病，如肺癌或结核。

2. 体格检查。通过听诊、叩诊和观察患者的外观症状，可以提供重要的临床线索。

（1）呼吸频率和模式：呼吸急促提示低氧或呼吸衰竭。潮式呼吸（Cheyne Stokes respiration）见于重症心力衰竭患者，表现为呼吸逐渐变快变深，然后变慢变浅，最终出现短暂呼吸暂停。

（2）听诊。

①干啰音（哮鸣音）：提示气道狭窄，常见于哮喘、COPD。

②湿啰音：提示气道内有分泌物，见于肺水肿、支气管炎、肺炎等。

③局部呼吸音消失：见于气胸、胸腔积液等。

（3）胸部叩诊。

①浊音：提示实变或积液，常见于肺炎、胸腔积液。

②过清音：提示气胸或肺气肿。

（4）其他体征。

①颈静脉怒张、下肢水肿：提示心力衰竭或肺动脉高压。

②发绀：提示低氧血症，见于严重呼吸衰竭或先天性心脏病。

3. 辅助检查。

（1）血液检查。

①血常规：可以帮助鉴别感染、贫血等病因。白细胞升高提示感染，如肺炎或支气管炎。

②血红蛋白低：提示贫血，可能引起呼吸困难。

③动脉血气分析：评估氧合状态和酸碱平衡。

④低氧血症：提示肺部气体交换受限，见于肺炎、COPD、急性肺栓塞等。

⑤高碳酸血症：常见于慢性呼吸衰竭的患者，如 COPD。

⑥ D- 二聚体：用于排查急性肺栓塞。D- 二聚体升高提示存在血栓形成，但不具有特异性。

（2）影像学检查。

①胸部 X 线：是评估呼吸困难的首选影像学检查，能够帮助识别肺部病变，如肺炎、气胸、肺水肿、肺癌等。肺实变影提示肺炎。胸腔积液表现为肺底部浑浊影。气胸表现为一侧肺部过度透亮，伴有肺脏塌陷。

②胸部 CT：如果胸部 X 线检查无法提供足够的诊断信息，CT 能够提供更详细的肺部结构影像。

③ CT 肺动脉造影（computed tomographic pulmonary angiography，CTPA）：是诊断肺栓塞的金标准。

（3）心脏检查。

①心电图（electrocardiogram，ECG）：有助于排查心源性疾病。急性 ST 段抬高提示急性心肌梗死。心房颤动可能导致心力衰竭。

②心脏超声（超声心动图）：用于评估心脏结构和功能。左心功能不全提示心力衰竭。瓣膜病变，如二尖瓣狭窄或关闭不全导致的肺部充血，常表现为呼吸困难。

③脑钠肽（brain natriuretic peptide，BNP）或 NT-proBNP：是一种心脏功能不全的标志物，升高提示心力衰竭。

（4）肺功能检查。

①肺功能测试（如 FVC、FEV1）：用于评估气流受限，尤其适用于 COPD 或哮喘患者。

②气流受限：见于 COPD、哮喘等慢性呼吸道疾病。

③呼气流量峰值（peak expiratory flow，PEF）：用于监测哮喘的控制情况。

4. 常见病因的鉴别诊断。

（1）呼吸系统疾病的鉴别。

①急性哮喘发作：典型表现为急性呼吸困难，伴有呼气性哮鸣音，病史中多有过敏或哮喘史。呼吸功能检查可见可逆性气流受限，缓解后呼吸困难减轻。

② COPD：表现为慢性呼吸困难、咳嗽和咳痰，尤其在体力活动时加重，吸烟史是重要线索。肺功能检查显示不可逆气流受限，肺部影像常见肺气肿表现。

③肺栓塞：呼吸困难突然发作，伴有胸痛和咯血。D- 二聚体升高，肺 CT 血管造影可确诊。

④气胸：表现为突发的一侧胸痛和呼吸困难，体检可见一侧呼吸音消失，胸部 X 线或 CT 显示肺部塌陷。

（2）心血管疾病的鉴别。

①心力衰竭：患者常有心脏病史，表现为夜间阵发性呼吸困难，伴有端坐呼吸、下肢水肿。BNP 或 NT-proBNP 升高，超声心动图显示心脏功能减退。

②急性心肌梗死：典型表现为胸痛伴急性呼吸困难，心电图显示 ST 段抬高或其他缺血性改变。心肌酶如肌钙蛋白升高有助于确诊。

（3）其他系统性疾病的鉴别。

①贫血：患者表现为劳力性呼吸困难，常伴有乏力、面色苍白，血红蛋白水平降低。

②甲状腺功能亢进（甲亢）：患者表现为心悸、呼吸急促、疲劳、体重下降，伴有甲状腺肿大和眼突等表现，甲状腺功能检查显示甲状腺激素水平升高。

5. 特殊人群的鉴别诊断。

（1）儿童。

①哮喘：是儿童最常见的导致呼吸困难的疾病，表现为阵发性喘息、胸闷、呼气性呼吸困难，常在夜间加重，病史中常有过敏或家族史。

②急性喉炎：儿童急性呼吸困难伴有喉鸣音和犬吠样咳嗽，尤其在夜间加重，需及时处理以防窒息。

（2）老年人。

① COPD：老年人中的常见病，患者常有长期吸烟史，表现为慢性呼吸困难和咳痰，晚期可伴发绀。

②心力衰竭：老年人常伴有多种心血管疾病，心力衰竭时表现为夜间呼吸困难、端坐呼吸和下肢水肿。

五、伴随症状

1. 咳嗽与咳痰：是呼吸系统疾病最常见的伴随症状，伴随的咳痰量、颜色、性质以及咳嗽的频率、性质可以帮助判断病因。

（1）急性呼吸道感染：急性呼吸道感染（如感冒、支气管炎）常伴有咳嗽、咳痰，痰液通常呈白色或黄色黏液状，患者可能有轻度至中度的呼吸困难，尤其是儿童和老年人。

（2）慢性支气管炎：长期慢性咳嗽和咳痰，尤其在早晨较为明显，痰液多为白色黏液或黄色脓性痰。呼吸困难在疾病晚期逐渐加重。

（3）支气管扩张：大量脓性痰，尤其在早晨或体位改变时痰量更多，咳嗽频繁，伴有明显的呼吸困难，严重时患者可咯血。

2. 胸痛：是呼吸困难的重要伴随症状，可能提示心脏或肺部的急性病变。

（1）急性心肌梗死：胸骨后压榨性疼痛，疼痛可放射至左肩或左臂，持续时间长达数分钟至数小时，伴有呼吸困难、出汗、恶心等。

（2）肺栓塞：突发的剧烈胸痛，呼吸困难显著，尤其是深呼吸或咳嗽时胸痛加剧，部分患者伴有咯血、心动过速、低氧血症。

（3）气胸：突发的一侧胸痛和呼吸困难，呼吸困难迅速加重，伴随胸部叩诊过清音和呼吸音减弱或消失。

（4）胸膜炎：呼吸或咳嗽时胸痛加重，通常局限于胸膜受累的一侧，伴有呼吸困难。听诊可闻及胸膜摩擦音。

3. 发热：发热伴随呼吸困难常提示感染性疾病或全身性炎症反应。

（1）肺炎：高热、寒战、咳嗽伴脓性痰、胸痛和呼吸困难。病程初期可能以轻度呼吸困难为主，随着肺部感染扩散，呼吸困难逐渐加重。

（2）肺结核：长期低热，尤其是午后或夜间发热，伴有咳嗽、咯血、夜间盗汗、体重减轻，呼吸困难在病情晚期明显。

（3）败血症：高热伴寒战、呼吸急促、低血压和多器官功能障碍，严重时可能出现呼吸窘迫和休克。

4. 发绀：是低氧血症的表现，提示患者可能有严重的呼吸功能障碍或循环功能障碍。

（1）急性呼吸衰竭：呼吸急促、发绀（口唇、指端青紫），患者可能伴有意识模糊、烦躁、嗜睡或昏迷。

（2）COPD：长期存在的呼吸困难，伴随慢性发绀，尤其在活动后加重。晚期患者可有杵状指、静脉曲张和心脏并发症。

（3）先天性心脏病：部分先天性心脏病（如法洛四联症）患者可在婴幼儿期表现出慢性发绀和呼吸困难，伴有活动耐受力差。

5. 体重下降与虚弱：伴随呼吸困难常见于慢性消耗性疾病，提示患者可能存在长期的系统性疾病。

（1）肺结核：伴随长期咳嗽、低热、盗汗、体重减轻，呼吸困难在疾病晚期明显加重。

（2）肺癌：不明原因的体重减轻、慢性咳嗽、咯血，晚期患者出现明显呼吸困难、乏力和虚弱。

6. 夜间阵发性呼吸困难：是心源性呼吸困难的典型表现，通常提示心功能不全。

（1）心力衰竭：患者夜间常被憋醒，伴有剧烈的呼吸困难和咳嗽，平卧时症状加重，坐起后逐渐缓解，常伴有粉红色泡沫痰、颈静脉怒张和下肢水肿。

（2）哮喘：夜间或凌晨发作的呼吸困难伴有喘息和胸闷，通常与过敏原接触或气道炎症有关。呼吸困难为呼气性。

7. 其他伴随症状。

（1）咯血：咯血量大小不一，伴有呼吸困难，常见于支气管扩张、肺栓塞、肺结核或肺癌等。

（2）意识改变：严重的呼吸困难可导致患者出现意识模糊、嗜睡或昏迷，尤其是在急性呼吸衰竭、重症肺炎或败血症等情况下。

（3）下肢水肿：伴有双下肢水肿的呼吸困难常提示心力衰竭，尤其在晚期患者中常见。

（刘炼玲）

第四节　咯血

一、概述

咯血（hemoptysis）是指患者咳出带血或纯血痰的症状，是肺部或气道内出血的表现。咯血的原因多样，常见于多种呼吸系统、心血管系统及其他系统性疾病中。咯血的程度可从轻微痰中带血到大量咯血，严重时可能导致窒息、低氧血症，甚至危及生命。早期诊断和正确处理对于减少出血量、避免并发症至关重要。

二、病因及发病机制

咯血的病因可分为呼吸系统疾病、心血管疾病及全身性疾病。

1. 呼吸系统疾病。

（1）支气管扩张：是咯血最常见的病因之一。支气管反复感染导致气道扩张和血管增生，出血时血液沿扩张的支气管排出，患者咳出大量脓性痰和鲜红色血液。

（2）肺结核：活动性肺结核常引起咯血，因结核杆菌导致的肺组织破坏和血管破裂。晚期患者可出现大量咯血，伴有低热、盗汗、体重下降等全身症状。

（3）肺癌：中央型肺癌患者可因肿瘤侵袭支气管壁导致咯血，血液多为鲜红色，伴有持续性咳嗽、体重减轻。

（4）肺炎：如肺炎链球菌或克雷伯菌引起的肺炎，常伴有血痰。感染导致的肺组织破坏可能引起局部小血管出血。

2. 心血管疾病。

（1）肺动脉高压：长期肺动脉压力增高导致血管壁增厚，易发生血管破裂。咯血可伴随呼吸困难、疲劳等症状。

（2）二尖瓣狭窄：重度二尖瓣狭窄时，左心房压力升高，肺静脉充血，易引起小血管破裂，导致咯血。

3. 全身性疾病。

（1）血液系统疾病：如血小板减少性紫癜、白血病等，导致凝血功能障碍，少数患者可能出现咯血。

（2）自身免疫性疾病：如系统性红斑狼疮、结节性多动脉炎等，血管炎或免疫反应导致肺毛细血管出血，出现咯血。

三、临床表现

咯血的临床表现因出血量及病因不同而异，通常伴有以下表现。

1. 咯血量。

（1）痰中带血：多见于轻微的气道炎症，如急性支气管炎或轻度肺炎。

（2）小量咯血：每日咯血量少于 100 mL，多见于支气管扩张、肺结核、肺癌早期。

（3）中等量咯血：每日咯血量为 100~300 mL，患者可能感到胸闷、气促。

（4）大量咯血：每日咯血量超过 300 mL，常伴有窒息风险。多见于活动性肺结核、支气管扩张合并感染，需紧急处理。

2. 症状特点。

（1）支气管扩张：患者有长期咳嗽、咳大量脓痰的病史，咯血多为鲜红色血液，常在晨起或体位改变时咳出大量痰液和血。

（2）肺结核：咯血常为鲜红色，伴有长期低热、盗汗、乏力、体重下降等慢性消耗症状。

（3）肺癌：咯血频繁，血液通常为鲜红色，患者可能伴有持续性咳嗽、胸痛和不明原因的体重减轻。

（4）心源性咯血：如肺动脉高压或二尖瓣狭窄，患者咯血时血液较为稀薄，常伴有心悸、呼吸困难等症状。

四、诊断与鉴别诊断

1. 病史采集。

（1）咯血特点：包括咯血量、颜色、出现频率等。鲜红色血液提示动脉破裂或气道出血，暗红色或血块则提示出血部位较深。

（2）伴随症状：如咳嗽、发热、体重减轻、盗汗等全身症状，提示肺结核、支气管扩张、肺癌等。

（3）既往病史：患者是否有肺结核、支气管扩张、肺癌、心脏病等病史。

（4）职业和生活环境：接触有害气体或粉尘者易患职业性肺病，吸烟者咯血时应警惕肺癌。

2. 体格检查。

（1）呼吸系统检查：听诊肺部有无湿啰音、局部呼吸音减弱等体征。

（2）心血管检查：二尖瓣狭窄或肺动脉高压患者可能有颈静脉怒张、心音增强等体征。

3. 辅助检查。

（1）血常规：白细胞升高提示感染性病因，如肺炎；血小板减少可能提示血小板减少性紫癜；贫血可能见于长期慢性失血。

（2）凝血功能：凝血时间延长提示凝血功能障碍，特别是在肝病、弥散性血管内凝血（disseminated intravascular coagulation，DIC）等患者中需进行凝血检查。

（3）痰涂片和培养：痰培养用于检测是否有细菌或真菌感染，抗酸染色可帮助检测结核杆菌。

（4）胸部X线：可初步判断肺部病变，如肺炎、肺癌、肺结核或支气管扩张。

（5）胸部CT：对肺部细小病灶有更好的显影效果，适用于怀疑肺癌、支气管扩张、肺结核等患者。肺栓塞患者可行CTPA检查。

（6）支气管镜检查：对不明原因的咯血患者可通过支气管镜观察气道内病变并采样进行病理学检查，特别是诊断肺癌、气管肿瘤、支气管异物等。

（7）超声心动图：对怀疑二尖瓣狭窄或肺动脉高压的患者可行心脏超声检查，评估左心房压力和肺循环情况。

五、伴随症状

1. 咳嗽：是咯血最常见的伴随症状之一。根据咳嗽的性质和频率，结合咯血情况，可以帮助判断病因。

（1）支气管扩张：患者通常有长期的咳嗽病史，咳大量脓痰，晨起或体位改变时症状更显著。咳嗽常伴鲜红色血液，是支气管扩张的重要提示。

（2）肺结核：常伴有慢性咳嗽，咳痰带血或间断性咯血。患者常伴低热、夜间盗汗等症状，尤其在结核活动期。

（3）肺癌：常表现为顽固性咳嗽，咯血频繁，但量不大，血液呈鲜红色或有血丝痰，伴有体重减轻和不明原因的乏力。

（4）急性支气管炎：咳嗽伴有小量咯血，痰液为白色或黄色黏液，通常由病毒性炎症引起。

2. 胸痛：伴随咯血通常提示气道或肺部病变，特别是当胸痛在呼吸或咳嗽时加重，提示炎症或侵袭性病变。

（1）肺癌：胸痛常为局限性，尤其是中央型肺癌，当肿瘤侵袭支气管壁或胸膜时疼痛更明显。

（2）肺栓塞：患者突发胸痛和呼吸困难，胸痛与咳嗽、深呼吸相关，可能伴有低氧血症，严重时出现血压下降。

（3）气胸：单侧突发胸痛伴呼吸困难，伴有少量血痰，体检时叩诊过清音、呼吸音减弱，需紧急处理。

（4）胸膜炎：呼吸和咳嗽时胸痛加重，通常局限于胸膜受累的一侧，伴有干咳或少量血痰。

3. 呼吸困难：伴随咯血可能提示严重的肺部或心血管病变，尤其是在出血量较大时。

（1）支气管扩张合并感染：伴有反复咯血和呼吸困难，晨起咳出大量脓性痰。

（2）肺栓塞：急性呼吸困难伴咯血、胸痛，是肺栓塞的典型表现，部分患者可能发生低血压或休克。

（3）心源性咯血：如二尖瓣狭窄或左心衰竭患者，因肺静脉高压导致咯血，伴有夜间阵发性呼吸困难和粉红色泡沫痰。

（4）肺动脉高压：患者常表现为活动后气促、疲劳，病情加重时可发生咯血。

4. 发热：伴随咯血提示感染性病因，特别是急性感染或慢性炎症。

（1）肺结核：患者常表现为低热，特别在午后明显，伴夜间盗汗、体重下降等消耗性症状。

（2）肺炎：细菌性肺炎引起的咯血通常伴高热、寒战，咳脓性痰，有肺实变体征。

（3）支气管扩张合并感染：发热、咳嗽、咳大量脓性痰，咯血量可随感染程度而变化，病情加重时可能出现中大量咯血。

（4）肺脓肿：患者通常有高热、寒战，咳大量脓性痰和血，痰液有臭味。

5. 体重下降：提示慢性消耗性疾病，尤其是肿瘤或结核感染。

（1）肺癌：不明原因的体重下降伴咯血、顽固性咳嗽，提示肺癌可能，特别是吸烟者需高度警惕。

（2）肺结核：体重下降、慢性咳嗽、咯血，伴随夜间盗汗、乏力，提示结核活动期或全身播散。

6. 发绀：表示患者存在低氧血症，特别是在咯血量较大时更容易发生。

（1）大量咯血：导致气道阻塞、低氧血症和发绀。常见于支气管扩张、活动性肺结核，严重时危及生命。

（2）心源性咯血：如左心衰竭或肺动脉高压患者，常伴发绀、呼吸急促、下肢水肿等心力衰竭表现。

（3）肺栓塞：急性肺栓塞引起气体交换障碍，患者可表现为发绀、呼吸急促，尤其在大面积栓塞时发绀严重。

7. 夜间盗汗：常见于慢性感染性疾病和部分系统性疾病。

（1）肺结核：患者常表现为低热、夜间盗汗、乏力，伴随长期咳嗽和间断性咯血。

（2）淋巴瘤：可表现为夜间盗汗、体重下降、低热等症状，咯血多为继发感染或肿瘤压迫气道所致。

8. 贫血和出血倾向：常见于血液系统疾病及凝血功能障碍性疾病，伴咯血时需考虑血液系统因素。

（1）血小板减少性紫癜：患者表现为全身出血倾向，如皮肤瘀点、鼻出血，严重时出现咯血。

（2）白血病：患者常伴有贫血、出血倾向，可能出现牙龈出血、皮下瘀斑，病情进展时可出现咯血。

（3）凝血功能障碍：肝病、DIC 等凝血功能异常患者，易发生自发性出血，少数患者出现咯血，病情危重。

9. 伴随的全身症状：全身症状常提示系统性疾病或免疫相关疾病。

（1）系统性红斑狼疮（systemic lupus erythematosus，SLE）：可能引起肺泡出血，表现为咯血、呼吸困难，伴有关节痛、皮疹、光敏感等全身表现。

（2）结节性多动脉炎：血管炎引起的肺毛细血管出血，表现为咯血、发热、关节痛，病情进展迅速。

（魏冕）

第五节　发绀

一、概述

发绀（cyanosis）是指皮肤、黏膜呈现出紫蓝色，通常由血液中还原血红蛋白浓度增高或异常血红蛋白含量增加引起。发绀可局限于某一部位（如肢端）或全身性出现。它常见于缺氧状态下，是多种呼吸系统、心血管系统疾病及血液系统疾病的重要表现。根据发绀部位和表现，可分为中心性发绀（肺循环问题引起）和外周性发绀（末梢血流障碍引起）。

二、病因与发病机制

发绀的病因主要包括呼吸系统疾病、心血管系统疾病和血液系统疾病，发绀的发病机制主要为血液中还原血红蛋白增多、异常血红蛋白生成或外周循环障碍引起的缺氧。

1. 呼吸系统疾病。

（1）肺气肿和COPD：肺泡弹性下降、气道阻塞，导致肺通气不足，氧合障碍，还原血红蛋白增加。

（2）肺炎和肺水肿：肺实质受损或肺泡积液，气体交换受阻，导致低氧血症。

（3）急性呼吸窘迫综合征（acute respiratory distress syndrome，ARDS）：严重的急性肺损伤导致氧合不足，表现为严重的发绀。

2. 心血管系统疾病。

（1）先天性心脏病（如法洛四联症）：右向左分流导致未氧合的静脉血直接进入体循环，引发中心性发绀。

（2）心力衰竭：心脏泵功能下降导致体循环和肺循环淤血，肺氧合功能受损，出现发绀。

（3）肺动脉高压：肺循环阻力增加，导致右心功能受损，严重时发生发绀。

3. 血液系统疾病。

（1）血红蛋白异常：异常血红蛋白（如高铁血红蛋白血症）氧合能力低，导致低氧血症，出现发绀。

（2）红细胞增多症：因红细胞过多，血液黏稠度增加，局部微循环障碍，导致外周发绀。

4. 其他。外周循环不良，如休克、末梢动脉病变或寒冷导致的血管收缩，血流缓慢，使末梢氧合不足，导致外周性发绀。

三、临床表现

发绀的临床表现取决于其类型、病因和发生部位，主要分为中心性发绀和外周性发绀。

1. 中心性发绀。典型表现为嘴唇、舌头、口腔黏膜和面部皮肤发绀。其特征为全身性发绀，通常伴有低氧血症。引起中心性发绀的主要原因是血液中氧饱和度显著下降。

（1）肺源性中心性发绀：如 COPD、肺气肿、急性肺栓塞患者表现为口唇发绀，伴有呼吸急促、呼气时间延长、湿啰音或干啰音。

（2）心源性中心性发绀：如先天性心脏病（法洛四联症、艾森门格综合征），患者面色紫绀，伴有杵状指（趾），且常伴有活动后加重的呼吸困难。

2. 外周性发绀。常见于手指、脚趾和耳垂，多由于局部血流减慢或氧消耗增多导致的氧合不良，伴有皮肤苍白、冰冷，发绀范围随寒冷等环境改变而波动。

（1）外周血流障碍：如周围循环不良、局部血流阻滞（如深静脉血栓、血栓闭塞性脉管炎）患者常表现为手足发绀，局部冰冷。

（2）末梢动脉痉挛：寒冷天气或情绪紧张可引起小血管痉挛，如雷诺现象，表现为指端紫绀、冰凉。

3. 混合性发绀。某些疾病可同时出现中心性与外周性发绀，如心力衰竭伴肺淤血，既有低氧血症导致的全身发绀，又有局部循环减慢引起的外周发绀。

四、诊断与鉴别诊断

1. 病史采集。了解发绀的起病情况、诱因及伴随症状。询问患者是否有呼吸系统、心血管系统的慢性疾病史，如 COPD、心脏病、先天性心脏病等。

2. 体格检查。

（1）观察发绀部位：口唇、舌头发绀提示中心性发绀，肢端发绀伴冰凉提示外周性发绀。

（2）检查心肺功能：包括呼吸频率、肺部啰音、心脏杂音、颈静脉怒张、杵状指等体征，心源性发绀可能有杵状指、肝大等体征。

（3）测量动脉氧分压（PaO_2）和血氧饱和度（SpO_2）：低氧血症患者常有中心性发绀，氧分压和血氧饱和度低。

3. 实验室检查。

（1）动脉血气分析（arterial blood gas analysis）：可评估氧分压、二氧化碳分压及酸碱平衡状态，COPD 患者动脉血氧分压常下降。

（2）血红蛋白检测：了解是否有贫血或异常血红蛋白，如高铁血红蛋白血症。

（3）凝血功能检测：血液系统疾病可能影响凝血功能。

（4）肺功能检查：对怀疑 COPD、肺纤维化等患者进行肺功能测试，了解气道阻塞情况。

4. 影像学检查。

（1）胸部 X 线：有助于评估肺部病变，如肺气肿、肺纤维化、肺水肿或肺炎。

（2）超声心动图：评估心功能，了解先天性心脏病、心力衰竭等心功能情况。

（3）肺动脉 CT 或心脏 MRI：评估先天性心脏病的解剖结构，进一步明确右向左分流和肺动脉压力。

5. 鉴别诊断。

（1）肺源性发绀与心源性发绀：肺源性发绀患者呼吸症状明显，动脉血气 PaO_2 显著降低；心源性发绀多见于先天性心脏病和心力衰竭，超声心动图有助于鉴别。

（2）中心性与外周性发绀：中心性发绀常见于全身性缺氧，表现为口唇、舌发绀；外周性发绀则主要为局部肢体发绀，通常伴随局部冰冷。

五、伴随症状

伴随症状有助于发绀病因的判断，不同病因的发绀表现出不同的伴随症状。

1. 呼吸困难：是中心性发绀的重要伴随症状，常见于肺部和心源性疾病。

（1）COPD、肺气肿：患者表现为慢性呼吸困难、咳嗽、咳痰，活动后发绀加重。

（2）肺栓塞：突发呼吸困难、胸痛，伴有发绀和低氧血症。

（3）先天性心脏病：右向左分流患者常有活动后呼吸困难、发绀和杵状指。

2. 胸痛：伴发绀提示肺部或心脏病变。

（1）急性心肌梗死：突发胸痛伴发绀、呼吸急促。

（2）肺炎、肺栓塞：局部胸痛、咯血、发绀。

3. 咳嗽和咳痰：是呼吸系统疾病常见的伴随症状，常见于 COPD、肺炎、支气管扩张等。

（1）肺炎：发热、咳痰、胸痛和发绀，肺实变体征。

（2）支气管扩张：反复咳痰、咯血，伴有慢性发绀，病情加重时可出现明显低氧血症。

4. 杵状指：是心肺疾病慢性缺氧的特征性表现，常伴发绀。

（1）先天性心脏病：长期低氧引起杵状指、发绀。

（2）支气管扩张：慢性呼吸道炎症引起杵状指，伴发绀。

5. 下肢水肿：伴发绀提示心源性病因。

（1）右心衰竭：右心衰患者出现发绀、下肢水肿、颈静脉怒张。

（2）肺动脉高压：伴随心功能不全的下肢水肿、杵状指和发绀。

（魏冕）

第六节　心悸

一、概述

心悸（palpitation）是指患者主观感觉心跳异常，表现为心跳加快、心跳沉重、心律不齐或心跳停顿。心悸可由多种原因引起，包括生理性因素（如紧张、运动）和病理性因素（如心律失常、贫血、甲亢等），是临床上常见的症状之一。心悸的严重程度不一，轻者可自行缓解，重者可能预示潜在的严重心血管疾病。准确识别心悸的病因对于防止潜在的并发症和改善患者生活质量至关重要。

二、病因与发病机制

心悸的病因复杂多样，可分为心源性、非心源性和药物相关性等。

1. 心源性病因。

（1）心律失常：心悸常由心律失常引起，包括快速性心律失常（如心房颤动、室性心动过速）和缓慢性心律失常（如窦性心动过缓、房室传导阻滞）。快速性心律失常会导致心跳频率加快，产生明显的心悸感，而缓慢性心律失常可能导致心跳停顿感。

（2）心肌病变：包括肥厚型心肌病、扩张型心肌病等，心肌结构异常会影响心脏功能，导致心悸。部分患者因心脏扩张或肥厚，心肌的正常电传导受影响，易发生心律失常。

（3）冠心病：冠状动脉供血不足导致心肌缺氧，可能引发心律失常和心悸。

2. 非心源性病因。

（1）焦虑与精神压力：情绪紧张、焦虑、恐惧等心理因素会引发交感神经兴奋，导致心率加快，从而引起心悸。

（2）贫血：贫血导致血氧含量不足，心脏需加快泵血以维持组织供氧，从而引起心悸。

（3）甲状腺功能亢进（甲亢）：甲状腺激素分泌过多，导致心率加快，交感神经系统激活，易产生心悸。

（4）低血糖：血糖水平过低会导致交感神经系统过度兴奋，引发心悸、出汗和乏力。

3. 药物相关性。

（1）药物副作用：一些药物（如支气管扩张剂、某些抗抑郁药）可能引起心率加快或心律不齐，导致心悸。

（2）过量摄入咖啡因或酒精：过量的咖啡因和酒精会刺激心脏，使心率加快或引发心律失常，导致心悸。

三、临床表现

心悸的临床表现因病因不同而有所差异。心悸的特点（如发生的方式、持续时间、伴随症状等）为鉴别不同病因提供了重要线索。

1. 根据心悸的发生方式。

（1）突发性心悸：常见于阵发性心律失常，如阵发性心房颤动、阵发性室上性心动过速。心悸突然发生，患者自觉心跳迅速而有力。

（2）缓慢性心悸：心悸逐渐出现，常见于贫血、甲亢等非心源性原因导致的心率加快。

2. 根据心悸的持续时间。

（1）短暂性心悸：持续几秒至几分钟后缓解，常见于一过性心律失常。

（2）持续性心悸：持续时间较长，见于慢性心律失常或慢性贫血、甲亢等代谢性疾病。

3. 伴随心律的变化。

（1）快速性心悸：心率快且不规律，提示心房颤动或室上性心动过速。患者可自觉心跳加速、心律不齐。

（2）缓慢性心悸：心率减慢或停顿感，见于窦性心动过缓、房室传导阻滞等缓慢性心律失常。

4. 心悸的伴随体位相关性。

（1）平卧时加重：平卧位心悸加重的患者可能伴有心力衰竭表现，特别是右心功能不全时。

（2）体位改变时加重：从卧位到站立位时心悸加重，可能提示体位性低血压或心脏迷走神经反射异常。

四、诊断与鉴别诊断

心悸的诊断应通过详细的病史采集、体格检查及多种辅助检查手段来明确病因。以下为心悸的主要诊断步骤及鉴别诊断内容。

1. 病史采集。

（1）心悸的起始方式：明确心悸是突发性还是逐渐出现，突发性心悸常提示心律失常，而逐渐出现的心悸多见于甲亢、贫血等慢性疾病。

（2）心悸的频率和持续时间：心悸频繁且持续时间较长的，常提示慢性心律失常或全身性代谢疾病。短暂且少见的心悸可能为一过性生理因素。

（3）诱发因素：询问心悸是否由情绪、运动、饮食等因素诱发，如运动诱发的心悸提示可能为心源性，情绪引发的心悸则可能为焦虑所致。

（4）伴随症状：包括胸痛、头晕、乏力、出汗等，伴随的症状可以帮助诊断不同的病因。

2. 体格检查。

（1）脉搏检查：注意脉搏的节律、强弱及频率，若发现脉搏不规则，提示可能存在心房颤动或其他心律失常。

（2）心脏听诊：是否有心律不齐、心脏杂音，若存在心脏杂音应警惕瓣膜性心脏病可能。

（3）甲状腺检查：触诊甲状腺是否肿大，甲亢患者常伴有心悸、体重减轻、手抖等表现。

3. 辅助检查。

（1）心电图：是评估心律失常的基本检查。心电图可捕捉异常的心率和节律变化，如心房颤动、室上性心动过速、房室传导阻滞等。

（2）动态心电图（Holter 监测）：用于捕捉发作频率不高但疑似心律失常的患者，可持续监测 24 小时甚至更长时间的心电图。

（3）心脏超声：评估心脏的结构性病变，如心肌病、瓣膜病、心腔大小等，了解心脏的射血分数及功能状态。

（4）甲状腺功能检查：检测血清甲状腺激素水平（T3、T4、TSH）是否异常，以排除甲亢导致的心悸。

（5）血常规：用于评估是否存在贫血、感染等病因。

（6）电解质检查：低钾、低镁等电解质紊乱也可引起心律失常，导致心悸。

4. 鉴别诊断。心悸的鉴别诊断包括心源性、代谢性及其他系统性原因。

（1）心房颤动与室上性心动过速：心房颤动表现为心跳快且不规则，心电图上缺乏 P 波，而室上性心动过速通常起止突然，心跳快速且有规律。

（2）甲亢与焦虑症：甲亢患者的心悸多伴有手抖、体重下降、怕热等，而焦虑症引起的心悸多伴随呼吸急促、胸闷、出汗等情绪症状。

（3）贫血与心肌病：贫血导致的心悸多伴随疲乏无力、面色苍白，而心肌病引起的心悸常伴心脏扩大、心力衰竭等表现。

五、伴随症状

心悸的伴随症状提供了进一步的诊断线索，可以帮助鉴别不同的病因。

1. 胸痛。

（1）急性冠状动脉综合征：心悸伴有胸骨后压榨性疼痛，提示急性冠脉综合征的可能性，应高度警惕心肌梗死。

（2）心包炎：心悸伴胸痛，胸痛通常为锐痛，深呼吸或咳嗽时加剧，提示心包炎可能。

2. 头晕、晕厥。

（1）快速性心律失常（如室性心动过速）：会导致短暂的脑供血不足，引发头晕、晕厥。

（2）缓慢性心律失常（如完全性房室传导阻滞）：可导致血流动力学不稳定，患者可能出现晕厥或头晕。

3. 乏力、虚弱。

（1）贫血或心肌病：常表现为心悸伴随乏力、虚弱，患者的活动耐力下降。

（2）慢性心力衰竭：患者常伴有疲乏、活动耐力下降、夜间呼吸困难等表现。

4. 多汗、震颤。

（1）甲状腺功能亢进：心悸伴手抖、多汗、怕热，甲状腺激素过多导致代谢增快。

（2）焦虑症：心悸伴有出汗、手抖、呼吸急促，情绪紧张或压力增大会加重症状。

5. 呼吸急促。

（1）心力衰竭：心悸伴随呼吸困难和夜间阵发性呼吸困难，特别是体位性呼吸困难，提示左心功能不全。

（2）肺栓塞：突发的心悸伴呼吸困难和胸痛，需考虑肺动脉栓塞的可能性。

（魏冕）

第七节　胸痛

一、概述

胸痛（chest pain）是一种常见的临床症状，其特点是患者主观感受到胸部的压迫、疼痛或不适。胸痛的原因复杂多样，既可能是轻微的肌肉疼痛，也可能是危及生命的急性心肌梗死或肺栓塞等。胸痛的性质、部位、持续时间及伴随症状的不同，可为病因诊断提供重要线索。鉴于胸痛的潜在危险性，尤其在急性情况下，迅速识别病因并采取及时处理至关重要。

二、病因与发病机制

胸痛的病因可大致分为心血管系统疾病、呼吸系统疾病、消化系统疾病和其他原因。

1. 心血管系统疾病。

（1）急性冠脉综合征（acute coronary syndrome，ACS）：包括急性心肌梗死和不稳定型心绞痛。由于冠状动脉血流阻塞，心肌缺血缺氧，引发胸痛。典型表现为胸骨后压迫性疼痛。

（2）心包炎：多由病毒感染或其他系统性疾病引起，心包受炎症刺激出现剧烈胸痛，深呼吸时疼痛加重。

（3）主动脉夹层：主动脉内膜撕裂，血液进入主动脉壁分层，导致剧烈撕裂样胸痛，疼痛可放射至背部或腹部。

2. 呼吸系统疾病。

（1）肺栓塞：血栓阻塞肺动脉，导致肺组织缺血缺氧，引发胸痛。患者常伴有突发呼吸困难。

（2）气胸：因肺组织破裂，气体进入胸膜腔导致肺压缩，引起剧烈的胸痛和呼吸困难。

（3）胸膜炎：通常由感染或其他炎症引起，患者在深呼吸或咳嗽时胸膜受到刺激，引发胸痛。

3. 消化系统疾病。

（1）胃食管反流病：胃酸反流刺激食管，引发胸骨后烧灼样疼痛，疼痛多与进食相关。

（2）食管痉挛：食管平滑肌痉挛可引起胸部的钝痛或压迫感，常与进食、吞咽有关。

（3）胆囊炎或胰腺炎：尽管不直接位于胸部，但因放射痛，患者常感觉胸下区疼痛，且与进食、体位相关。

4. 其他原因。

（1）肌肉骨骼问题：如肋软骨炎、胸壁肌肉拉伤等，胸痛常局限于受累部位，触摸时加重。

（2）焦虑和恐慌障碍：患者可能感到胸闷、心悸、胸痛等，心理压力增加时明显。

（3）带状疱疹：疱疹病毒感染导致神经痛，常表现为单侧胸部疼痛，在皮肤出现疱疹前就可发生剧烈胸痛。

三、临床表现

胸痛的临床表现多种多样，具体取决于病因，以下根据不同病因详细描述常见的胸痛表现。

1. 心血管性胸痛。

（1）急性心肌梗死：典型表现为突发的胸骨后压榨性疼痛，疼痛可放射至左肩、左臂、下颌或背部，持续时间长，休息及硝酸甘油无法缓解。患者常伴有出汗、恶心、心悸等症状。

（2）心绞痛：胸痛性质类似心肌梗死，但持续时间较短（通常少于 15 分钟），多在劳累、情绪激动时发生，休息或服用硝酸甘油可缓解。

（3）心包炎：胸痛为尖锐刺痛，深呼吸、咳嗽和体位改变（如仰卧）时疼痛加重，坐位或前倾姿势可缓解。听诊可闻及心包摩擦音。

（4）主动脉夹层：胸痛呈剧烈撕裂样，起病急剧，疼痛向背部或腹部放射，常伴有面色苍白、血压差异等。

2. 呼吸系统性胸痛。

（1）肺栓塞：胸痛通常局限于胸膜区，深呼吸或咳嗽时加剧，伴有突发性呼吸困难和发绀，严重者可出现低血压或休克。

（2）气胸：单侧突发胸痛，伴呼吸困难，叩诊呈过清音，患侧呼吸音减弱或消失。疼痛常随气胸大小及肺压缩程度变化。

（3）胸膜炎：胸痛多为锐痛，呼吸、咳嗽或体位变化时加重。通常与感染相关，伴有发热和咳嗽。

3. 消化系统性胸痛。

（1）胃食管反流病：胸骨后有烧灼痛，常在餐后或平卧时加重，伴反酸、嗳气，服用抗酸药物可缓解。

（2）食管痉挛：胸部有钝痛或压迫感，常与吞咽、进食有关，伴有吞咽困难。疼痛可短暂但剧烈，常被误认为心绞痛。

（3）急性胰腺炎和胆囊炎：疼痛位于胸下区，可放射至胸部或背部，常伴有恶心、呕吐、食欲减退，触诊上腹部有压痛。

4. 其他胸痛。

（1）肋软骨炎：疼痛位于胸壁前部，触痛明显，局部压痛，常与运动或剧烈活动相关。

（2）带状疱疹：胸痛沿神经分布，呈烧灼样或刺痛，伴有皮肤发红、疱疹，皮疹前即出现胸痛。

四、诊断与鉴别诊断

1. 病史采集。详细询问胸痛的起病方式、持续时间、疼痛性质及放射部位。伴随症状如呼吸困难、出汗、反酸、咳嗽、发热等，可为诊断提供线索。

2. 体格检查。

（1）心血管系统检查：检查心率、血压、颈静脉充盈、心音是否正常，听诊有无杂音或心包摩擦音。急性心梗患者常有心率加快、出冷汗等。

（2）呼吸系统检查：听诊双肺呼吸音，有无啰音或呼吸音减弱；叩诊有无浊音、过清音，判断是否存在气胸、胸膜炎。

（3）腹部检查：检查上腹部有无压痛、反跳痛等，结合病史判断是否为消化系统疾病。

3. 实验室检查。

（1）心肌酶和肌钙蛋白：是心肌梗死的特异性标志，心肌梗死患者肌钙蛋白显著升高。

（2）D- 二聚体：用于排查肺栓塞，D- 二聚体升高提示血栓可能，但特异性较低。

（3）动脉血气分析：评估患者氧合状态，COPD 急性加重或肺栓塞患者可能表现为低氧血症。

（4）血常规和炎症指标：白细胞升高、C 反应蛋白增高提示感染，如肺炎或胸膜炎。

4. 影像学检查。

（1）心电图：用于判断急性冠状动脉综合征和心肌缺血情况。急性心梗患者表现为 ST 段抬高或 T 波倒置。

（2）胸部 X 线：有助于发现气胸、胸腔积液、肺炎等病变。主动脉夹层患者可能见到纵隔增宽。

（3）胸部 CT：对肺栓塞、高度怀疑主动脉夹层等有明确诊断价值，CTPA 是诊断肺栓塞的金标准。

（4）超声心动图：用于评估心包积液、心脏功能不全、主动脉夹层等。

5. 鉴别诊断。

（1）急性心肌梗死与不稳定型心绞痛：心肌梗死胸痛剧烈且持续时间长，心肌酶升高；不稳定型心绞痛通常在劳力后加重，短暂疼痛缓解较快。

（2）心绞痛与食管痉挛：心绞痛多见于活动或情绪波动后，食管痉挛与吞咽、进食有关，可通过服用硝酸甘油进行区分。

（3）肺源性胸痛与心源性胸痛：肺源性胸痛伴随呼吸困难、发绀等症状，通常随呼吸加剧，心源性胸痛常伴心悸、出汗。

（4）主动脉夹层与心肌梗死：两者胸痛均剧烈，但主动脉夹层常向背部放射，心肌酶不升高，须行 CT 检查明确诊断。

五、伴随症状

伴随症状在胸痛的病因鉴别中起着重要作用，具体表现如下。

1. 呼吸困难。

（1）急性心肌梗死：胸痛伴呼吸困难、出汗。

（2）肺栓塞：突发胸痛伴严重呼吸困难、发绀，部分患者可能发生低血压。

（3）气胸：单侧胸痛伴呼吸困难，患侧呼吸音减弱。

2. 发热。

（1）肺炎：发热伴胸痛、咳痰，常见于细菌性肺炎。

（2）胸膜炎：发热、胸痛、呼吸加重时疼痛。

（3）心包炎：胸痛伴低热，病因多为病毒感染。

3. 心悸。

（1）心绞痛与心肌梗死：胸痛伴心悸、出汗。

（2）心包炎：伴有心包摩擦音，胸痛与心悸并存。

4. 恶心和呕吐。

（1）急性心肌梗死：常伴恶心、呕吐，特别是下壁心肌梗死。

（2）急性胰腺炎：腹痛放射至胸部，伴恶心、呕吐。

5. 反酸和烧心。

胃食管反流病：胸骨后烧灼痛，伴反酸、嗳气，餐后和夜间症状明显。

（郑城婷）

第八节　恶心与呕吐

一、概述

恶心（nausea）与呕吐（vomiting）是消化系统最常见的症状之一，指患者因胃内容物逆行进入口腔或咽喉而产生的不适感或实际的胃内容物排出。恶心是呕吐的先兆，表现为上腹部不适、反胃，而呕吐则是胃内容物通过食管排出体外的现象。恶心和呕吐可由多种因素引起，包括消化系统疾病、神经系统疾病、药物或中毒等。识别恶心和呕吐的病因并进行适当治疗对于改善患者的症状和生活质量非常重要。

二、病因与发病机制

恶心与呕吐的病因多种多样，可按发生部位及病因分为中枢性和外周性两类。

1. 中枢性病因。中枢性病因主要由呕吐中枢或化学感受区受到刺激引起，常见于以下情况。

（1）颅内病变：包括脑出血、脑肿瘤、颅内高压、脑膜炎等。这些病变通过颅内压力的增加或直接压迫呕吐中枢，导致呕吐。

（2）中枢神经系统感染：如脑炎、脑膜炎等，通过炎性介质刺激呕吐中枢引起恶心和呕吐。

（3）药物或毒素：一些药物（如化疗药物、麻醉剂）和毒素（如酒精、重金属中毒）作用于化学感受区，激活呕吐反射。

2. 外周性病因。外周性病因由胃肠道或其他外周系统的病变反射性引起的呕吐，常见于以下情况。

（1）胃肠道疾病：包括急性胃炎、胃溃疡、肠梗阻、胆囊炎等，通过刺激胃肠道感受器引发呕吐。

（2）内耳疾病：如梅尼埃病、前庭神经炎等，通过刺激内耳平衡系统引起眩晕伴恶心和呕吐。

（3）代谢性和内分泌性疾病：如尿毒症、糖尿病酮症酸中毒、甲状腺功能减退等，血液中毒素或代谢异常引起呕吐反射。

（4）妊娠反应：妊娠早期的恶心和呕吐是由于孕激素水平升高影响胃肠道的正常蠕动和呕吐中枢的敏感性。

3. 发病机制。恶心与呕吐的发病机制主要涉及呕吐中枢和化学感受区的刺激。呕吐中枢位于延髓，通过接受来自中枢神经系统、化学感受区、胃肠道和内耳的刺激信号，整合后发出指令，导致呕吐反射。呕吐是复杂的反射动作，包括膈肌、腹肌和胃壁肌的协调收缩，将胃内容物通过食管排出体外。

三、临床表现

恶心与呕吐的临床表现随病因不同而异，症状的特征、发生时间、伴随症状等可为不同的病因提供线索。

1. 根据呕吐发生的方式。

（1）喷射性呕吐：呕吐时呈喷射状，无明显恶心前驱症状，见于颅内高压、脑膜炎或脑肿瘤等颅内病变。

（2）反复性呕吐：表现为频繁呕吐、持续数小时至数天，常见于胃肠梗阻、急性胰腺炎等。

（3）周期性呕吐：反复发作，每次发作时间较长，间歇期完全缓解，常见于儿童周期性呕吐综合征或偏头痛相关呕吐。

2. 根据呕吐物的性质。

（1）酸性呕吐物：呕吐物含胃酸，见于胃炎、胃溃疡等胃部疾病。

（2）含胆汁呕吐物：呕吐物呈黄色或绿色，见于幽门以下的肠道梗阻、胆囊炎等。

（3）粪便样呕吐物：呕吐物恶臭，提示远端小肠或结肠梗阻。

（4）咖啡渣样呕吐物：呕吐物呈暗褐色，提示上消化道出血，常见于胃溃疡、食管静脉曲张破裂等。

3. 根据发生时间和伴随体位变化。

（1）晨间呕吐：晨间呕吐常见于妊娠早期、慢性酒精性胃炎，或夜间反流的胃食管反流病患者。

（2）体位改变诱发的呕吐：多见于内耳疾病（如梅尼埃病、前庭神经炎）引起的眩晕伴呕吐。

4. 恶心与呕吐的伴随症状。

（1）发热：常见于感染性疾病（如胃肠炎、脑膜炎），伴随高热。

（2）头痛、意识障碍：提示中枢性病因，尤其是颅内病变（如脑肿瘤、颅内高压）。

（3）腹痛、腹胀：提示胃肠道病变，尤其是肠梗阻或胃肠穿孔。

四、诊断与鉴别诊断

诊断恶心与呕吐的病因需要详细的病史、体格检查及辅助检查，结合临床表现进行系统性鉴别。

1. 病史采集。

（1）发病方式：询问恶心与呕吐的起病是否急性或逐渐发生。急性呕吐提示感染性疾病、急性腹症，而逐渐出现的呕吐常见于慢性病或颅内病变。

（2）诱发因素：明确是否由饮食、药物、体位、情绪等诱发。食物诱发的呕吐提示胃肠疾病，而体位变化诱发的呕吐则常见于内耳疾病。

（3）伴随症状：包括头痛、腹痛、发热、腹胀、腹泻等，结合这些伴随症状可以为不同的病因提供线索。

2. 体格检查。

（1）腹部检查：检查有无压痛、反跳痛及腹肌紧张，提示是否存在急性腹膜炎、胰腺炎等。腹胀和肠鸣音亢进提示肠梗阻。

（2）神经系统检查：观察有无头痛、颈强直、意识障碍等，提示颅内病变，如脑膜炎、颅内高压。

（3）眼底检查：有助于检查是否有视乳头水肿，提示颅内高压。

3. 辅助检查。

（1）血常规：白细胞升高提示感染性病因，如胃肠炎、脑膜炎。贫血提示可能存在消化道出血或慢性疾病。

（2）生化检查：包括电解质、肾功能、肝功能检测，有助于排查电解质紊乱、尿毒症等代谢性病因。

（3）腹部影像学检查：腹部 X 线、超声或 CT 检查可帮助排查肠梗阻、胆囊炎、胰腺炎等消化道疾病。

（4）头颅 CT 或 MRI：适用于疑似颅内病变的患者，可发现脑肿瘤、脑出血、颅内高压等中枢性病因。

（5）内窥镜检查：胃镜和结肠镜检查有助于明确消化道溃疡、炎症和肿瘤等病因。

4. 鉴别诊断。根据临床表现及辅助检查结果，对恶心与呕吐进行鉴别诊断。

（1）急性胃肠炎与食物中毒：急性胃肠炎伴恶心、呕吐、腹泻和发热，发病多与不洁饮食有关。食物中毒发病急，通常数小时内发作。

（2）颅内高压与脑肿瘤：颅内高压表现为喷射性呕吐，常伴头痛、视力模糊、视乳头水肿。脑肿瘤患者可有颅内压增高表现，头痛、呕吐及视力减退是常见症状。

（3）胃溃疡与十二指肠溃疡：胃溃疡患者常在餐后恶心、呕吐，而十二指肠溃疡的恶心则多见于空腹或夜间。呕吐物可能含有胃酸，甚至血性呕吐物。

（4）胆囊炎与胰腺炎：胆囊炎、胰腺炎伴有上腹痛、恶心呕吐。胰腺炎患者多表现为剧烈腹痛、反复呕吐，严重时出现休克。

五、伴随症状

恶心与呕吐的伴随症状多样化，伴随症状可帮助进一步明确病因。

1. 腹痛。

（1）急性阑尾炎：恶心、呕吐常为首发症状，随后出现右下腹痛。

（2）胆囊炎：伴有右上腹剧烈疼痛，恶心、呕吐显著。常于进食油腻食物后发作。

2. 头痛。

（1）颅内高压：喷射性呕吐伴头痛、视力模糊，常见于脑肿瘤、脑出血等颅内病变。

（2）偏头痛：剧烈头痛伴恶心和呕吐，患者对光、声音敏感，通常有偏头痛史。

3. 发热。

（1）胃肠炎：高热、腹泻伴恶心和呕吐，常由感染引起。

（2）脑膜炎：高热、头痛、呕吐，伴颈强直和意识模糊，需及时排查脑膜炎。

4. 腹泻。

（1）感染性胃肠炎：腹泻与呕吐同时出现，提示肠道感染。

（2）食物中毒：急性腹泻伴呕吐，发病急，通常进食数小时后出现。

5. 体位变化相关的眩晕。

梅尼埃病：体位变化时恶心、呕吐，伴眩晕、耳鸣。通常与内耳平衡功能紊乱有关。

（郑城婷）

第九节　吞咽困难

一、概述

吞咽困难（dysphagia）是指患者在食物或液体通过口腔、咽部或食管到达胃的过程中出现阻力或不适感，是多种疾病的重要临床表现。吞咽困难可以影响营养摄入、生活质量，严重者可能因误吸引发吸入性肺炎。根据发生部位，吞咽困难可分为：

（1）口咽性吞咽困难（起始性吞咽困难）：多与神经肌肉或解剖结构异常有关，主要表现为咽部梗阻感、呛咳或鼻腔反流。

（2）食管性吞咽困难（运输性吞咽困难）：多与食管腔狭窄或动力障碍有关，表现为吞咽时食物停滞感或梗阻感。

二、病因与发病机制

吞咽困难的病因复杂，涉及多系统、多器官的病变。

1. 口咽性吞咽困难的病因。

（1）神经系统疾病。

①脑卒中：影响吞咽反射和咽部肌肉协调。

②帕金森病：舌肌和咽部肌肉运动障碍。

③肌萎缩侧索硬化（amyotrophic lateral sclerosis，ALS）：影响吞咽相关神经肌肉。

④多发性硬化：中枢神经系统脱髓鞘病变干扰吞咽过程。

（2）肌肉及结缔组织疾病。

①重症肌无力：神经肌肉接头功能障碍，导致肌肉无力。

②多发性肌炎和皮肌炎：咽部肌肉炎症和无力。

③肌营养不良症：肌肉变性导致吞咽障碍。

（3）解剖结构异常。

①咽部肿瘤或脓肿。

②咽喉部术后结构改变。

③环咽肌失弛缓症。

（4）其他因素。

①感染：咽部感染（如扁桃体炎、咽旁脓肿）。

②放射治疗后遗症：放疗导致的局部纤维化和功能障碍。

2. 食管性吞咽困难的病因。

（1）机械性狭窄。

①食管肿瘤：恶性肿瘤（如食管鳞癌）或良性肿瘤（如平滑肌瘤）。

②食管狭窄：由胃食管反流病引起的食管狭窄。

③食管憩室：如 Zenker 憩室。

④异物嵌顿：骨头、药片等卡于食管。

（2）动力障碍。

①贲门失弛缓症：食管下括约肌松弛不全，导致食物滞留。

②食管痉挛：非协调性蠕动引起吞咽困难和胸痛。

③硬皮病：导致食管蠕动减弱和下括约肌功能丧失。

（3）炎症和感染。

①药物性食管炎：如四环素、非甾体抗炎药等引起。

②感染性食管炎：如念珠菌、巨细胞病毒感染。

（4）其他病因。

①功能性吞咽困难：无器质性病变，可能与心理或神经功能障碍相关。

②食管裂孔疝：导致胃内容物反流，损伤食管黏膜。

3. 发病机制。

（1）口咽性吞咽困难。吞咽是复杂的神经肌肉协调过程，涉及舌、咽缩肌和食管上括约肌的协作。神经系统疾病或肌肉病变导致这些结构功能受损，出现吞咽困难。严重者可能发生误吸，导致吸入性肺炎。

（2）食管性吞咽困难。

①机械性阻塞：肿瘤或狭窄直接压迫或堵塞食管腔，阻碍食物通过。

②动力障碍：食管蠕动异常或括约肌功能失调，导致食物滞留。

③炎症反应：药物或感染引起的食管黏膜损伤，导致局部狭窄和功能紊乱。

三、临床表现

吞咽困难的症状因病因和部位不同而异。

1. 口咽性吞咽困难。吞咽困难主要发生在吞咽初期。

（1）呛咳：吞咽液体时更易发生误吸。

（2）鼻腔反流：提示腭咽关闭不全。

（3）咽部有堵塞感或异物感。

（4）伴随症状：声音嘶哑、构音障碍、复视等，提示颅神经损伤。

2. 食管性吞咽困难。

（1）吞固体食物困难：提示机械性狭窄。

（2）吞液体食物困难：提示动力障碍。

（3）胸骨后疼痛：食管炎或痉挛引起。

（4）体重下降：提示恶性病变或严重狭窄。

（5）呕吐未消化食物：贲门失弛缓症常见。

四、诊断与鉴别诊断

吞咽困难的诊断需结合病史、体格检查、实验室检查及影像学检查，重点明确病因。

1. 病史采集。

（1）起病方式：急性或慢性，逐渐加重或间歇性发作。

（2）疼痛与阻塞感：有无胸骨后疼痛、梗阻感。

（3）饮食特征：固体、液体食物是否均有吞咽困难。

（4）合并症状：声音嘶哑、呛咳、反流等。

2. 体格检查。

（1）咽喉部：检查咽部黏膜及有无肿块或脓肿。

（2）神经系统：评估吞咽反射及相关颅神经功能。

3. 实验室检查。

（1）血常规：贫血可能提示慢性失血。

（2）感染指标：白细胞计数升高提示感染。

（3）肿瘤标志物：如癌胚抗原（carcinoembryonic antigen，CEA）、糖类抗原19-9（carbohydrate antigen 19-9，CA19-9），支持肿瘤诊断。

4. 影像学与功能检查。

（1）吞钡造影：观察吞咽过程、食管狭窄及憩室。

（2）上消化道内镜：直观观察食管和胃病变，取活检确诊。

（3）高分辨率食管测压：用于诊断贲门失弛缓症及其他动力障碍。

（4）胸部 CT 或 MRI：评估肿瘤浸润及远处转移。

5. 鉴别诊断。吞咽困难需与多种疾病鉴别。

（1）口咽性吞咽困难。

①脑卒中：伴偏瘫、语言障碍。

②重症肌无力：吞咽困难在活动后加重。

③咽部肿瘤：进行性吞咽困难伴咽部肿块。

（2）食管性吞咽困难。

①胃食管反流病：长期反流引起狭窄。

②食管癌：进行性吞咽困难伴体重下降。

③食管裂孔疝：吞咽困难伴反流和胸痛。

五、治疗方法

1. 对因治疗。

（1）机械性阻塞。

①食管狭窄：内镜下扩张或支架置入。

②食管肿瘤：早期手术切除，晚期放化疗。

（2）动力障碍。

①贲门失弛缓症：气囊扩张或 Heller 肌层切开术。

②食管痉挛：钙通道阻滞剂、硝酸酯类药物。

③炎症性病变：抗感染治疗或抗酸治疗（如质子泵抑制剂）。

2. 对症治疗。

（1）饮食调整：软质或液体食物，避免刺激性食物。

（2）吞咽训练：改善吞咽功能，减少误吸风险。

（3）管饲营养：吞咽困难严重患者可行鼻饲或经皮胃造瘘。

3. 支持治疗。

（1）心理支持：缓解焦虑，增强依从性。

（2）并发症管理：预防吸入性肺炎和营养不良。

（郑城婷）

第十节　黄疸

一、概述

黄疸（jaundice）是指血清胆红素水平升高引起的皮肤、黏膜及巩膜发黄的症状，是多种疾病的常见表现。黄疸根据病因可分为肝前性黄疸（溶血性黄疸）、肝细胞性黄疸和肝后性黄疸（梗阻性黄疸）。黄疸的严重程度通常与血清胆红素水平成正比，且不同病因的黄疸常伴有特异的临床表现和生化特点。

二、病因与发病机制

黄疸的病因复杂，按照发病机制分为以下三类。

1. 肝前性黄疸（溶血性黄疸）。

（1）溶血性贫血：如地中海贫血、镰状细胞贫血、遗传性球形红细胞增多症等，红细胞破坏增多导致游离胆红素过量生成，超过肝脏代谢能力，导致间接胆红素升高。

（2）免疫性溶血：如自身免疫性溶血性贫血、新生儿溶血病等，血液中抗体导致红细胞破坏，胆红素升高。

2. 肝细胞性黄疸。

（1）病毒性肝炎：如甲型、乙型、丙型肝炎病毒感染，病毒引起肝细胞受损，影响胆红素的摄取、结合和排泄功能，导致直接和间接胆红素同时升高。

（2）药物性肝损伤：部分药物如抗结核药、抗生素、解热镇痛药等引起肝细胞损伤，导致胆红素代谢障碍。

（3）酒精性肝病：长期大量饮酒引起肝细胞变性、坏死，胆红素代谢异常，导致肝细胞性黄疸。

（4）肝硬化：晚期肝硬化因肝细胞功能减退，伴有胆管受压，导致胆红素排泄障碍，产生黄疸。

3. 肝后性黄疸（梗阻性黄疸）。

（1）胆管结石：如胆总管结石阻塞胆管，胆汁排出受阻，胆红素潴留于血中，引起直接胆红素升高。

（2）胆管肿瘤：如胆管癌、胰头癌等，压迫或侵袭胆管，阻碍胆汁排出，导致直接胆红素增高。

（3）胆管狭窄：手术后瘢痕组织增生导致胆管狭窄，使胆汁排泄受阻，引发梗阻性黄疸。

三、临床表现

黄疸的临床表现因病因不同而有所差异，通常伴随皮肤、巩膜发黄，病因不同临床表现特点各异，以下详细分析常见病因的临床表现。

1. 肝前性黄疸（溶血性黄疸）。

（1）皮肤及巩膜黄染：溶血性黄疸多表现为轻度黄疸，主要为间接胆红素升高，皮肤呈浅黄色，巩膜黄染较明显。

（2）尿液颜色正常：由于间接胆红素不溶于水，无法通过尿液排出，尿色多正常或略深。

（3）贫血和脾大：溶血性贫血患者常有贫血表现，如乏力、面色苍白，伴脾脏肿大。

（4）皮肤瘙痒较轻：由于胆盐水平正常，瘙痒症状较少。

2. 肝细胞性黄疸。

（1）皮肤及巩膜黄染：肝细胞性黄疸通常表现为中度至重度黄疸，皮肤颜色较深，黄染从巩膜到皮肤均较明显。

（2）尿色深黄：肝细胞损伤时，直接胆红素增加，易经尿排出，尿液呈深黄色甚至茶色。

（3）伴有肝区不适或疼痛：如病毒性肝炎、酒精性肝病等常伴肝区胀痛或触痛。

（4）全身症状：患者可有乏力、食欲减退、恶心、呕吐等全身症状。胆盐轻度增高时患者可有瘙痒，但程度较轻。

3. 肝后性黄疸（梗阻性黄疸）。

（1）皮肤及巩膜黄染：通常黄疸较重，皮肤呈深黄色甚至带青绿色。

（2）尿色深黄，粪便呈灰白色：直接胆红素无法排入肠道，导致粪便缺乏胆色素而呈灰白色；胆红素从尿排出，尿液深黄如茶水。

（3）皮肤瘙痒明显：因胆盐潴留，患者常有剧烈瘙痒，尤其是夜间加重。

（4）腹痛及消化道症状：胆总管结石或胆管肿瘤引起时，患者可能伴有上腹部胀痛、厌油、恶心等症状。

（5）体重下降：如胰头癌、胆管癌患者因消化吸收功能受损，可出现体重减轻、乏力等。

四、诊断与鉴别诊断

1. 病史采集。询问黄疸的起病方式、病程长短、相关病史（如肝炎史、用药史、手术史、家族史等）。急性起病的黄疸多提示急性肝炎或胆管结石；缓慢进展的黄疸提示肿瘤或肝硬化。

2. 体格检查。

（1）皮肤与巩膜黄染情况：观察黄疸的程度和皮肤颜色变化。

（2）腹部触诊：检查肝脏、脾脏大小和质地，尤其是肝脏的边界和表面，脾脏肿大提示溶血性疾病。

（3）体表静脉和腹水：肝硬化患者可能见腹壁静脉曲张，伴腹水。

3. 实验室检查。

（1）肝功能检查：检测总胆红素、直接胆红素、间接胆红素水平，了解胆红素升高的性质。谷丙转氨酶（alanine aminotransferase，ALT）、谷草转氨酶（aspartate aminotransferase，AST）升高提示肝细胞损伤。

（2）血常规：溶血性黄疸患者可见血红蛋白降低，网织红细胞增多；感染性肝病白细胞可能升高。

（3）凝血功能检查：肝细胞损伤引起的黄疸患者可能出现凝血功能异常。

（4）血清免疫学检查：检测乙肝、丙肝、甲肝等病毒指标，有助于排查病毒性肝炎。

4. 影像学检查。

（1）腹部超声：首选的无创性检查方法，用于评估肝胆系统有无结石、胆道扩张或肝脏肿大。

（2）CT 或 MRI：对于怀疑肿瘤的患者，CT 或 MRI 可明确肿瘤位置、大小和范围。

（3）磁共振胰胆管成像（magnetic resonance cholangiopancreatography，MRCP）：有助于观察胆管、胰腺有无梗阻，明确胆总管结石或肿瘤。

（4）经皮肝穿刺活检：适用于不明原因的肝细胞性黄疸，特别是怀疑慢性肝病或肝硬化的患者。

5. 鉴别诊断。

（1）溶血性黄疸与肝细胞性黄疸：溶血性黄疸主要表现为间接胆红素升高，尿色正常，肝功能正常；肝细胞性黄疸直接胆红素和间接胆红素均升高，尿液深黄。

（2）肝细胞性黄疸与肝后性黄疸：肝后性黄疸患者直接胆红素升高明显，粪便呈灰白色，伴明显瘙痒，肝细胞性黄疸粪便颜色正常或轻度变浅。

（3）药物性肝损伤与病毒性肝炎：两者的表现相似，但药物性肝损伤有明确的药物使用史，可通过停药进行观察。

五、伴随症状

伴随症状对黄疸的病因诊断有重要指示作用。不同病因的黄疸伴随症状各异，具体如下。

1. 皮肤瘙痒。

（1）梗阻性黄疸：胆汁排泄受阻导致胆盐潴留，瘙痒严重，尤其夜间加重。

（2）肝细胞性黄疸：瘙痒较轻或无，通常在晚期肝硬化时因胆盐潴留而出现瘙痒。

2. 腹痛。

（1）胆总管结石：上腹部绞痛，痛剧时伴有黄疸，称为“黄疸 - 绞痛”综合征。

（2）胆管癌、胰头癌：上腹部隐痛伴黄疸，持续性腹痛常提示肿瘤性病变。

3. 消化道症状。

（1）食欲不振、恶心、呕吐：常见于肝细胞性黄疸和梗阻性黄疸，提示肝功能不全。

（2）腹胀、腹泻：肝硬化患者常伴有消化不良、腹泻等症状。

4. 发热。

（1）急性病毒性肝炎：黄疸前期可有低热，伴有疲劳、恶心、肝区不适。

（2）胆管炎：胆道梗阻伴发热、寒战和黄疸，即沙尔科三联征（Charcot triad），提示急性胆管炎。

5. 贫血。

（1）溶血性黄疸：由于红细胞破坏增多，可伴贫血，表现为乏力、面色苍白。

（2）慢性肝病：晚期肝硬化因营养不良、造血功能下降，患者可出现贫血。

（郑城婷）

第十一节　腹泻

一、概述

腹泻（diarrhea）是指排便次数增多（通常每天 3 次以上）、粪便性状改变，粪便呈稀薄、含水量增加或不成形的情况。腹泻可急性或慢性发作，急性腹泻通常由感染引起，病程短，常在数天内缓解，而慢性腹泻病程超过 4 周，通常与慢性炎症性肠病、功能性肠病等疾病相关。腹泻可导致脱水、电解质紊乱，尤其在严重感染或慢性病变时，可能危及生命。

二、病因与发病机制

腹泻的病因较多，可分为感染性和非感染性，根据发病机制可进一步细分为分泌性腹泻、渗透性腹泻、炎症性腹泻和运动性腹泻。

1. 感染性腹泻。

（1）细菌感染：如致病性大肠杆菌、志贺菌、沙门菌、霍乱弧菌等，细菌通过产生肠毒素或直接侵入肠黏膜引起腹泻。

（2）病毒感染：如轮状病毒、诺如病毒，病毒感染肠黏膜，破坏肠道屏障功能，导致水分吸收障碍，常见于儿童的急性腹泻。

（3）寄生虫感染：如贾第鞭毛虫、阿米巴虫，寄生虫感染可引发慢性腹泻，尤其在卫生条件较差的地区多见。

2. 非感染性腹泻。

（1）炎症性肠病：如溃疡性结肠炎和克罗恩病，肠道黏膜的慢性炎症导致肠道分泌增加、吸收减少，引发慢性腹泻。

（2）药物性腹泻：一些药物（如抗生素、泻药、抗酸药等）可破坏肠道正常菌群，刺激肠道蠕动或导致渗透压改变，引发腹泻。

（3）吸收不良综合征：如乳糖不耐受、谷蛋白敏感性肠病，由于消化酶或运输蛋白缺陷，导致食物消化吸收不良，产生渗透性腹泻。

（4）功能性肠病：如肠易激综合征（irritable bowel syndrome，IBS），患者肠道敏感性增高，易受情绪、饮食刺激引发腹泻。

3. 发病机制。腹泻的发病机制主要分为四种。

（1）分泌性腹泻：肠上皮分泌过多水分和电解质，常见于霍乱弧菌、肠毒素性大肠杆菌感染。

（2）渗透性腹泻：食物或未被吸收的物质导致肠腔内渗透压升高，水分进入肠腔，见于乳糖不耐受、泻药使用等。

（3）炎症性腹泻：肠黏膜损伤、渗出增加导致腹泻，常见于炎症性肠病、感染性腹泻。

（4）运动性腹泻：肠蠕动亢进、食物在肠道停留时间缩短，见于甲亢、肠易激综合征等。

三、临床表现

腹泻的临床表现因病因不同而异，通常根据粪便性状、腹泻时间、伴随症状等特点来分析。

1. 根据粪便的性状。

（1）水样便：稀薄如水，多见于分泌性腹泻，如霍乱、大肠杆菌感染，患者大量失水。

（2）黏液脓血便：见于炎症性腹泻，如溃疡性结肠炎、细菌性痢疾，常伴有里急后重感。

（3）脂肪泻：粪便油腻浮于水面，见于吸收不良综合征或胰腺功能不全，提示脂肪吸收障碍。

2. 根据腹泻的发生时间。

（1）急性腹泻：病程通常小于 2 周，突然起病，见于感染性腹泻、食物中毒等。患者常伴发热、呕吐，快速脱水。

（2）慢性腹泻：病程超过 4 周，常见于慢性炎症性肠病、吸收不良综合征或肠易激综合征，患者的营养吸收受损，伴有体重下降。

3. 腹泻的诱发因素。

（1）进食后腹泻：餐后腹泻见于功能性肠病、吸收不良综合征或甲亢，常因肠道对食物的反应亢进引发。

（2）进食特定食物后腹泻：乳糖不耐受患者进食乳制品后发作；谷蛋白敏感性肠病患者进食含谷蛋白食物后腹泻。

4. 腹泻的伴随症状。

（1）发热：常见于感染性腹泻、炎症性肠病，提示感染或全身性炎症反应。

（2）腹痛：常伴随感染性和炎症性腹泻，细菌性痢疾常见左下腹痛，肠易激综合征患者多为胀痛。

（3）体重减轻：慢性腹泻导致营养吸收不良，见于吸收不良综合征、炎症性肠病或肠易激综合征。

四、诊断与鉴别诊断

腹泻的诊断与鉴别诊断需要结合病史、体格检查和辅助检查。以下为腹泻的主要诊断步骤及鉴别诊断内容。

1. 病史采集。

（1）腹泻起病方式：急性发作提示感染性腹泻或食物中毒，缓慢起病且反复发作提示慢性疾病（如肠易激综合征、炎症性肠病）。

（2）粪便性状：水样便提示感染性腹泻或泻药使用，脓血便提示炎症性肠病或细菌性痢疾，脂肪泻提示吸收不良综合征。

（3）伴随症状：如发热、腹痛、恶心呕吐、体重减轻等，发热提示感染，体重减轻见于慢性消耗性疾病。

2. 体格检查。

（1）腹部检查：检查腹痛部位、压痛和反跳痛等，局限性压痛常见于炎症性肠病和急性腹痛，广泛腹痛见于感染性腹泻。

（2）脱水评估：评估脱水情况，包括皮肤弹性、口腔黏膜干燥度、尿量等，严重腹泻患者常有脱水表现。

（3）营养状况：检查患者的体重、皮肤和毛发状况，慢性腹泻患者常有营养不良表现，皮肤干燥、头发稀疏。

3. 辅助检查。

（1）粪便常规和培养：检查粪便中白细胞、红细胞、隐血情况。白细胞阳性提示炎症性肠病或细菌感染，隐血阳性见于溃疡性结肠炎。

（2）血常规：白细胞增高提示细菌感染，贫血提示营养吸收障碍或慢性炎症。

（3）电解质检查：用于评估脱水和电解质紊乱情况，重度腹泻患者常伴低钠、低钾。

（4）结肠镜检查：适用于慢性腹泻患者，帮助明确溃疡性结肠炎、克罗恩病或肠道肿瘤。

（5）血清学检查：检测乳糖酶、抗组织转谷氨酰胺酶抗体（tTG 抗体）等，筛查乳糖不耐受、谷蛋白敏感性肠病等病因。

4. 鉴别诊断。

（1）感染性腹泻与炎症性肠病：两者均可出现腹泻和发热，感染性腹泻多为急性发作，伴呕吐和严重脱水；而炎症性肠病多为慢性发作，伴腹痛、脓血便。

（2）吸收不良综合征与 IBS：吸收不良综合征的腹泻多伴体重下降、营养不良，肠易激综合征腹泻多为功能性，发作与情绪或饮食相关，无体重下降。

（3）乳糖不耐受与功能性腹泻：乳糖不耐受在食用乳制品后发作，停用后症状缓解；功能性腹泻多无特定诱因。

（4）食物中毒与病毒性腹泻：食物中毒常在进食不洁食物后数小时内发病，伴恶心呕吐、腹痛；病毒性腹泻常见于冬季，病程较短，常伴轻度发热。

五、伴随症状

腹泻的伴随症状多样，可帮助进一步明确病因。

1. 发热。

（1）细菌性痢疾：高热、腹泻伴左下腹痛，脓血便，粪便白细胞阳性。

（2）炎症性肠病：慢性低热、腹泻伴脓血便，见于溃疡性结肠炎或克罗恩病。

2. 腹痛。

（1）感染性腹泻：阵发性腹痛、腹泻，常见于细菌性痢疾、沙门菌感染。

（2）肠易激综合征：腹泻伴腹胀痛，腹痛在排便后缓解，常与情绪、压力有关。

3. 体重减轻。

（1）炎症性肠病：反复腹泻伴体重减轻，见于克罗恩病和溃疡性结肠炎。

（2）吸收不良综合征：慢性腹泻伴营养不良，体重下降明显，皮肤干燥，头发稀疏。

4. 恶心呕吐。

（1）食物中毒：急性恶心、呕吐和腹泻，常于进食后数小时内发病。

（2）病毒性肠炎：恶心、呕吐伴腹泻，常见于儿童，病毒感染易引发胃肠道不适。

5. 贫血和疲乏。

慢性腹泻性疾病：如炎症性肠病、吸收不良综合征，导致贫血、营养缺乏，患者表现为乏力、面色苍白。

（郑城婷）

第十二节　便秘

一、概述

便秘（constipation）是指排便次数减少、粪便干结、排便困难等症状，通常每周排便少于 3 次。便秘可发生于各个年龄段，以老年人和女性更为常见。便秘分为功能性便秘和器质性便秘。基层医院医生需要识别便秘的病因，采取适当的治疗措施，以改善患者生活质量。

二、病因与发病机制

便秘的病因多种多样，包括功能性原因和器质性原因，两者的发病机制有所不同。

1. 功能性便秘。

（1）肠道动力障碍：如慢性特发性便秘、功能性便秘、慢传输型便秘、出口梗阻型便秘等，主要与肠肌或神经系统功能障碍有关。

（2）饮食和生活方式：摄入膳食纤维不足、饮水量少、缺乏运动等均可导致肠蠕动减弱，粪便在肠道停留时间延长。

（3）精神心理因素：如焦虑、抑郁、生活压力大等，可能影响肠道的正常蠕动功能，导致便秘。

2. 器质性便秘。

（1）结直肠疾病：如肠梗阻、结肠癌、肛裂、痔疮等导致排便困难和疼痛，形成便秘。

（2）内分泌和代谢性疾病：甲状腺功能减退、糖尿病、低钾血症等均可能引起便秘。

（3）神经系统疾病：如帕金森病、脊髓损伤、糖尿病神经病变等，通过影响肠道神经支配引发便秘。

（4）药物因素：如阿片类药物、抗抑郁药、钙通道阻滞剂等药物可抑制肠道蠕动，导致便秘。

三、临床表现

便秘的临床表现因病因不同而异，但主要症状包括排便困难、排便不尽感和粪便干结。以下为便秘的详细临床表现。

1. 排便频率减少。便秘患者通常表现为每周排便少于 3 次，有些患者甚至数周才排便一次。排便次数减少是便秘的主要表现之一，且不同类型便秘的排便频率有差异。

2. 排便困难。排便时需用力或感到费力，有时需要辅助手段如手指掏取、推压腹部等才能完成排便，提示出口梗阻型便秘的可能。患者排便时常伴有肛门疼痛或痉挛感。

3. 粪便性状改变。便秘患者粪便常呈硬块状、颗粒状（羊粪样），且量少，粪便的干结程度因患者的饮水量、肠道停留时间等因素而异。

4. 排便不尽感。部分便秘患者即便完成排便，仍有“未排干净”的感觉，表现为排便不完全或不彻底感，通常见于慢传输型便秘或出口梗阻型便秘。

5. 腹胀及腹部不适。便秘常伴有腹胀，尤其在排便延迟时更为明显。慢性便秘患者因粪便长期滞留，常感到腹部不适、下腹胀痛。腹胀可在进食后加重，有些患者会因腹部不适而食欲减退。

四、诊断与鉴别诊断

1. 病史采集。

（1）一般情况：询问便秘的起病时间、持续时间、粪便性状、排便频率及伴随症状，如是否有出血、肛门疼痛等。便秘的起病方式对鉴别急性便秘和慢性便秘有重要意义，急性便秘常提示器质性原因。

（2）饮食及生活习惯：了解患者的膳食纤维摄入、饮水量、运动情况等，便秘的发作与饮食、生活方式密切相关。

（3）药物史：部分药物如阿片类、抗抑郁药等可引起便秘，需详细询问用药情况。

（4）既往病史：询问是否有神经系统、内分泌系统或肠道疾病史，如帕金森病、糖尿病等。

2. 体格检查。

（1）腹部检查：检查腹部有无压痛、包块，肠梗阻或肿瘤患者可能表现为腹部压痛或包块。

（2）直肠指检：评估肛门及直肠有无解剖异常（如痔疮、直肠脱垂）或粪块堵塞，判断是否有出口梗阻因素。

（3）神经系统检查：评估患者有无神经系统异常表现，如帕金森病、脊髓损伤等神经性便秘常见的病因。

3. 实验室检查。

（1）血常规和生化检查：检测是否有贫血、低钾血症或甲状腺功能减退，排查便秘的潜在全身性病因。

（2）甲状腺功能检查：对于有甲状腺功能减退表现的患者进行检查，低甲状腺素血症可导致肠蠕动减慢。

（3）糖尿病筛查：血糖和糖化血红蛋白检测，有助于判断糖尿病引起的神经病变是否为便秘的病因。

4. 影像学检查。

（1）腹部平片：用于初步评估是否存在肠梗阻或严重便秘，可见扩张的结肠或积气。

（2）钡剂灌肠：有助于观察结肠的形态，判断有无结肠肿瘤、憩室病、狭窄等。

（3）结肠镜检查：对中老年新发便秘或便秘伴有消瘦、贫血等报警症状的患者进行检查，以排除结肠癌、息肉等器质性疾病。

（4）肛门直肠动力学检查：对疑为出口梗阻型便秘的患者，测量肛门直肠压力，了解排便动力学异常。

5. 鉴别诊断。

（1）功能性便秘与肠梗阻：功能性便秘患者通常无严重腹痛或呕吐，腹部检查未见肠鸣音亢进；肠梗阻患者腹痛明显，可能伴有恶心、呕吐及肠鸣音增强。

（2）功能性便秘与 IBS：IBS 患者除便秘外，通常伴有腹痛，排便后症状可缓解，而功能性便秘腹痛较轻。

（3）药物性便秘与神经性便秘：药物性便秘有明确的药物使用史，停药后症状改善；神经性便秘多见于帕金森病、脊髓损伤患者，症状持续存在。

五、伴随症状

便秘的伴随症状对便秘的病因诊断和分类具有重要意义。常见的伴随症状及其提示的病因如下。

1. 腹痛。

（1）肠梗阻：腹痛剧烈，通常为阵发性绞痛，伴有腹胀、恶心、呕吐，需高度警惕。

（2）结肠肿瘤：中老年新发便秘伴腹痛，体重减轻需考虑肠道肿瘤可能。

（3）便秘性肠易激综合征（irritable bowel syndrome with constipation，IBS-C）：腹痛伴便秘，排便后腹痛可缓解。

2. 腹胀。

（1）功能性便秘：粪便长期滞留导致肠道积气，患者常感腹胀，尤其在进食后。

（2）肠梗阻：伴有严重腹胀，肠鸣音亢进，常提示梗阻性疾病。

3. 里急后重。

（1）直肠炎或直肠癌：患者常感到排便不尽，伴有排便疼痛、出血等表现。

（2）出口梗阻型便秘：患者常感觉便意频繁，但排便困难，伴有排便不尽感。

4. 黏液便或出血。

（1）直肠息肉或肠癌：中老年便秘患者如出现黏液或血便，需警惕直肠、结肠肿瘤。

（2）炎性肠病：便秘伴有黏液便，偶有血便，常见于炎症性疾病，如克罗恩病或溃疡性结肠炎。

5. 精神心理症状。

焦虑、抑郁：功能性便秘患者常伴有焦虑或抑郁情绪，且情绪波动可加重便秘症状。

6. 其他系统性症状。

（1）甲状腺功能减退：便秘伴有乏力、皮肤干燥、寒冷不耐受等甲减表现。

（2）帕金森病：便秘伴有震颤、运动缓慢、肌强直等神经系统症状，提示神经性便秘可能。

（郑城婷）

第十三节　便血

一、概述

便血（hematochezia）是指粪便中含有血液或排出纯血，颜色可从鲜红、暗红到黑色不等，通常提示消化道出血。便血的出血部位可为上消化道或下消化道。便血的病因多样，可能是轻微的肠道病变，也可能是严重的出血性疾病，需通过详细的病史采集、体格检查和辅助检查明确病因。便血若未及时诊治，可能导致贫血、低血容量性休克等并发症。

二、病因与发病机制

便血的病因可分为上消化道出血和下消化道出血两大类，病变部位及其发病机制有所不同。

1. 上消化道出血（通常表现为呕血或黑便）。常见于食管、胃和十二指肠，血液在肠道中停留时间长，经胃酸作用后呈现黑色。

（1）消化性溃疡：胃溃疡和十二指肠溃疡是上消化道出血的常见原因，溃疡形成导致黏膜下血管暴露或破裂。

（2）食管胃底静脉曲张破裂：见于肝硬化导致的门静脉高压，静脉曲张破裂后大量出血。

（3）胃癌：恶性肿瘤侵蚀胃黏膜血管，导致持续或间歇性出血。

（4）急性胃黏膜病变：如应激性溃疡、急性胃炎，胃黏膜损伤导致出血。

2. 下消化道出血（常表现为鲜红或暗红便血）。常见于小肠、结肠和直肠，多表现为暗红色或鲜红色便血。

（1）痔疮和肛裂：为便血最常见的原因，血液多为鲜红色，附着于粪便表面或滴血。

（2）结直肠癌：肿瘤组织坏死、溃疡形成或肠道狭窄导致出血，血色较暗，常伴排便习惯改变。

（3）炎症性肠病：包括溃疡性结肠炎和克罗恩病，肠黏膜的慢性炎症和溃疡易导致脓血便。

（4）肠道息肉：息肉表面易发生溃疡或破裂，导致间歇性便血。

（5）感染性肠炎：如细菌性痢疾，细菌侵袭肠道黏膜引起脓血便。

三、临床表现

便血的临床表现取决于出血量、出血速度和出血部位等因素，通常通过便血的颜色、性状、伴随症状来判断出血的部位和病因。

1. 根据便血的颜色。

（1）黑便（柏油样便）：提示上消化道出血，常见于胃溃疡、十二指肠溃疡和食管静脉曲张。血液经胃酸作用后呈黑色，便稠厚如柏油样。

（2）暗红色便血：提示出血位于小肠或近端结肠，常见于克罗恩病、结肠癌等。

（3）鲜红色便血：多为下消化道出血，如痔疮、肛裂、直肠或结肠病变出血，血液多附着在粪便表面。

2. 根据便血的量和性状。

（1）少量便血：多见于痔疮、肛裂、肠息肉等，血量少，呈滴血状，附着在粪便表面。

（2）中等量便血：表现为脓血便、黏液便，见于溃疡性结肠炎、结肠癌等，患者伴有腹痛、里急后重。

（3）大量便血：提示急性大出血，血量多且出血速度快，如上消化道大出血、食管胃底静脉曲张破裂。患者可出现黑便、头晕、心悸等失血症状。

3. 伴随的症状和体征。

（1）腹痛：便血伴有腹痛多见于炎症性肠病、结肠癌、感染性肠炎。克罗恩病多表现为右下腹痛，而溃疡性结肠炎为左下腹痛。

（2）发热：便血伴发热见于感染性肠炎和炎症性肠病，提示感染或炎症反应。

（3）贫血症状：慢性便血引起贫血，患者表现为头晕、乏力、面色苍白，常见于慢性溃疡性结肠炎、结肠癌。

四、诊断与鉴别诊断

便血的诊断与鉴别诊断需通过详细的病史采集、体格检查和多种辅助检查来确定病因。以下是便血的主要诊断步骤及鉴别诊断内容。

1. 病史采集。

（1）便血的颜色和性状：黑便提示上消化道出血；暗红或鲜红色便提示下消化道出血。

（2）便血的量和频率：少量间歇性便血常见于痔疮、肠息肉；大量持续性便血提示活动性出血，见于消化性溃疡、静脉曲张破裂。

（3）伴随症状：询问是否有腹痛、发热、体重下降等，腹痛伴便血提示炎症性肠病，发热伴便血见于感染性肠炎。

2. 体格检查。

（1）腹部检查：注意是否有腹痛、压痛等。左下腹痛常见于溃疡性结肠炎，右下腹痛见于克罗恩病。

（2）肛门指检：检查有无痔疮、肛裂、直肠肿物等，直肠指检对肛管、直肠疾病的诊断具有重要意义。

（3）全身状况：观察皮肤黏膜有无苍白、血压和脉搏情况。贫血和血容量减少提示慢性出血或大量失血。

3. 辅助检查。

（1）血常规：红细胞和血红蛋白下降提示失血性贫血，白细胞增高提示感染。

（2）粪便隐血试验：用于检测小量便血，隐血阳性见于消化性溃疡、结直肠癌。

（3）结肠镜检查：是下消化道便血的首选检查方法，可直接观察到结直肠病变，如炎症、溃疡、息肉、肿瘤等。

（4）胃镜检查：适用于上消化道出血患者，能直接观察到食管、胃、十二指肠病变。

（5）影像学检查：包括腹部超声、CT 等，用于评估肠道、肝脏及门静脉系统情况，有助于诊断肠道肿瘤、肝硬化等病变。

4. 鉴别诊断。

（1）痔疮与肠道息肉：痔疮便血多为鲜红色，滴血或附着于粪便表面，常伴有排便疼痛；肠道息肉出血较少，血液附着在粪便表面，通常无疼痛。

（2）炎症性肠病与感染性肠炎：两者均可出现脓血便和腹痛，炎症性肠病多为慢性、反复发作；感染性肠炎多伴有发热，病程短。

（3）上消化道出血与下消化道出血：黑便提示上消化道出血；鲜红色便血常见于下消化道出血，需结合内镜检查明确出血部位。

（4）消化性溃疡与胃癌：两者均可引起黑便，消化性溃疡多伴有上腹痛，胃癌患者常有体重减轻、乏力等消耗性症状。

五、伴随症状

便血的伴随症状为判断出血原因和部位提供了重要线索。

1. 腹痛。

（1）溃疡性结肠炎：左下腹痛伴脓血便，提示结肠炎症，患者常有排便急迫感。

（2）克罗恩病：右下腹痛伴便血，提示小肠或近端结肠炎症，多见于年轻患者。

2. 贫血表现。

（1）慢性溃疡性疾病：如结直肠癌、溃疡性结肠炎，反复少量便血导致贫血，患者表现为乏力、头晕、苍白。

（2）急性大量出血：短时间内大量便血导致贫血，患者表现为低血压、心动过速、苍白和冷汗。

3. 体重减轻。

（1）结直肠癌：便血伴体重下降、乏力、食欲减退，提示消耗性疾病，需警惕肿瘤可能。

（2）炎症性肠病：如克罗恩病，患者长期腹泻、营养不良、体重下降。

4. 发热。

（1）感染性肠炎：腹泻伴发热、脓血便，提示细菌感染，如痢疾。

（2）炎症性肠病：如溃疡性结肠炎，伴低热、慢性便血和腹痛。

5. 排便急迫和里急后重。

溃疡性结肠炎：患者有排便急迫、便意频繁、里急后重感，伴脓血便。

（郑城婷）

第十四节　腹痛

一、概述

腹痛（abdominal pain）是指发生在胸部以下、腹股沟以上区域的疼痛，是临床上最常见的症状之一。腹痛的病因复杂多样，可由多种系统疾病引起，包括消化系统、泌尿系统、循环系统、神经系统及妇科疾病等。腹痛的性质、部位、持续时间及伴随症状往往对病因诊断有重要提示。腹痛严重程度不一，可能从轻微的胃肠不适到危及生命的急性腹部炎症，如急性阑尾炎、急性胰腺炎、急性肠梗阻等。

二、病因与发病机制

腹痛的病因可大致分为消化系统疾病、泌尿系统疾病、妇科疾病、血管疾病和其他系统疾病。不同病因引起的腹痛机制有所不同，如器官炎症、管腔梗阻、血供障碍、腹膜刺激等。

1. 消化系统疾病。

（1）急性阑尾炎：阑尾腔阻塞或细菌感染引起的炎症，导致右下腹疼痛，伴有局部腹膜刺激征。

（2）急性胰腺炎：胰酶活化导致胰腺组织自溶和坏死，患者出现上腹持续性剧痛，常放射至背部。

（3）消化性溃疡：胃、十二指肠黏膜破损，引起上腹疼痛，餐后或空腹时加重。

（4）肠梗阻：肠内容物积聚导致肠壁扩张缺血，表现为阵发性腹痛伴腹胀。

2. 泌尿系统疾病。

（1）泌尿系结石：结石刺激尿路黏膜，诱发绞痛。肾结石或输尿管结石引起剧烈的腰腹部疼痛，放射至下腹或会阴部。

（2）尿路感染：细菌感染引起膀胱、尿道刺激，导致下腹痛，伴尿频、尿急、尿痛。

3. 妇科疾病。

（1）异位妊娠：受精卵在输卵管着床，胚胎生长引起输卵管破裂，导致突发剧烈下腹痛伴内出血。

（2）卵巢囊肿蒂扭转：囊肿扭转导致卵巢缺血坏死，表现为突发下腹剧痛。

（3）盆腔炎：感染引起盆腔充血、渗出，导致下腹隐痛，伴发热、白带异常等。

4. 血管疾病。

（1）腹主动脉瘤破裂：腹主动脉扩张、破裂引起剧烈腹痛，伴腹部搏动性包块，患者常迅速出现失血性休克。

（2）肠系膜动脉栓塞：动脉血流阻断引起肠缺血，表现为突发剧烈腹痛，晚期可能出现腹膜炎。

5. 其他系统疾病。

（1）急性心肌梗死：尤其是下壁心肌梗死可表现为上腹部疼痛，伴恶心、呕吐。

（2）代谢性疾病：如糖尿病酮症酸中毒引起的弥漫性腹痛，患者常伴有深大呼吸、乏力等症状。

三、临床表现

腹痛的临床表现因病因、部位和发作方式不同而有所差异，以下对腹痛的不同类型及典型表现进行详细描述。

1. 疼痛部位。

（1）上腹痛：常见于胃、十二指肠、胆道、胰腺疾病。急性胰腺炎表现为上腹剧烈疼痛，疼痛可放射至背部。

（2）右下腹痛：典型疾病为急性阑尾炎，起初疼痛位于脐周，逐渐转移至右下腹。妇科疾病如异位妊娠、卵巢囊肿也常表现为右下腹痛。

（3）左下腹痛：多见于乙状结肠炎、憩室炎，伴随左下腹固定性压痛。

（4）全腹痛：如肠梗阻、腹膜炎，表现为弥漫性腹痛，伴有腹胀、肠鸣音减弱或消失。

2. 疼痛性质。

（1）绞痛：如肾结石、肠梗阻，疼痛为阵发性，间歇期疼痛减轻。

（2）持续性剧痛：急性胰腺炎、急性阑尾炎常表现为持续性剧烈腹痛。

（3）隐痛：慢性胃炎、消化性溃疡等多表现为隐痛或钝痛。

（4）放射痛：急性胰腺炎的疼痛常放射至背部，输尿管结石疼痛向会阴部放射。

3. 疼痛发作与缓解规律。

（1）餐后加重：消化性溃疡患者餐后胃酸分泌增加，疼痛加重。

（2）运动或体位改变加重：腹壁肌肉拉伤、卵巢囊肿蒂扭转等疼痛在体位改变或活动时加重。

（3）夜间加重：消化性溃疡常在夜间疼痛明显，患者可被疼醒。

四、诊断与鉴别诊断

1. 病史采集。包括腹痛的起病方式、疼痛部位、性质、持续时间及加重或缓解因素，是否伴发热、恶心、呕吐等症状。

2. 体格检查。

（1）腹部触诊：了解疼痛部位是否有压痛、反跳痛和肌紧张，右下腹压痛伴反跳痛常提示急性阑尾炎。

（2）叩诊与听诊：判断有无鼓音、肠鸣音消失，肠梗阻时肠鸣音亢进，腹膜炎时肠鸣音消失。

（3）直肠指检和妇科检查：下腹痛时需行直肠指检或妇科检查，排除盆腔和直肠病变。

3. 实验室检查。

（1）血常规：白细胞升高提示感染，如急性阑尾炎、胆囊炎、盆腔炎等。

（2）肝功能和胰酶：上腹痛患者检查肝功能和血清淀粉酶、脂肪酶，急性胰腺炎淀粉酶、脂肪酶显著升高。

（3）尿常规：腹痛伴血尿提示泌尿系结石，尿白细胞增多提示尿路感染。

4. 影像学检查。

（1）腹部超声：用于评估胆囊、肝脏、泌尿系统和妇科器官病变，是初步筛查腹痛的重要工具。

（2）腹部 CT：对诊断急腹症有较高价值，尤其是急性胰腺炎、肠梗阻、异位妊娠等，能够明确病灶部位和性质。

（3）腹部 X 线：急性腹痛时可用于排查肠梗阻、消化道穿孔等病变，见膈下游离气提示消化道穿孔。

5. 鉴别诊断。

（1）急性阑尾炎与泌尿系结石：急性阑尾炎右下腹压痛伴反跳痛，结石常有血尿及放射性疼痛，CT 或 B 超可帮助鉴别。

（2）急性胰腺炎与消化性溃疡：急性胰腺炎疼痛剧烈，常向背部放射，伴血清淀粉酶升高；消化性溃疡患者多在餐后或夜间加重，抗酸剂可部分缓解。

（3）肠梗阻与腹主动脉瘤破裂：肠梗阻伴有阵发性腹痛和肠鸣音亢进，腹主动脉瘤破裂表现为剧烈的持续性疼痛，腹部可触及搏动性包块，CT 可确诊。

五、伴随症状

腹痛常伴有其他症状，伴随症状对病因鉴别有重要帮助。

1. 恶心和呕吐。

（1）急性胰腺炎：剧烈上腹痛伴恶心、呕吐，呕吐后腹痛无缓解。

（2）肠梗阻：阵发性腹痛伴恶心、呕吐，呕吐物可能为胆汁或粪样。

2. 发热。

（1）急性阑尾炎：右下腹痛伴低热，提示感染性病变。

（2）胆囊炎和胆管炎：右上腹痛伴发热、寒战，可能为急性化脓性胆管炎。

3. 排尿异常。

（1）泌尿系结石：腹痛伴血尿，患者常有尿频、尿急、排尿不适。

（2）尿路感染：下腹痛伴尿频、尿急、尿痛，尿常规检查显示白细胞增多。

4. 排便异常。

（1）肠梗阻：腹痛伴排便停止和排气停止。

（2）便秘：功能性便秘患者可有腹胀伴阵发性腹痛，排便后腹痛缓解。

5. 黄疸。

（1）胆管梗阻：右上腹痛伴黄疸、发热，提示胆管梗阻或胆道感染。

（2）胰头癌：胰头癌导致胆总管梗阻时，患者出现上腹痛、黄疸和消瘦。

（郑城婷）

第十五节　呕血

一、概述

呕血（hematemesis）是指上消化道出血经口腔呕吐排出，表现为呕吐含血液的物质，通常为暗红色或咖啡渣样血液。呕血是消化系统急症之一，可能由食管、胃或十二指肠的病变引起。呕血的严重程度不一，从少量呕血到大出血均可发生。呕血常伴随失血性休克、贫血等并发症，需迅速判断病因并采取相应的治疗措施。

二、病因与发病机制

呕血的病因多见于上消化道出血，包括食管、胃、十二指肠的出血病变，病因主要包括消化性溃疡、食管胃底静脉曲张破裂、胃黏膜病变及其他原因。

1. 消化性溃疡。胃溃疡和十二指肠溃疡是上消化道出血的主要病因，约占所有呕血病因的 50%。消化性溃疡常由于幽门螺杆菌感染或长期使用非甾体抗炎药（non steroidal anti-inflammatory drug，NSAID）导致胃酸分泌过多，损伤胃或十二指肠黏膜，破坏血管后出血。

2. 食管胃底静脉曲张破裂。食管胃底静脉曲张破裂常见于肝硬化患者。门静脉高压导致血液通过侧支循环进入食管、胃底静脉，血管扩张形成曲张静脉，血管壁薄弱，易于破裂出血。呕血常表现为大量鲜红色血液，出血量大且出血速度快。

3. 胃黏膜病变。急性胃黏膜病变，如应激性溃疡、急性胃炎、胃黏膜糜烂等，可导致胃黏膜的急性出血。常见于应激状态下（如严重感染、创伤、手术、烧伤等），应激反应引起胃黏膜缺血，胃酸对黏膜的保护屏障破坏，从而出血。

4. 其他原因。

（1）胃癌：胃部恶性肿瘤在侵犯血管时可引起出血。

（2）食管黏膜撕裂症（马洛里 - 魏斯综合征）：剧烈呕吐引起食管下端和胃黏膜交界处黏膜撕裂，导致少量或中等量呕血。

（3）血液系统疾病：如血小板减少、凝血障碍等，使得上消化道的轻微损伤也可能导致出血。

（4）血管性病变：包括胃底动脉瘤破裂、黏膜下恒径动脉破裂出血（Dieulafoy 病等）。

三、临床表现

呕血的临床表现因出血量、出血速度及病因的不同而有所差异。呕血的颜色、呕血量及伴随症状可为不同的病因提供诊断线索。

1. 呕血的颜色。

（1）鲜红色血液：提示活动性大出血，血液未经过胃酸的作用，常见于食管胃底静脉曲张破裂、动脉性大出血。

（2）暗红色或咖啡渣样呕吐物：血液在胃内停留较长时间，经过胃酸作用，提示出血量较小或出血时间较长，常见于消化性溃疡。

2. 呕血量。

（1）少量呕血：出血量少，常表现为少量咖啡渣样呕吐物，见于胃炎、轻度胃溃疡。

（2）中等量呕血：表现为大量呕吐暗红色血液，伴有轻度至中度头晕、乏力，见于胃溃疡、十二指肠溃疡等。

（3）大量呕血：出血量大，短时间内失血超过 500 mL，患者表现为大量鲜红色血液呕吐，伴随血压下降、心率加快、意识模糊等，见于食管胃底静脉曲张破裂、胃动脉破裂等。

3. 伴随症状。

（1）上腹部疼痛：常见于消化性溃疡患者。胃溃疡多在餐后痛，十二指肠溃疡多在餐后数小时或空腹痛。

（2）黑便：呕血患者常伴随黑便（即柏油样便），出血量多时排便次数增多，便色明显加深，提示上消化道出血。

（3）休克症状：严重出血可引发低血容量性休克，表现为头晕、乏力、出冷汗、意识模糊、血压下降和心率加快。

四、诊断与鉴别诊断

呕血的诊断与鉴别诊断需要详细的病史采集、体格检查及多项辅助检查，以下为详细的诊断步骤与鉴别诊断内容。

1. 病史采集。

（1）呕血的起病方式：了解呕血是否突然发生，急性发作的呕血常提示活动性出血，如消化性溃疡、食管胃底静脉曲张破裂等；缓慢起病的呕血多见于胃癌。

（2）诱发因素：询问呕血前是否有剧烈呕吐或恶心（见于 Mallory-Weiss 综合征），是否有服用 NSAID 药物史（见于胃溃疡、胃黏膜损伤）。

（3）伴随症状：包括上腹痛、黑便、头晕等。上腹痛提示消化性溃疡，黑便则提示出血量较大，出血时间较长。

2. 体格检查。

（1）生命体征：测量血压、心率、呼吸、体温，低血压、心动过速提示血容量减少，重症出血患者可能处于休克状态。

（2）腹部检查：检查有无压痛、反跳痛、腹肌紧张等急腹症体征。上腹部压痛常见于消化性溃疡。

（3）皮肤黏膜：观察是否有苍白、冷汗、发绀等失血症状。慢性失血者可能表现为皮肤黏膜苍白，伴随贫血体征。

3. 辅助检查。

（1）血常规：了解红细胞计数、血红蛋白和血小板水平。血红蛋白降低提示出血量较大，血小板减少提示凝血功能异常。

（2）凝血功能检查：用于筛查凝血异常，如凝血酶原时间（prothrombin time，PT）、活化部分凝血活酶时间（activated partial thromboplastin，APTT）、纤维蛋白原水平，有助于评估出血风险。

（3）胃镜检查：是确诊呕血病因的首选检查，能够直接观察到消化性溃疡、胃黏膜糜烂、食管静脉曲张破裂等病变，并可在内镜下进行止血治疗。

（4）腹部超声和CT：适用于评估肝脏、胆囊及腹部血管情况，有助于诊断肝硬化、胆囊炎等，并排除其他病因。

4. 鉴别诊断。

（1）消化性溃疡与急性胃炎：两者均可引起呕血，但消化性溃疡常伴有上腹痛，且多为慢性反复发作，而急性胃炎的出血常伴随恶心、呕吐、无明显溃疡表现。

（2）食管胃底静脉曲张破裂与Mallory-Weiss综合征：两者均表现为大量呕血，但食管静脉曲张破裂的出血多为鲜红色，出血量较大，病史上常有肝硬化背景。Mallory-Weiss综合征患者多在剧烈呕吐后呕血，血量较少。

（3）胃癌与胃溃疡：胃癌出血时常伴体重下降、食欲减退、乏力等消耗性症状，而胃溃疡出血多在餐后出现上腹痛，无明显消耗性表现。

（4）咯血与呕血：咯血为呼吸系统病变出血，血中常伴有泡沫，且呕吐前常有咳嗽；呕血则为消化道病变，常伴有黑便和腹痛，呕吐物中无泡沫。

五、伴随症状

呕血的伴随症状对于判断出血来源和病因有重要意义。

1. 黑便。

（1）消化性溃疡：呕血伴有黑便是消化性溃疡常见的表现之一，提示上消化道慢性出血或小量出血。

（2）肝硬化食管静脉曲张破裂：呕血伴有黑便，多提示上消化道大量出血，肝硬化患者需警惕静脉曲张破裂。

2. 上腹痛。

（1）胃溃疡：上腹痛与进食有关，餐后加重，常伴有暗红色呕吐物。

（2）十二指肠溃疡：上腹痛多在空腹时或夜间加重，餐后缓解，常见呕血及黑便。

3. 贫血表现。

（1）慢性出血性疾病：如胃癌、慢性胃溃疡，反复少量出血可导致贫血，表现为乏力、头晕、苍白等。

（2）急性大量出血：短时间内大量呕血，患者可能出现血容量急剧下降，表现为低血压、心动过速、苍白和冷汗等。

4. 休克症状。

（1）食管胃底静脉曲张破裂：大量出血时可出现失血性休克，表现为头晕、意识模糊、血压急剧下降，需紧急处理。

（2）动脉性大出血：如胃动脉破裂，导致短时间内大量出血，患者迅速进入休克状态，危及生命。

（刘炼玲）

第十六节　多尿

一、概述

多尿(polyuria)是指尿量显著增多,通常为每日尿量超过2500 mL,常伴随排尿频繁。多尿的病因复杂，可由多种全身性疾病引起，包括代谢性、内分泌性、肾脏病变及药物等因素。多尿不同于尿频、夜尿增多等症状，多尿主要是指24小时尿量的增多，而尿频和夜尿则可能由于膀胱刺激或容量减小引起。明确多尿的病因对于指导治疗和预防并发症至关重要。

二、病因与发病机制

多尿的病因可分为生理性和病理性，病理性因素又分为肾性和非肾性两大类。

1. 生理性多尿。

（1）大量饮水：饮水增加可导致尿量增多，是单纯性多尿的主要原因。

（2）饮食因素：食用富含水分的食物或高盐饮食，可刺激口渴中枢，间接增加尿量。

（3）药物：如利尿剂的使用可导致尿量显著增加。

2. 病理性多尿。

（1）非肾性多尿：主要是由内分泌、代谢紊乱或中枢性疾病引起。

①糖尿病：高血糖导致渗透性利尿，是多尿的常见原因。

②尿崩症：分为中枢性和肾性尿崩症，中枢性尿崩症因抗利尿激素（antidiuretic hormone，ADH）分泌不足导致水分重吸收减少，肾性尿崩症则是肾小管对 ADH 不敏感。

③高钙血症：高钙抑制肾小管的水重吸收，导致多尿。

（2）肾性多尿：肾脏病变导致水分重吸收障碍。

①慢性肾小管病变：如肾小管酸中毒、Fanconi 综合征等，肾小管功能障碍导致水分重吸收减少，出现多尿。

②慢性肾功能不全：代偿性多尿期，肾小管浓缩功能受损，水重吸收减少，导致多尿。

三、临床表现

多尿的临床表现因病因不同而有所差异，尿量的增加、尿液的性状及伴随症状可帮助分析不同病因。

1. 根据尿量的增加特征。

（1）昼夜均匀多尿：常见于糖尿病、尿崩症、肾小管功能障碍等疾病，患者全天尿量增加明显，夜尿也增多。

（2）代偿性多尿：慢性肾功能不全的代偿期，尿量增加，但浓缩功能下降，尿比重降低。

2. 根据尿液的性质。

（1）稀释性多尿：尿液稀薄，尿比重低（<1.010），常见于尿崩症、肾小管性疾病。

（2）渗透性多尿：尿比重增高，见于糖尿病患者，尿液中含高浓度的葡萄糖，通过渗透压作用引起多尿。

3. 多尿的伴随症状。

（1）极度口渴和大量饮水：多见于尿崩症，患者因体内水分大量丧失而产生极度口渴感。

（2）体重减轻：见于糖尿病患者，长期高血糖引起渗透性利尿，体内营养流失、体重下降。

（3）脱水症状：多尿导致体内水分丧失过多，患者表现为皮肤弹性下降、口干、低血压等。

四、诊断与鉴别诊断

诊断多尿的病因需要详细的病史采集、体格检查和多项实验室检查，以排除不同的病因，以下为多尿的主要诊断步骤及鉴别诊断内容。

1. 病史采集。

（1）起病方式：明确多尿是突然发生还是逐渐加重。逐渐加重的多尿多见于慢性肾小管功能障碍或慢性肾功能不全，而糖尿病和尿崩症患者多尿可能突然加重。

（2）饮水情况：询问是否有大量饮水、极度口渴等情况。多饮水伴多尿见于糖尿病、尿崩症，患者常有明显的口渴感。

（3）伴随症状：包括口渴、体重变化、疲乏、脱水等。极度口渴提示尿崩症，高血糖伴体重下降提示糖尿病。

2. 体格检查。

（1）脱水状况：评估皮肤弹性、口腔黏膜干燥程度、血压变化等，严重多尿可能导致脱水，表现为血压降低、脉搏加快。

（2）全身检查：如糖尿病患者可有视网膜病变，尿崩症患者有口唇干燥，慢性肾病患者可有贫血、乏力等全身症状。

3. 辅助检查。

（1）尿比重和尿渗透压：尿崩症患者的尿比重低（<1.005），尿渗透压也低；糖尿病患者尿比重和尿渗透压增高。

（2）血糖检测：空腹血糖增高提示糖尿病，高血糖可引起渗透性多尿。

（3）血清钠、血清渗透压：尿崩症患者血清渗透压高，血钠升高；糖尿病患者高血糖伴高渗透压。

（4）水剥夺试验：用于诊断尿崩症，在限制水分摄入后测量尿渗透压，尿崩症患者尿渗透压仍然较低。

（5）肾功能检查：如血尿素氮（blood urea nitrogen，BUN）、肌酐（creatinine，Cr）等，肾功能不全患者的 Cr 和 BUN 升高。

4. 鉴别诊断。

（1）糖尿病与尿崩症：糖尿病患者伴高血糖、尿比重增高，尿渗透压高；尿崩症患者尿比重低、尿渗透压低，血糖正常。

（2）中枢性尿崩症与肾性尿崩症：两者均表现为多尿，水剥夺试验中枢性尿崩症对 ADH 治疗有效，肾性尿崩症无效。

（3）慢性肾小管功能障碍与慢性肾功能不全：慢性肾小管功能障碍表现为稀释性多尿，尿渗透压低，但肾小球功能正常；慢性肾功能不全多尿多见于代偿期，伴有肾小球滤过率下降。

五、伴随症状

多尿的伴随症状提供了重要的诊断线索，可辅助判断不同的病因。

1. 口渴。

（1）尿崩症：患者表现为极度口渴，大量饮水，多见于中枢性尿崩症和肾性尿崩症。

（2）糖尿病：高血糖引起渗透性利尿，患者因体内水分丧失增加，常伴有口渴。

2. 体重变化。

（1）糖尿病：患者多尿伴体重下降，特别是 1 型糖尿病，因渗透性利尿和糖分流失导致体重快速下降。

（2）慢性肾功能不全：病程较长的慢性肾病患者体重可能逐渐减轻，常伴随乏力、贫血等表现。

3. 脱水症状。

（1）尿崩症：多尿导致水分大量丧失，患者表现为皮肤干燥、口腔黏膜干燥、低血压等。

（2）慢性肾小管功能障碍：多尿伴脱水，患者易出现电解质紊乱，特别是低钾血症。

4. 血压异常。

（1）高钙血症：患者多尿伴血压升高或波动，肾小管功能受损导致尿量增加。

（2）慢性肾病：代偿期多尿常伴高血压，随着病情进展可能出现低血压和水电解质失衡。

5. 视力异常。

糖尿病：长期高血糖导致视网膜病变，患者多尿伴视力下降，需警惕糖尿病性视网膜病变。

（崔娟）

第十七节　尿频、尿急、尿痛

一、概述

尿频（frequent micturition）、尿急（urgent urination）和尿痛（dysuria）是常见的泌尿系统症状，通常称为膀胱刺激症状或下尿路症状。尿频是指排尿次数增多，每日白天排尿次数超过 6~8 次；尿急是指一有尿意便急需排尿，难以忍耐；尿痛是指排尿时出现的疼痛、烧灼感或不适。这三种症状常伴发出现，多见于泌尿系统感染（如急性膀胱炎、尿道炎），也可见于非感染性疾病（如膀胱过度活动症、前列腺增生）。明确尿频、尿急、尿痛的病因，对进行有效治疗和防止并发症至关重要。

二、病因与发病机制

尿频、尿急和尿痛的病因多种多样，可分为感染性和非感染性两类，且通常涉及尿道、膀胱、前列腺等泌尿系统部位的病变。

1. 感染性病因。

（1）急性膀胱炎：是尿频、尿急、尿痛的最常见原因，常因细菌（多为大肠杆菌）感染引起。细菌入侵膀胱黏膜引起局部炎症，刺激膀胱三角区神经末梢，导致尿频、尿急和尿痛。

（2）尿道炎：由病原体（如淋球菌、沙眼衣原体）感染引起，尿道黏膜受损，尿液通过时刺激尿道，导致尿痛和排尿不适。

（3）急性肾盂肾炎：由细菌上行感染导致的肾盂及肾实质感染，可出现尿频、尿急、尿痛，伴有全身感染症状（如发热、寒战）。

2. 非感染性病因。

（1）膀胱过度活动症（overactive bladder，OAB）：膀胱逼尿肌过度活跃引起尿频、尿急，部分患者伴有急迫性尿失禁，常为非感染性。

（2）前列腺增生：老年男性常见疾病，增生的前列腺组织压迫尿道，导致尿频、尿急，尿道阻力增加时可引起排尿不适。

（3）尿路结石：膀胱或尿道的结石可刺激尿路黏膜，引起尿频、尿急和尿痛，尤其在结石活动时加重。

（4）肿瘤：膀胱或尿道的肿瘤在生长过程中可破坏黏膜，引起尿路刺激症状。

三、临床表现

尿频、尿急和尿痛的临床表现因病因不同而有所差异。三种症状常伴发出现，且表现的强度、时间及伴随症状可帮助分析不同的病因。

1. 尿频。

（1）感染性尿频：排尿次数显著增加，每次尿量不多，夜间尿频也明显，见于急性膀胱炎、急性肾盂肾炎等。感染性尿频常伴尿急和尿痛。

（2）非感染性尿频：排尿次数增加，但无其他不适症状，见于膀胱过度活动症或前列腺增生。膀胱过度活动症的尿频可间歇出现，且多伴随夜间尿频。

2. 尿急。

（1）急迫性尿急：尿急感非常强烈，一旦有尿意便难以忍耐，常伴有尿失禁倾向，见于膀胱过度活动症、急性膀胱炎等。

（2）轻度尿急：仅感尿意强烈，但能忍耐，常见于慢性前列腺增生，排尿延迟感明显。

3. 尿痛。

（1）排尿初期痛：见于尿道炎，尿痛在排尿开始时明显，随着尿液排出逐渐减轻。

（2）排尿末期痛：见于急性膀胱炎和前列腺炎，尿液排至膀胱底部刺激膀胱三角区，导致排尿末期疼痛。

（3）持续性尿痛：患者在排尿间歇也感到尿道不适或灼痛，多见于尿道炎和尿路结石。

4. 伴随症状。

（1）发热、寒战：见于急性肾盂肾炎，提示感染可能已扩散至全身。

（2）下腹痛：急性膀胱炎可伴有轻度下腹痛，前列腺炎患者表现为会阴或肛门部位不适。

（3）尿液性状异常：感染性尿频、尿急、尿痛患者常伴有脓尿、血尿，尿液浑浊，有恶臭。

四、诊断与鉴别诊断

尿频、尿急、尿痛的诊断与鉴别诊断需要结合病史、体格检查和多种实验室检查，以明确不同的病因。以下是主要的诊断步骤及鉴别诊断内容。

1. 病史采集。

（1）症状的出现方式：了解症状是急性发作还是慢性反复。急性发作常提示感染性疾病，如急性膀胱炎、尿道炎，而慢性反复发作多见于膀胱过度活动症、前列腺增生。

（2）排尿特点：询问排尿次数、尿量、尿意强度等。感染性尿频多伴尿急、尿痛，且夜尿次数多；非感染性尿频则尿量较多，症状轻微。

（3）伴随症状：包括发热、腹痛、脓尿、血尿等。发热伴尿频、尿急、尿痛提示急性肾盂肾炎，血尿则需考虑尿路结石或肿瘤。

2. 体格检查。

（1）腹部及肾区检查：检查有无腹部压痛、膀胱充盈、肾区叩击痛等。肾区叩击痛提示肾盂肾炎，膀胱充盈感明显则提示排尿障碍。

（2）外阴及尿道检查：检查尿道口有无红肿、分泌物，女性患者注意外阴有无感染迹象。

（3）前列腺检查：男性患者需行直肠指检，评估前列腺大小、质地，有无压痛，前列腺增生患者前列腺增大，前列腺炎患者前列腺压痛明显。

3. 辅助检查。

（1）尿常规检查：可帮助识别感染性病因。白细胞、红细胞、细菌增多提示泌尿系统感染，尿糖阳性提示糖尿病。

（2）尿培养：用于明确致病菌及其药物敏感性，适用于疑似尿路感染患者。

（3）影像学检查：包括腹部超声、CT 等，评估泌尿系统结构异常。肾脏、膀胱超声可帮助诊断肾盂肾炎、膀胱结石等。

（4）膀胱测压检查：适用于膀胱过度活动症患者，可评估逼尿肌功能。

4. 鉴别诊断。

（1）急性膀胱炎与膀胱过度活动症：急性膀胱炎患者尿急、尿频显著，常伴尿痛、脓尿；膀胱过度活动症无感染证据，尿频夜间更明显，且可伴急迫性尿失禁。

（2）尿道炎与前列腺炎：尿道炎患者主要表现为尿痛、尿道烧灼感，常伴分泌物；前列腺炎患者尿急、尿频明显，伴排尿不适和会阴痛。

（3）急性肾盂肾炎与肾结石：急性肾盂肾炎表现为发热、腰痛和尿频、尿急；肾结石患者剧烈腰痛，伴血尿和尿痛，多无明显感染症状。

五、伴随症状

尿频、尿急、尿痛的伴随症状提供了进一步的诊断线索，可辅助判断不同的病因。

1. 发热。

（1）急性肾盂肾炎：患者表现为高热、寒战，伴腰痛、尿频、尿急，提示感染已扩散至肾脏。

（2）尿道炎：部分尿道炎患者可有低热，多见于感染扩散时。

2. 腰痛或下腹痛。

（1）急性膀胱炎：下腹部钝痛或不适，伴尿频、尿急和尿痛，女性多见。

（2）肾结石：腰部剧烈绞痛，疼痛向下腹、外阴放射，伴尿痛、血尿。

3. 会阴或肛门不适。

（1）前列腺炎：男性患者表现为会阴部和肛门不适，伴尿频、尿急，排尿末期不适感明显。

（2）尿道炎：尿道口有烧灼感，伴尿道刺痛，患者常感尿道不适。

4. 尿液异常。

（1）脓尿：尿液浑浊、有脓样物，见于急性膀胱炎、尿道炎。

（2）血尿：见于尿路结石、膀胱肿瘤或急性肾盂肾炎，血尿伴尿痛需警惕结石或肿瘤。

5. 尿失禁。

（1）膀胱过度活动症：伴急迫性尿失禁，患者有强烈的尿意后无法控制排尿。

（2）前列腺增生：晚期患者可能出现溢出性尿失禁，表现为少量尿液频繁滴出，伴尿频、尿急。

（崔娟）

第十八节　血尿

一、概述

血尿（hematuria）是指尿液中出现红细胞，肉眼血尿表现为尿液呈红色、茶色或酱油色，显微镜下血尿则表现为红细胞数量增加。血尿是泌尿系统疾病的重要临床表现之一，涉及的病因较广，涵盖泌尿系统感染、结石、肿瘤及免疫性疾病等。血尿的严重性不一，从轻度出血到大量血尿，若未及时诊治，可能导致急性肾损伤、贫血、尿路梗阻等并发症。

二、病因与发病机制

血尿的病因多样，通常分为肾小球性血尿和非肾小球性血尿，即泌尿系统其他部位病变引起的血尿。

1. 肾小球性血尿。

（1）原发性肾小球肾炎：如急性肾小球肾炎、IgA 肾病等，肾小球基底膜通透性增加，红细胞漏出至尿液中。

（2）继发性肾小球疾病：如系统性红斑狼疮、糖尿病肾病，高血压和免疫性炎症引起的肾小球损伤可导致血尿。

（3）遗传性肾小球病：如 Alport 综合征，基底膜的结构异常导致血尿。

2. 非肾小球性血尿。

（1）泌尿系统感染：包括急性肾盂肾炎、膀胱炎、尿道炎等，感染引起尿路黏膜损伤，导致血尿。

（2）泌尿系统结石：肾结石、输尿管结石等通过机械摩擦损伤黏膜，导致局部出血，引起血尿。

（3）泌尿系统肿瘤：肾癌、膀胱癌、前列腺癌等肿瘤侵犯泌尿系统黏膜，引发血尿。

（4）外伤：如肾外伤、膀胱外伤导致尿路损伤出血。

（5）药物或抗凝剂：如抗凝药物（华法林等）导致凝血功能障碍引起血尿。

三、临床表现

血尿的临床表现取决于血尿的量、出血部位、病因及伴随症状等。血尿的颜色、伴随症状可为病因提供诊断线索。

1. 根据血尿的颜色和性状。

（1）肉眼血尿：尿液呈红色、粉红色或酱油色，提示出血量较多。多见于泌尿系统感染、结石、肿瘤等疾病。

（2）显微镜下血尿：尿液外观正常，但显微镜检查可见红细胞增多，常见于慢性肾小球肾炎、IgA 肾病等。

2. 根据血尿的出血部位。

（1）初始血尿：尿液开始时出现血尿，多提示尿道前部病变，如尿道炎、尿道损伤。

（2）终末血尿：排尿结束时出现血尿，见于膀胱颈部病变，如膀胱炎、膀胱结石。

（3）全程血尿：整个排尿过程均有血尿，提示肾脏或输尿管病变，如肾小球疾病、肾结石。

3. 伴随症状。

（1）排尿时疼痛：血尿伴尿痛多见于泌尿系统感染和结石，膀胱或尿道结石患者常表现为剧烈的排尿疼痛。

（2）腰痛：腰部钝痛或绞痛伴血尿多提示肾结石、输尿管结石或急性肾盂肾炎。

（3）发热：血尿伴发热多见于急性肾盂肾炎、膀胱炎等感染性疾病。

四、诊断与鉴别诊断

血尿的诊断与鉴别诊断需要通过详细的病史采集、体格检查和多种辅助检查，以排除不同的病因。以下为主要诊断步骤及鉴别诊断内容。

1. 病史采集。

（1）症状的起病方式：明确血尿是否突然发生。急性血尿提示急性肾盂肾炎、结石；而慢性血尿见于慢性肾小球肾炎、肾肿瘤等。

（2）血尿的颜色和性状：肉眼血尿提示出血量较大，多见于结石、感染；显微镜下血尿多为慢性肾病或肾小球疾病。

（3）伴随症状：询问是否有腰痛、尿痛、发热等。腰痛伴血尿提示肾结石或肾盂肾炎，血尿伴排尿疼痛提示泌尿系统感染。

2. 体格检查。

（1）腹部和腰部检查：检查是否有肾区叩击痛、腹部压痛。肾区叩击痛提示急性肾盂肾炎或肾结石。

（2）外生殖器和会阴检查：检查尿道口是否红肿、分泌物、有外伤痕迹。

（3）全身状况：观察是否有贫血表现、皮肤黏膜出血点等，贫血提示慢性失血性血尿或肾小球病，出血点提示血液系统异常。

3. 辅助检查。

（1）尿常规检查：明确尿液中是否有红细胞、白细胞、蛋白质等。红细胞畸形提示肾小球性血尿，白细胞增多提示感染。

（2）尿红细胞形态学检查：肾小球性血尿的红细胞多变形，非肾小球性血尿的红细胞形态正常。

（3）肾功能检查：如血尿素氮、肌酐等，评估肾功能状态。

（4）影像学检查：腹部超声、CT、MRI 等帮助发现肾、输尿管、膀胱的病变。结石、肿瘤等在超声或 CT 上常有特征性改变。

（5）膀胱镜检查：必要时行膀胱镜检查，直接观察膀胱、尿道病变，适用于排除膀胱肿瘤或其他病变。

4. 鉴别诊断。

（1）肾小球性血尿与非肾小球性血尿：肾小球性血尿常伴有蛋白尿、红细胞变形；非肾小球性血尿则无蛋白尿，红细胞形态正常。

（2）泌尿系统感染与肾小球肾炎：泌尿系统感染患者常有尿频、尿急、尿痛及发热，而肾小球肾炎患者多无明显尿路刺激症状，常伴有水肿、高血压。

（3）结石与肿瘤：结石患者常有剧烈腰痛、排尿困难、血尿；肿瘤患者多为无痛性间歇性血尿，特别是无痛性血尿应高度怀疑泌尿系统肿瘤。

五、伴随症状

血尿的伴随症状为判断出血原因和部位提供了重要线索。

1. 腰痛。

（1）肾结石：腰部绞痛，疼痛向下腹或外阴放射，伴血尿。多因结石活动导致黏膜破损。

（2）急性肾盂肾炎：腰部钝痛伴发热、尿频、尿急，提示上尿路感染。

2. 排尿时疼痛。

（1）膀胱炎：血尿伴排尿疼痛，尿急、尿频症状明显，多为感染性病因。

（2）尿路结石：排尿时剧烈疼痛伴血尿，排尿过程中疼痛加重，尿路结石活动刺激尿道黏膜。

3. 发热。

（1）急性肾盂肾炎：高热、寒战伴血尿、腰痛、尿频、尿急，提示感染扩散至肾脏。

（2）尿道炎：部分患者可有低热，见于病原体感染时。

4. 贫血和疲乏。

（1）慢性肾小球疾病：如 IgA 肾病、慢性肾小球肾炎，长期血尿伴慢性失血可导致贫血，表现为乏力、面色苍白。

（2）泌尿系统肿瘤：如膀胱癌、肾癌，患者可有不明原因的贫血、体重减轻、疲乏。

5. 体重下降。

泌尿系统肿瘤：血尿伴体重减轻、乏力等消耗性表现需警惕泌尿系统肿瘤，如肾癌、膀胱癌等。

（崔娟）

第十九节　排尿困难

一、概述

排尿（dysuresia）困难是指排尿过程出现障碍，患者表现为尿液难以排出或排尿不畅。排尿困难的症状包括排尿时间延长、排尿费力、尿流缓慢、尿液分段排出，甚至完全尿潴留。排尿困难的病因复杂，可能涉及泌尿系统梗阻、神经性病变、药物副作用等。该症状多见于男性，尤其是老年男性，常与前列腺增生有关。

二、病因与发病机制

排尿困难的病因可分为梗阻性和非梗阻性原因，常见于膀胱出口阻塞、神经调控异常等。梗阻性原因包括尿道狭窄和膀胱出口阻塞，非梗阻性原因则涉及逼尿肌或括约肌的功能失调。

1. 梗阻性病因。

（1）前列腺增生：老年男性常见病，增生的前列腺组织压迫尿道，导致尿流受阻，是排尿困难最常见的原因。

（2）尿道狭窄：感染、外伤或手术后瘢痕形成，尿道管腔变窄，导致尿液通过受限，出现排尿困难。

（3）膀胱颈部梗阻：膀胱出口处狭窄，影响尿液排出，常见于膀胱颈部硬化症。

（4）尿路结石：尿道或膀胱内结石引起的机械性梗阻，阻塞尿液排出，导致排尿困难。

2. 非梗阻性病因。

（1）神经源性膀胱：包括中枢神经或周围神经病变，如脊髓损伤、帕金森病、糖尿病等，导致膀胱或尿道括约肌功能失调。

（2）膀胱过度活动症：逼尿肌不自主收缩，引起膀胱过度收缩或失控，排尿困难。

（3）药物副作用：一些药物（如抗胆碱药、抗抑郁药、抗精神病药）抑制逼尿肌收缩或增加括约肌张力，导致排尿困难。

三、临床表现

排尿困难的临床表现因病因不同而各异，通常根据排尿过程中的症状、尿流速度、排尿量及伴随症状来分析。

1. 排尿过程中的症状。

（1）排尿延迟：需要用力或等待较长时间才能开始排尿，见于前列腺增生、尿道狭窄。

（2）尿流缓慢：尿流细小、无力，排尿时间延长，见于前列腺增生、尿道狭窄、膀胱颈部梗阻。

（3）尿液分段排出：尿液中断，断断续续排出，常提示膀胱出口梗阻或尿道狭窄。

2. 根据排尿量和排尿频次。

（1）尿潴留：严重的排尿困难会导致尿潴留，患者无法完全排空膀胱。急性尿潴留可出现膀胱充盈感、下腹胀痛；慢性尿潴留则表现为反复少量排尿、夜尿增多。

（2）尿频与夜尿：膀胱内残余尿液过多可刺激膀胱，引起尿频和夜尿增多，常见于前列腺增生患者。

3. 伴随症状。

（1）排尿疼痛：排尿困难伴尿痛提示泌尿系统感染、尿路结石，患者常在排尿时感到刺痛或烧灼感。

（2）下腹部不适：膀胱充盈时有明显下腹胀痛感，见于急性尿潴留。

（3）腰痛：腰部疼痛伴排尿困难多提示上尿路结石或肾盂肾炎，因尿路梗阻导致肾盂积水、扩张。

四、诊断与鉴别诊断

排尿困难的诊断与鉴别诊断需要通过病史采集、体格检查和多种辅助检查，以排除不同的病因。以下为排尿困难的主要诊断步骤及鉴别诊断内容。

1. 病史采集。

（1）症状的起病方式：明确排尿困难是突然发生还是逐渐加重。前列腺增生、尿道狭窄等慢性病多表现为逐渐加重，而急性尿潴留多由尿道梗阻急性加重或神经性病变引起。

（2）排尿特征：询问排尿过程、尿流速度、尿量等。排尿延迟、尿流缓慢提示梗阻性病因；排尿无力伴反复尿频、尿急提示膀胱功能异常。

（3）伴随症状：包括下腹胀痛、腰痛、排尿疼痛等。下腹胀痛伴排尿困难提示尿潴留，腰痛伴排尿困难提示尿路结石。

2. 体格检查。

（1）腹部检查：检查下腹部有无膀胱充盈、压痛，急性尿潴留患者可见下腹明显膀胱隆起。

（2）肛门指检：男性患者行直肠指检，检查前列腺大小、质地，前列腺增生患者前列腺增大，质地较硬。

（3）神经系统检查：评估是否存在脊髓损伤、神经病变的迹象，以排除神经源性膀胱。

3. 辅助检查。

（1）尿流动力学检查：用于评估膀胱逼尿肌和尿道功能，通过测量最大尿流率、残余尿量等来判断是否有膀胱功能异常。

（2）腹部超声：检查膀胱、前列腺、肾脏，评估膀胱残余尿量，判断是否存在尿路梗阻，适用于前列腺增生和膀胱结石的诊断。

（3）尿常规检查：明确有无感染性病因，白细胞、红细胞增多提示泌尿系统感染或结石。

（4）影像学检查：腹部 CT、MRI 等，尤其适用于尿路结石、肿瘤、外伤等病变的诊断。

4. 鉴别诊断。

（1）前列腺增生与尿道狭窄：前列腺增生多见于中老年男性，尿道狭窄可有感染或外伤病史，前列腺增生的排尿困难逐渐加重，尿道狭窄则有间歇性排尿困难。

（2）急性膀胱炎与膀胱颈部梗阻：膀胱炎患者伴有尿痛、尿频，而膀胱颈部梗阻无尿痛，仅表现为排尿无力和断续尿流。

（3）神经源性膀胱与膀胱过度活动症：神经源性膀胱多见于脊髓损伤或神经病变患者，而膀胱过度活动症多表现为尿频、尿急，无其他神经系统病史。

五、伴随症状

排尿困难的伴随症状为判断病因提供了重要的线索，可辅助进一步明确病因。

1. 下腹胀痛。

（1）急性尿潴留：患者表现为下腹剧烈胀痛，排尿困难明显，常由前列腺增生或急性膀胱出口阻塞引起。

（2）膀胱结石：下腹胀痛伴排尿困难，疼痛在排尿中或排尿后加重。

2. 腰痛。

（1）肾结石或输尿管结石：腰部绞痛伴排尿困难，疼痛放射至下腹或外阴，多因结石活动导致尿道黏膜受损。

（2）肾盂肾炎：腰痛伴发热、尿频、尿急，提示上尿路感染。

3. 尿痛。

（1）膀胱炎：尿痛伴排尿困难和尿频，患者在排尿时有烧灼感，提示膀胱或尿道感染。

（2）尿路结石：排尿时剧烈尿痛，尿流受阻，尿路结石在排尿时可能滑动，导致疼痛加剧。

4. 全身症状。

（1）发热：见于急性肾盂肾炎或泌尿系统感染的患者，伴随排尿困难。

（2）乏力、贫血：见于晚期前列腺增生或泌尿系统肿瘤患者，长期排尿困难导致慢性劳损、乏力，严重时出现贫血表现。

（崔娟）

第二十节　贫血

一、概述

贫血（anemia）是指外周血红细胞计数、血红蛋白浓度或红细胞比容低于正常标准。贫血的发生可导致组织缺氧，引发多种症状和体征。贫血分为多种类型，常见的有缺铁性贫血、巨幼红细胞贫血、溶血性贫血等。根据发病速度和严重程度，贫血的症状从轻微到严重不等。

二、病因与发病机制

贫血的病因可分为生成障碍性贫血、失血性贫血和溶血性贫血三大类，其发病机制各不相同。

1. 生成障碍性贫血。

（1）缺铁性贫血：是最常见的贫血类型之一，因体内铁缺乏，红细胞生成受阻。常由慢性失血（如月经过多）、营养不良、吸收不良或需求增加引起。

（2）巨幼红细胞贫血：由叶酸或维生素 B_{12} 缺乏引起，导致 DNA 合成障碍，红细胞增大，血红蛋白不足。常见于营养不良、胃肠道手术后吸收障碍。

（3）再生障碍性贫血：骨髓造血干细胞功能受损，导致血细胞生成减少，见于药物毒性、辐射暴露或某些自身免疫性疾病。

2. 失血性贫血。

（1）急性失血性贫血：常见于外伤、消化道出血等原因引起的大量失血，导致血容量和红细胞急剧下降。

（2）慢性失血性贫血：由长期小量失血导致，常见于消化性溃疡、痔疮、月经过多等。

3. 溶血性贫血。

（1）先天性溶血性贫血：如地中海贫血、镰状细胞贫血等，由遗传性红细胞膜、酶或血红蛋白异常导致红细胞破坏增加。

（2）获得性溶血性贫血：如自身免疫性溶血性贫血，因免疫系统异常攻击自身红细胞，或药物、感染引发的免疫反应导致红细胞破坏。

三、临床表现

贫血的临床表现与贫血的类型、严重程度和发生速度相关。一般来说，贫血会引起组织缺氧，导致多器官系统表现出不同的症状。

1. 一般症状。

（1）乏力、倦怠：体力下降、疲劳感增加是贫血最常见的表现，尤其在轻微活动后加重。

（2）面色苍白：皮肤、黏膜苍白，尤其是结膜、口唇部位。

（3）心悸、气短：因组织缺氧，心率加快，出现心悸、气短，尤其在体力活动后加重。

（4）头晕、头痛：大脑缺氧引起头晕、头痛，严重贫血者可有意识模糊、晕厥。

2. 特殊表现。

（1）缺铁性贫血：表现为口角炎、舌炎，舌头光滑而红，部分患者出现异食癖（如喜食泥土、粉笔）。

（2）巨幼红细胞贫血：伴有舌痛、腹泻和周围神经病变，表现为感觉迟钝、肢体麻木。

（3）溶血性贫血：可出现黄疸，因红细胞破坏增加，血清胆红素升高，部分患者有脾肿大。

3. 严重贫血的表现。

（1）高输出性心力衰竭：长期贫血导致心脏代偿性功能增强，心脏负荷过重，导致心力衰竭，表现为夜间呼吸困难、下肢水肿。

（2）低血容量性休克：急性大量失血者出现休克症状，如血压下降、意识模糊、出冷汗，需紧急处理。

四、诊断与鉴别诊断

贫血的诊断需通过病史、体格检查和实验室检查，结合红细胞形态、血红蛋白和网织红细胞计数等检查结果，明确贫血类型，以下为诊断步骤和主要的鉴别诊断。

1. 病史采集。

（1）贫血的起病速度：急性发病提示急性失血或急性溶血，逐渐出现的贫血常见于慢性失血或慢性营养不良。

（2）生活和饮食习惯：了解患者的饮食是否缺乏铁、叶酸或维生素 B_{12}，慢性消耗性疾病或长期素食者易患缺铁性贫血。

（3）家族史：有遗传性溶血性贫血（如地中海贫血、镰状细胞贫血）家族史者需进一步排查遗传性病因。

2. 体格检查。

（1）皮肤和黏膜：观察皮肤、结膜苍白程度，严重贫血者表现为显著苍白；溶血性贫血者可见黄疸。

（2）淋巴结、肝脾检查：慢性贫血者常见脾肿大，尤其是溶血性贫血，肝脾大可能提示恶性血液病。

（3）心肺检查：听诊是否有心动过速或杂音，贫血严重者可能伴有心力衰竭的体征。

3. 实验室检查。

（1）血常规：红细胞计数、血红蛋白浓度、红细胞比容是判断贫血的基础指标。缺铁性贫血表现为小细胞低色素性贫血，巨幼红细胞贫血为大细胞性。

（2）血清铁蛋白、铁和总铁结合力：用于评估缺铁性贫血，铁蛋白降低提示体内铁储备不足。

（3）维生素 B_{12} 和叶酸水平：巨幼红细胞贫血患者，维生素 B_{12} 或叶酸水平低下。

（4）网织红细胞计数：用于判断骨髓红细胞生成情况。网织红细胞增多提示溶血性贫血或急性失血后骨髓代偿性生成增多。

（5）骨髓穿刺：用于排查再生障碍性贫血、恶性血液病等，骨髓象可以帮助判断造血功能是否正常。

4. 鉴别诊断。

（1）缺铁性贫血与慢性病性贫血：缺铁性贫血表现为小细胞低色素性，铁蛋白水平低；而慢性病性贫血虽也表现为低色素性，但铁蛋白正常或增高。

（2）巨幼红细胞贫血与骨髓增生异常综合征（myelodysplastic syndrome，MDS）：两者均为大细胞性贫血，巨幼红细胞贫血常因维生素 B_{12} 或叶酸缺乏引起，而 MDS 是一类骨髓造血功能异常的疾病，需行骨髓检查鉴别。

（3）溶血性贫血与出血性贫血：溶血性贫血伴有黄疸和脾肿大，网织红细胞明显增多；而出血性贫血则无明显黄疸，急性失血时血浆网织红细胞相对减少。

五、伴随症状

贫血的伴随症状为判断病因和贫血类型提供重要线索，辅助明确病因。

1. 黄疸。

溶血性贫血：红细胞破坏增加，胆红素代谢负荷增加，血清胆红素升高，出现黄疸，常见于遗传性或自身免疫性溶血性贫血。

2. 舌炎、口角炎。

（1）缺铁性贫血：患者可出现口角炎、舌炎，舌头光滑无苔，口唇皲裂。

（2）巨幼红细胞贫血：患者可能出现舌痛、舌乳头萎缩，伴有消化道不适，如食欲减退和腹泻。

3. 神经系统症状。

巨幼红细胞贫血：维生素 B_{12} 缺乏导致神经损害，患者表现为感觉异常、肢体麻木、步态不稳，尤其在长期未治疗时显著。

4. 发热。

（1）溶血性贫血：急性溶血发作时可伴发热、寒战，见于免疫性溶血性贫血或阵发性睡眠性血红蛋白尿症。

（2）再生障碍性贫血：常伴随发热、感染等，因白细胞减少导致机体免疫力降低。

5. 肝脾肿大。

（1）溶血性贫血：慢性溶血性贫血患者可有脾肿大，伴有腹胀、左上腹不适。

（2）血液系统疾病：如地中海贫血、恶性血液病，患者可能伴有肝脾肿大，需进一步检查。

（崔娟）

第二十一节　皮肤黏膜出血

一、概述

皮肤黏膜出血（mucocutaneous hemorrhage）是指皮肤黏膜出现瘀点、瘀斑、紫癜、血肿或出血点，提示血液循环系统、凝血系统或血小板功能可能存在异常。皮肤黏膜出血的病因多样，包括血小板减少、凝血因子缺乏、血管壁脆性增加等。

二、病因与发病机制

皮肤黏膜出血的病因可归纳为血小板异常、凝血因子异常和血管异常三大类。

1. 血小板异常。

（1）血小板减少：血小板生成减少、破坏增加或分布异常均可导致血小板数量减少，常见于特发性血小板减少性紫癜（idiopathic thrombocytopenic purpura，ITP）、再生障碍性贫血、脾亢等。

（2）血小板功能障碍：即血小板数量正常但功能异常，见于尿毒症、肝病、先天性血小板功能缺陷等，导致出血倾向增加。

2. 凝血因子异常。

（1）凝血因子缺乏：如血友病 A、血友病 B，由于凝血因子Ⅷ或Ⅸ缺乏，凝血功能障碍导致出血倾向。

（2）获得性凝血障碍：肝病患者因凝血因子合成不足导致凝血异常，或因抗凝药物（如华法林）影响凝血因子功能。

3. 血管异常。

（1）血管壁脆性增加：血管本身的结构异常或脆性增加导致出血，如遗传性出血性毛细血管扩张症、坏血病（维生素 C 缺乏）。

（2）免疫性血管炎：如过敏性紫癜、系统性红斑狼疮等，因免疫反应导致血管炎症，血管壁受损出血。

三、临床表现

皮肤黏膜出血的临床表现因病因、出血部位和出血量不同而有所差异。可通过出血的类型、分布及伴随症状来分析潜在病因。

1. 出血类型和分布。

（1）瘀点和瘀斑：皮肤上出现红色、紫色或蓝色斑块，压之不褪色。瘀点多见于毛细血管破裂、血小板减少性疾病；瘀斑提示较大的血管损伤或凝血障碍。

（2）紫癜：表现为皮肤表面大小不一的紫色斑点，常见于血小板减少性紫癜、过敏性紫癜。

（3）血肿：皮下较大范围的血液积聚，常见于血友病、外伤等凝血因子缺乏引起的疾病。

2. 黏膜出血表现。

（1）鼻出血：见于血小板减少、血友病、遗传性出血性毛细血管扩张症等。

（2）牙龈出血：常见于血小板减少、维生素 C 缺乏、凝血功能障碍性疾病。

（3）消化道出血：表现为呕血、黑便，常见于肝硬化伴凝血因子缺乏、血小板减少等。

3. 出血持续时间和部位。

（1）小损伤后长时间出血：如小外伤后出血不止，提示凝血因子缺乏，常见于血友病。

（2）广泛性自发性出血：出血部位多而广泛，提示血小板严重减少或功能障碍，如 ITP。

四、诊断与鉴别诊断

皮肤黏膜出血的诊断与鉴别诊断需要详细的病史采集、体格检查和实验室检查，以确定出血的原因和类型。以下为主要的诊断步骤及鉴别诊断内容。

1. 病史采集。

（1）出血倾向和家族史：出血是否自发发生，有无家族出血史。家族史阳性提示遗传性疾病，如血友病、遗传性出血性毛细血管扩张症。

（2）询问出血是否由药物（如抗凝药）、感染、外伤诱发，以帮助识别获得性因素。

（3）伴随疾病：了解是否患有肝病、肾病、免疫性疾病等，可提示获得性凝血障碍或血小板功能障碍。

2. 体格检查。

（1）皮肤黏膜检查：观察出血部位和性质，出血斑的形状、大小及分布，紫癜多见于下肢皮肤；瘀点多见于血小板减少性疾病。

（2）淋巴结和肝脾肿大：观察是否有肝脾肿大、淋巴结肿大，淋巴瘤、白血病等血液系统疾病常伴有肝脾肿大和淋巴结肿大。

（3）关节和肌肉：关节内出血、肌肉血肿多见于血友病，表现为关节肿胀、疼痛和活动受限。

3. 实验室检查。

（1）血常规：血小板计数减少提示血小板减少性疾病，如 ITP；白细胞和血红蛋白的异常可提示白血病或再生障碍性贫血。

（2）凝血功能检测：PT、APTT 和纤维蛋白原测定是评估凝血功能的基本指标。APTT 延长见于血友病 A/B，PT 延长见于肝病或维生素 K 缺乏。

（3）血小板功能试验：评估血小板的聚集功能，对疑似血小板功能异常的患者尤其有用。

（4）骨髓检查：骨髓涂片用于评估造血功能和血小板生成，ITP 患者骨髓中巨核细胞增多，但血小板减少；再生障碍性贫血患者骨髓造血细胞减少。

（5）免疫学检查：自身抗体检测（如抗核抗体、抗血小板抗体）可帮助诊断免疫相关的血小板减少性紫癜或血管炎。

4. 鉴别诊断。

（1）ITP 与血友病：ITP 患者血小板减少，APTT 正常，出血多为瘀点、瘀斑；血友病患者血小板正常，APTT 延长，出血多为关节、肌肉血肿。

（2）血管性紫癜与血小板减少性紫癜：血管性紫癜如过敏性紫癜表现为下肢对称性紫癜，血小板计数正常；血小板减少性紫癜则血小板计数降低，多见于 ITP。

（3）获得性凝血障碍与先天性凝血因子缺乏：肝病患者的获得性凝血障碍 PT 和 APTT 均延长；血友病为先天性凝血因子缺乏，APTT 延长，PT 正常。

五、伴随症状

皮肤黏膜出血的伴随症状为进一步明确病因提供了线索。

1. 发热。

（1）感染性因素：发热伴皮肤出血，见于感染性疾病如流行性出血热、败血症。

（2）血液系统疾病：如白血病伴发热和皮肤出血，由白细胞增多和骨髓造血异常引起。

2. 肝脾肿大。

（1）血液系统疾病：肝脾肿大伴皮肤黏膜出血，提示白血病、淋巴瘤或骨髓纤维化等。

（2）免疫性疾病：如系统性红斑狼疮伴血管炎，可有皮肤出血和脾肿大。

3. 关节肿胀和疼痛。

（1）血友病：关节内反复出血导致关节肿胀和疼痛，是血友病的特征表现，易导致关节变形。

（2）类风湿性关节炎：伴皮肤出血时，可能为合并血小板减少或抗凝药物影响。

4. 贫血症状。

（1）再生障碍性贫血：皮肤黏膜出血伴贫血和感染风险增加，骨髓造血功能低下。

（2）溶血性贫血：溶血患者出现皮肤出血、黄疸、乏力，常伴脾肿大。

5. 腹痛和血尿。

（1）过敏性紫癜：以皮肤紫癜、腹痛、关节痛和血尿为特征，常见于儿童和青少年。

（2）系统性血管炎：如系统性红斑狼疮、结节性多动脉炎等，表现为多系统受累，皮肤出血伴有腹痛和血尿。

（崔娟）

第二十二节 抽搐

一、概述

抽搐（convulsion）是指肌肉不自主、突然、间歇性或持续性地收缩，常表现为全身或局部肌肉的强直或阵挛性运动。抽搐的原因多样，既可由中枢神经系统病变（如癫痫、脑血管病）引起，也可因电解质紊乱、代谢异常等引发。抽搐是急诊科常见的症状，严重者可能危及生命。基层医院医生需要快速判断抽搐的病因，实施初步处理，并决定是否转诊进一步治疗。

二、病因与发病机制

抽搐的病因可分为中枢神经系统病因、全身性代谢紊乱及药物和毒物影响三大类。

1. 中枢神经系统病因。

（1）癫痫：由大脑神经元异常放电引起，是抽搐最常见的原因。分为原发性癫痫和继发性癫痫，继发性癫痫常继发于颅脑外伤、脑肿瘤、脑血管病等。

（2）颅内感染：如脑膜炎、脑炎等，病原体感染脑组织或脑膜，导致神经元兴奋性增高，发生抽搐。

（3）脑血管疾病：如脑出血、脑梗死等，病变区域缺血缺氧，导致神经元放电异常，引起抽搐。

（4）颅脑外伤：急性颅脑损伤可致神经元异常放电，甚至引发癫痫样抽搐。

2. 全身性代谢紊乱。

（1）低血糖：脑组织对葡萄糖需求高，低血糖导致脑细胞代谢障碍，出现抽搐。

（2）低钙血症：如甲状旁腺功能减退或维生素 D 缺乏，钙离子缺乏导致肌肉兴奋性增加，引发抽搐。

（3）低镁血症：镁离子对神经肌肉传导有重要调控作用，低镁血症引起肌肉兴奋性升高，导致抽搐。

（4）尿毒症：慢性肾功能不全导致代谢产物积累，毒性作用影响脑功能，引发抽搐。

3. 药物和毒物影响。

（1）药物副作用：某些抗精神病药、抗抑郁药、麻醉药等可能引发抽搐。

（2）酒精戒断：长期酗酒者戒断后易出现震颤性谵妄，表现为全身抽搐。

（3）毒物中毒：如有机磷中毒、重金属中毒等，可通过直接作用于神经系统或引起电解质紊乱而导致抽搐。

三、临床表现

抽搐的临床表现因病因不同而有所差异，通常根据发作类型、发作频率、持续时间及意识状态来分析。

1. 根据发作类型来分析。

（1）全身强直 - 阵挛发作（大发作）：患者先表现为全身肌肉强直，随后出现四肢对称性抽搐，伴意识丧失，常见于癫痫大发作或脑出血。

（2）部分性发作：抽搐局限于一侧肢体或面部，不伴意识丧失，见于局灶性癫痫或局部脑病变。

（3）小发作（失神发作）：表现为短暂意识丧失，通常无明显抽搐，仅有凝视、活动中止，多见于儿童癫痫。

2. 根据发作频率和持续时间来分析。

（1）频繁发作：抽搐频率增加，间隔时间短见于癫痫持续状态，需要紧急处理。

（2）持续性发作：单次抽搐持续超过 5 分钟或发作间隔内患者未完全恢复意识，多见于重症癫痫患者或脑损伤后。

3. 根据意识状态来分析。

（1）意识丧失：全身性发作通常伴意识丧失，发作结束后患者呈现意识混乱、嗜睡。

（2）意识清楚：部分性发作或局限性肌肉抽搐患者通常意识清醒，发作结束后立即恢复正常。

四、诊断与鉴别诊断

抽搐的诊断和鉴别诊断需要通过病史、体格检查及辅助检查来识别病因。以下为抽搐的主要诊断步骤及鉴别诊断内容。

1. 病史采集。

（1）发作方式：了解发作时的表现（如强直 - 阵挛、局部抽搐），发作频率、持续时间，是否有先兆症状。

（2）病史：有无癫痫病史、脑外伤史、中枢神经系统感染史或代谢疾病史等。脑外伤后出现抽搐多提示癫痫。

（3）诱发因素：询问是否存在低血糖、低钙等代谢紊乱诱因，是否服用新药物，或有无酒精戒断。

2. 体格检查。

（1）神经系统检查：评估肌力、肌张力、反射、感觉等，必要时检查颅神经功能。局限性神经功能缺失提示局部脑病变。

（2）生命体征：测量血压、脉搏、体温，低血糖患者常伴低血压；脑炎、脑膜炎患者可能有高热。

（3）皮肤黏膜和呼吸系统检查：查看是否有中毒或酒精戒断迹象，如皮肤出汗、震颤、呼吸增快等。

3. 辅助检查。

（1）血糖、电解质和肝肾功能检查：低血糖、低钙、低镁或肾功能不全引发的代谢紊乱是引起抽搐的常见原因，需常规检测。

（2）脑电图：用于明确癫痫发作类型，癫痫患者在发作期间或发作间期脑电图可见异常波形。

（3）影像学检查：头颅 CT 或 MRI 检查用于排除脑出血、脑肿瘤或脑梗死等器质性病变。

（4）腰椎穿刺：怀疑颅内感染（如脑膜炎、脑炎）时，进行脑脊液检查，以明确感染性质和病原。

4. 鉴别诊断。

（1）癫痫与低血糖：癫痫患者脑电图异常，发作时不伴低血糖表现；低血糖引发的抽搐常伴出冷汗、意识模糊，血糖水平低。

（2）癫痫与酒精戒断：癫痫可无明显诱因，发作多次；酒精戒断抽搐有明显的戒断史，通常伴有震颤、出汗等戒断症状。

（3）癫痫与高热惊厥：高热惊厥常见于儿童发热期，脑电图无癫痫样波，通常不需抗癫痫治疗；癫痫发作无发热史，且脑电图异常。

五、伴随症状

抽搐的伴随症状为判断病因和病情严重程度提供重要线索，辅助进一步明确病因。

1. 发热。

（1）脑膜炎或脑炎：抽搐伴高热、头痛、颈强直，提示中枢神经系统感染可能。

（2）高热惊厥：多见于儿童，通常在发热期发生抽搐，体温升高，意识模糊。

2. 意识障碍。

（1）低血糖：抽搐伴意识模糊、出冷汗、皮肤苍白，血糖水平低。

（2）脑血管意外：如脑出血或脑梗死，伴意识丧失、偏瘫、失语，脑影像学检查异常。

3. 呼吸异常。

（1）有机磷中毒：表现为呼吸困难、流涎、瞳孔缩小，伴全身抽搐，提示毒物中毒。

（2）癫痫持续状态：抽搐持续不缓解，伴有呼吸急促、紫绀，需紧急处理。

4. 肌肉痉挛和关节畸形。

（1）破伤风：表现为咀嚼肌痉挛（“面具脸”）、强直性肌肉痉挛，伴有抽搐发作，通常由伤口感染引起。

（2）电解质紊乱：低钙或低镁引起的抽搐常伴有面部抽动、手足搐搦，表现为肌肉痉挛。

5. 消化道症状。

（1）肝性脑病：肝病患者因肝功能衰竭导致脑功能受损，表现为嗜睡、肢体抽搐和扑翼样震颤。

（2）尿毒症：慢性肾功能不全患者代谢产物积累，神经系统受累，引发抽搐，同时伴有恶心、呕吐。

（崔娟）

第二十三节　头痛

一、概述

头痛（headache）是一种常见症状，可能由多种病因引起，包括原发性头痛（如偏头痛、紧张性头痛）和继发性头痛（如感染性、血管性、颅内压增高等因素引起的头痛）。头痛的性质、发作频率、强度、伴随症状等对判断头痛的类型和病因具有重要价值。

二、病因与发病机制

头痛的病因可以分为原发性头痛和继发性头痛两大类，且其发病机制各不相同。

1. 原发性头痛。

（1）偏头痛：偏头痛的病因不明确，可能与三叉神经血管系统的异常、神经递质的释放和遗传因素有关，表现为单侧或双侧搏动性头痛，常伴恶心、呕吐。

（2）紧张性头痛：与精神压力、肌肉紧张、焦虑等因素有关。头部、颈部肌肉收缩，导致局部血液循环不良和疼痛。

（3）丛集性头痛：多见于中年男性，可能与生物钟调节功能紊乱、下丘脑功能异常相关，表现为短暂、剧烈的单侧眼眶或颞部疼痛，常伴有眼部充血、流泪等。

2. 继发性头痛。

（1）感染性病因：如脑膜炎、脑炎等，感染病原体侵入中枢神经系统引起脑膜或脑实质炎症，导致剧烈头痛。

（2）血管性病因：如颅内出血、动脉瘤破裂，因颅内血管破裂或血流受阻导致局部缺氧，产生头痛。

（3）颅内压增高：如脑肿瘤、脑水肿或脑脓肿等，颅内压升高压迫脑组织，刺激疼痛敏感结构引发头痛。

（4）全身性疾病：如高血压、糖尿病、贫血等全身性疾病，通过血压波动、缺氧等机制诱发头痛。

三、临床表现

头痛的临床表现因头痛类型和病因不同而有所差异，通常根据疼痛性质、疼痛部位、持续时间和频率、伴随症状来判断头痛的类型。

1. 疼痛性质。

（1）搏动性疼痛：常见于偏头痛，头痛表现为搏动性、脉搏样跳动，多为中度至重度疼痛。

（2）钝痛或压迫性疼痛：见于紧张性头痛，通常为双侧头部的紧压感，疼痛程度轻至中度。

（3）刺痛或剧痛：常见于丛集性头痛，疼痛剧烈，持续时间短，多为眼眶或颞部。

2. 疼痛部位。

（1）单侧疼痛：见于偏头痛和丛集性头痛，通常为一侧头部的搏动性或剧烈疼痛。

（2）双侧疼痛：紧张性头痛多为双侧头部疼痛，分布在额部、颞部或枕部。

（3）枕部或颈后疼痛：多见于颈椎病变、颈部肌肉紧张性头痛或高血压。

3. 持续时间与发作频率。

（1）持续时间较长：偏头痛发作可持续 4~72 小时，丛集性头痛发作则为短暂而频繁，通常每次发作 15~180 分钟。

（2）发作性头痛：丛集性头痛和偏头痛均表现为周期性发作，丛集性头痛通常在夜间发作，呈周期性。

（3）慢性持续性头痛：紧张性头痛的疼痛时间较长，通常呈持续性，不伴随剧烈恶化。

四、诊断与鉴别诊断

头痛的诊断和鉴别诊断需要通过病史、体格检查及辅助检查来识别病因，以下为头痛的主要诊断步骤及鉴别诊断内容。

1. 病史采集。

（1）发作特点：了解头痛的部位、性质、强度、持续时间、发作频率和触发因素，偏头痛多为搏动性单侧头痛，紧张性头痛则为双侧压迫性疼痛。

（2）伴随症状：询问有无恶心、呕吐、视物模糊等症状，偏头痛伴恶心呕吐，丛集性头痛伴眼部充血、流泪。

（3）病史：了解患者是否有高血压、糖尿病、感染性疾病或外伤史，脑膜炎患者可能有发热史，脑出血患者常有高血压史。

2. 体格检查。

（1）神经系统检查：检查患者的神志、肌力、感觉、反射等情况，观察有无偏瘫、失语等局灶性神经功能缺失。

（2）颈部检查：检查是否有颈部僵硬，脑膜炎患者表现为颈强直；颈椎病患者则有颈部压痛或活动受限。

（3）眼底检查：颅内压增高时，眼底检查可见视盘水肿、出血等表现，提示颅内占位性病变可能。

3. 辅助检查。

（1）影像学检查：头颅 CT 或 MRI 用于排除颅内病变，如脑出血、脑梗死、脑肿瘤等，特别适用于急性剧烈头痛患者。

（2）脑脊液检查：怀疑颅内感染（如脑膜炎、脑炎）时行腰椎穿刺检查，分析脑脊液细胞计数、蛋白和葡萄糖水平。

（3）血压监测：头痛患者需常规监测血压，高血压性头痛可通过血压波动进行判断。

（4）血常规和生化检查：用于排除系统性疾病如贫血、糖尿病、感染性疾病等可能。

4. 鉴别诊断。

（1）偏头痛与紧张性头痛：偏头痛为搏动性单侧头痛，伴恶心、呕吐；紧张性头痛为双侧压迫性疼痛，无恶心呕吐。

（2）丛集性头痛与偏头痛：丛集性头痛呈剧烈短暂的刺痛，伴眼部充血、流泪；偏头痛发作时间长，呈搏动性。

（3）颅内压增高性头痛与高血压性头痛：颅内压增高性头痛常伴恶心呕吐、视力模糊，眼底检查有视盘水肿；高血压性头痛多为枕部疼痛，随血压波动。

五、伴随症状

头痛的伴随症状对判断头痛病因和类型具有重要参考价值。

1. 恶心和呕吐。

（1）偏头痛：头痛发作时常伴恶心、呕吐，患者对光声敏感，偏头痛伴随症状可持续至头痛缓解。

（2）颅内压增高：如脑肿瘤、脑水肿患者常出现恶心、喷射性呕吐，提示颅内压显著升高。

2. 视觉障碍。

（1）颅内压增高：头痛伴视力模糊、复视，眼底检查可见视乳头水肿，提示颅内病变。

（2）偏头痛伴先兆：偏头痛患者发作前可有闪光、视物变形等先兆，提示即将发生头痛。

3. 发热。

（1）脑膜炎或脑炎：头痛伴高热、颈强直，提示颅内感染，脑脊液检查可确诊。

（2）感染性疾病：如鼻窦炎引起的头痛多伴发热，局部检查发现鼻窦区压痛。

4. 局灶性神经功能障碍。

（1）脑出血或脑梗死：患者头痛伴肢体偏瘫、语言障碍等神经功能缺失，提示急性脑血管病，需行 CT 或 MRI 检查。

（2）颅内肿瘤：头痛伴进行性加重的神经功能缺失，可能提示颅内占位性病变。

5. 眼部症状。

（1）丛集性头痛：头痛伴眼充血、流泪、鼻塞，多见于丛集性头痛患者，通常为同侧症状。

（2）急性青光眼：急性眼压升高引起眼球胀痛、视力模糊，伴剧烈头痛，眼压测量可确诊。

（崔娟）

第二十四节　眩晕

一、概述

眩晕（vertigo）是一种主观的运动错觉，患者感到自身或周围环境在旋转、摇晃或晃动。眩晕常由前庭系统、神经系统或循环系统的异常引起，分为周围性眩晕（由内耳或前庭神经引起）和中枢性眩晕（由中枢神经系统病变引起）。眩晕可伴有恶心、呕吐、耳鸣、听力障碍等症状，严重影响患者的生活质量。

二、病因与发病机制

眩晕的病因多样，可分为周围性眩晕、中枢性眩晕和全身性疾病三大类，其发病机制有所不同。

1. 周围性眩晕。

（1）良性位置性眩晕（benign positional vertigo，BPV）：耳石脱落进入半规管，改变头位时引起内耳前庭系统感受异常，从而出现眩晕。

（2）前庭神经炎：由病毒感染导致前庭神经受损，引起眩晕，常伴恶心、呕吐，但不伴听力下降。

（3）梅尼埃病：内淋巴液过多引起内耳积水，导致前庭功能失调，表现为反复发作的眩晕，伴耳鸣、听力下降。

2. 中枢性眩晕。

（1）脑卒中：如小脑、脑干的缺血或出血性脑卒中，影响前庭神经通路，引起中枢性眩晕，常伴有神经系统局灶性症状。

（2）偏头痛性眩晕：偏头痛引发的中枢神经异常放电导致眩晕，发作前可有视觉、听觉先兆，伴头痛。

（3）颅内肿瘤：小脑、脑干的肿瘤压迫前庭通路，引起中枢性眩晕，伴逐渐加重的神经功能缺损。

3. 全身性疾病。

（1）低血压：体位性低血压导致脑供血不足，引发头晕、眩晕，尤其在体位变化时明显。

（2）贫血：组织缺氧导致脑供血不足，引起头晕、乏力。

（3）心律失常：心率过快或过慢导致脑供血不良，常见于心房颤动、病态窦房结综合征。

三、临床表现

眩晕的临床表现因眩晕的类型和病因不同而有所差异。通常可通过眩晕的性质、持续时间、伴随症状等来判断其类型和病因。

1. 按眩晕性质分类。

（1）旋转性眩晕：表现为自身或周围环境旋转感，典型于周围性眩晕，如 BPV、梅尼埃病等。

（2）非旋转性眩晕：表现为摇晃感或浮动感，见于中枢性眩晕，如脑卒中、偏头痛性眩晕等。

2. 按眩晕持续时间分类。

（1）短暂性眩晕：持续数秒至几分钟，典型于 BPV，通常在头位改变时发生。

（2）持续性眩晕：可持续数小时至数天，见于前庭神经炎、梅尼埃病等，伴反复发作。

3. 按发作频率和触发因素。

（1）间歇性发作：眩晕反复出现，多见于梅尼埃病和偏头痛性眩晕。

（2）体位性眩晕：体位变化引发，见于 BPV 和体位性低血压。

四、诊断与鉴别诊断

眩晕的诊断与鉴别诊断需通过病史采集、体格检查和辅助检查进行综合评估，以排除危险性病因。以下为眩晕的主要诊断步骤及鉴别诊断内容。

1. 病史采集。

（1）眩晕性质和持续时间：了解眩晕的类型、持续时间、发作频率，旋转性眩晕多见于周围性眩晕，非旋转性眩晕提示中枢性病因。

（2）发作诱因：体位改变诱发提示 BPV，体位改变诱发的眩晕多见于体位性低血压。

（3）伴随症状：如耳鸣、听力下降、恶心呕吐等，耳鸣和听力下降提示周围性眩晕，神经功能缺损提示中枢性眩晕。

2. 体格检查。

（1）眼球震颤检查：观察眼震的类型、方向、持续时间。周围性眩晕眼震呈水平旋转性，抑制后缓解；中枢性眩晕眼震多为垂直性或方向改变，不易抑制。

（2）头位变动试验（Dix-Hallpike 试验）：用于诊断 BPV，在患者头位改变时诱发眩晕和眼震。

（3）神经系统检查：检查患者的肌力、反射、步态等，明确有无神经功能缺失，如偏瘫、共济失调等，提示中枢性眩晕。

3. 辅助检查。

（1）听力检查：听力下降提示周围性眩晕，尤其是梅尼埃病等内耳病变；中枢性眩晕则通常不伴听力改变。

（2）头颅 CT 或 MRI：用于排除脑卒中、颅内肿瘤等中枢性病因，特别适用于出现局灶性神经缺失症状的患者。

（3）心电图：用于排查心律失常等可能影响脑供血的因素，体位性低血压或心律失常患者常见头晕、眩晕。

4. 鉴别诊断。

（1）BPV 与梅尼埃病：BPV 发作短暂、受头位改变影响，通常无听力改变；梅尼埃病发作时间较长，伴听力下降和耳鸣。

（2）周围性眩晕与中枢性眩晕：周围性眩晕眼震多为水平旋转性，体位改变加重；中枢性眩晕眼震方向不固定，伴神经系统缺损。

（3）体位性低血压与 BPV：体位性低血压患者体位变化引发头晕，伴低血压症状，而 BPV 患者多在头位快速改变时发作，血压变化不明显。

五、伴随症状

眩晕的伴随症状在判断眩晕的类型和病因上有重要价值，帮助进一步明确诊断。

1. 耳鸣和听力下降。

（1）梅尼埃病：眩晕伴耳鸣、波动性听力下降，症状反复发作，提示内耳病变。

（2）突发性聋：耳鸣、听力急剧下降伴眩晕，需警惕内耳缺血或炎症。

2. 恶心和呕吐。

（1）周围性眩晕：如 BPV、梅尼埃病等，因前庭刺激导致恶心呕吐。

（2）前庭神经炎：眩晕伴剧烈恶心、呕吐，但无听力下降，提示前庭神经受损。

3. 神经系统局灶性症状。

（1）脑卒中：眩晕伴偏瘫、语言障碍、共济失调，需考虑小脑或脑干梗死，CT 或 MRI 确诊。

（2）颅内肿瘤：眩晕伴逐渐加重的神经功能缺失，提示颅内占位性病变。

4. 血压异常。

（1）体位性低血压：体位变化时眩晕伴低血压症状，如乏力、视物模糊。

（2）高血压性头晕：头晕伴血压升高，多见于高血压患者。

5. 心悸、乏力。

（1）心律失常：心悸伴头晕、眩晕，体位变化时加重，提示心律失常或低血压相关病因。

（2）贫血：头晕、乏力伴面色苍白、心悸，血常规检查常见血红蛋白降低。

（崔娟）

第二十五节　晕厥

一、概述

晕厥（syncope）是指短暂的意识丧失和姿势控制丧失，通常伴有肌张力降低，患者可在数秒至数分钟内自发恢复。晕厥的发生通常是一过性广泛性脑供血不足所致。

晕厥的病因多样，包括神经源性、心源性和代谢性原因等。晕厥与其他原因引起的意识丧失不同，需通过临床表现及辅助检查来排除其他严重疾病。

二、病因与发病机制

晕厥的病因可分为神经源性晕厥、心源性晕厥和代谢性晕厥三大类，其发病机制各不相同。

1. 神经源性晕厥。

（1）血管迷走性晕厥：迷走神经兴奋引起的外周血管扩张、心率减慢导致血压下降。常见于情绪激动、疼痛、长时间站立等情况下。

（2）体位性低血压：体位突然改变导致外周血管扩张不足，血压骤降，脑供血不足引起晕厥。常见于老年人或服用降压药的患者。

（3）颈动脉窦性晕厥：颈动脉窦对压力敏感，刺激颈动脉窦引起心率减慢、血压下降，导致脑供血不足，常见于颈动脉受压或旋转时。

2. 心源性晕厥。

（1）心律失常：如心房颤动、窦性停搏、心动过速等，心输出量减少导致短暂性脑供血不足。

（2）心脏机械性障碍：如肥厚型心肌病、主动脉瓣狭窄、心脏肿瘤等，导致心输出量减少或流出道梗阻。

（3）肺动脉栓塞：急性肺动脉栓塞导致肺血流减少，影响左心输出量，导致脑部血液供应不足。

3. 代谢性晕厥。

（1）低血糖：由于脑组织对葡萄糖依赖性高，低血糖状态下脑功能受影响，可导致意识丧失。

（2）低氧血症：如严重贫血、呼吸衰竭等导致组织缺氧，脑供氧不足引发晕厥。

（3）电解质紊乱：如严重的低钾血症、低钙血症，影响心肌和神经功能，导致脑供血不足。

三、临床表现

晕厥的临床表现因病因不同而有所差异。可通过发作方式、前驱症状、发作持续时间及体位因素分析晕厥的类型。

1. 发作方式。

（1）突然发作：心源性晕厥通常无明显前驱症状，突然发生意识丧失，患者多在站立或活动时发作。

（2）逐渐发作：神经源性晕厥常伴有前驱症状，如头晕、恶心、视物模糊，多在体位变化、疼痛或情绪激动时发作。

2. 前驱症状。

（1）血管迷走性晕厥：患者多有头晕、出汗、恶心等前驱症状，持续几秒至数分钟，然后出现意识丧失。

（2）心源性晕厥：多无前驱症状，患者在站立或运动时突发晕厥，恢复迅速。

（3）代谢性晕厥：低血糖晕厥患者可能有出冷汗、乏力、手抖等症状；贫血引起的晕厥则常伴有乏力、面色苍白。

3. 发作持续时间。

（1）短暂性：通常晕厥发作持续时间为几秒至数分钟，多数患者能够迅速清醒。

（2）持续时间较长：少数心源性晕厥患者发作时间较长，甚至需要心肺复苏。

4. 体位因素。

（1）体位变化相关：体位性低血压引起的晕厥多见于体位突然改变，如从卧位或坐位突然起身。

（2）颈部动作诱发：颈动脉窦性晕厥患者在头部转动、颈部受压时易出现晕厥。

四、诊断与鉴别诊断

晕厥的诊断与鉴别诊断需通过病史采集、体格检查和多种辅助检查来明确病因，排除其他导致意识丧失的病因。

1. 病史采集。

（1）发作特点：了解晕厥的发作诱因、持续时间及恢复时间，突然发作提示心源性，逐渐发作提示神经源性。

（2）体位影响：询问晕厥是否在体位变化时发生，如体位性低血压引发的晕厥常在起身后出现。

（3）伴随症状：包括头晕、胸痛、出冷汗等，胸痛伴晕厥提示心源性，如心肌梗死或肺动脉栓塞。

2. 体格检查。

（1）血压测量：检测平卧、坐位和站立时的血压变化，体位性低血压患者在站立时血压显著下降。

（2）心血管检查：检查有无心律失常、心脏杂音，肥厚型心肌病或瓣膜病可引起心源性晕厥。

（3）神经系统检查：检查有无局灶性神经功能缺损，如脑卒中或癫痫可伴有晕厥样表现。

3. 辅助检查。

（1）心电图：用于检测心律失常，窦性停搏、房颤、心动过速等心律失常可导致心源性晕厥。

（2）动态心电图（Holter 监测）：用于捕捉偶发性心律失常，适合反复发作的晕厥患者。

（3）超声心动图：用于排除结构性心脏疾病，如心肌病、瓣膜病和先天性心脏病。

（4）血糖和电解质检查：低血糖、低钠、低钾等电解质紊乱可引起代谢性晕厥，需常规检测。

4. 鉴别诊断。

（1）癫痫发作与晕厥：癫痫发作常伴有肢体抽搐、尿失禁、舌咬伤等症状，恢复期有意识混乱，晕厥则无此表现。

（2）低血糖与晕厥：低血糖患者意识丧失前伴有出汗、手抖、乏力等症状，血糖检查可确诊。

（3）脑卒中与晕厥：脑卒中多伴有局灶性神经功能缺损，如偏瘫、失语等，且意识恢复缓慢。

五、伴随症状

晕厥的伴随症状在判断病因和严重程度上具有重要意义，帮助进一步明确诊断。

1. 胸痛。

（1）心肌梗死：晕厥伴剧烈胸痛，提示急性心肌梗死可能，需急诊处理。

（2）肺动脉栓塞：突发晕厥伴胸痛、呼吸困难，需考虑肺动脉栓塞可能。

2. 头晕、出汗。

（1）血管迷走性晕厥：晕厥前多有头晕、恶心、出汗等前驱症状。

（2）低血糖：头晕、出冷汗、手抖等，伴随低血糖发作，可通过血糖测定确认。

3. 心悸。

（1）心律失常：心悸伴晕厥，提示心律失常可能，心电图检查有助于明确诊断。

（2）体位性低血压：起身后头晕、心悸，尤其见于老年人和使用降压药患者。

4. 呼吸急促和紫绀。

（1）肺动脉栓塞：突发晕厥伴呼吸急促、紫绀，提示严重的肺动脉阻塞。

（2）严重贫血：晕厥伴呼吸急促、乏力，提示低氧血症或重度贫血。

5. 面色苍白、乏力。

（1）贫血：面色苍白、乏力伴晕厥提示贫血或低血压。

（2）心肌病：面色苍白伴晕厥可能提示肥厚型心肌病或其他结构性心脏病。

（崔娟）

第二十六节　水肿

一、概述

水肿（edema）是指体液在细胞间隙或体腔中异常增多，导致组织肿胀的状态。根据分布范围可分为局限性水肿（如局部感染引起的水肿）和全身性水肿（如心衰、肾病引起的水肿）。水肿是多种疾病的常见症状，可能涉及心、肝、肾等器官功能异常，需进行病因鉴别。

二、病因与发病机制

水肿的病因可分为心源性水肿、肾源性水肿、肝源性水肿和其他原因引起的水肿。其发病机制涉及血管内外液体的平衡调节障碍。

1. 心源性水肿。

（1）慢性心力衰竭：心脏泵功能不足导致静脉压升高，血浆液体外渗，形成全身性水肿。多从下肢开始，逐渐扩展。

（2）肺心病：慢性肺病导致右心衰竭，右心静脉回流受阻，引起下肢水肿，晚期可累及全身。

2. 肾源性水肿。

（1）肾病综合征：肾小球滤过功能异常导致大量蛋白尿，血浆胶体渗透压下降，水分进入组织间隙形成水肿。

（2）急性肾小球肾炎：免疫反应引起肾小球损伤，导致水钠潴留，水肿从眼睑和面部开始。

3. 肝源性水肿。

肝硬化：门静脉高压、低蛋白血症和抗利尿激素分泌增多导致腹腔内液体积聚，表现为腹水及下肢水肿。

4. 其他原因引起的水肿。

（1）低蛋白血症：营养不良、蛋白质摄入不足、蛋白质丢失过多导致血浆胶体渗透压下降，水肿以全身性为主。

（2）甲状腺功能减退：甲状腺激素缺乏导致黏多糖在皮肤中沉积，形成非凹陷性水肿，常见于面部和四肢。

（3）药物性水肿：如钙通道阻滞剂、激素等药物导致水钠潴留，引起水肿。

三、临床表现

水肿的临床表现因病因不同而有所差异，通常包括水肿的部位、程度、性质及其伴随症状。

1. 水肿部位和分布。

（1）眼睑和面部水肿：多见于肾源性水肿，特别是肾病综合征，晨起时较为明显，站立后逐渐减轻。

（2）下肢水肿：常见于心源性水肿和静脉性水肿。心力衰竭的水肿从下肢开始，随病情发展可波及全身。

（3）腹水：肝硬化患者常见腹水，伴下肢水肿，提示门静脉高压及低蛋白血症。

2. 水肿性质。

（1）凹陷性水肿：用手指按压水肿部位后出现凹陷，多见于心源性、肾源性和肝源性水肿。

（2）非凹陷性水肿：即水肿区域按压后无凹陷，多见于甲状腺功能减退，表现为黏液性水肿。

3. 水肿程度和进展。

（1）轻度水肿：仅在踝部、眼睑或面部出现水肿，随病因加重逐渐扩展。

（2）重度全身性水肿（顽固性水肿）：累及全身，常伴有腹水、胸腔积液及其他严重全身表现，提示心衰、肾病综合征或肝硬化晚期。

四、诊断与鉴别诊断

水肿的诊断与鉴别诊断需要综合病史、体格检查和实验室检查，判断水肿的性质和可能的病因。

1. 病史采集。

（1）水肿的出现方式：水肿是急性发生还是慢性进展，肾源性水肿常为突发性，心源性水肿则多为慢性逐渐加重。

（2）伴随症状：了解是否伴有胸闷、气短（心衰）、尿量减少（肾病）、腹胀（肝硬化）等，以初步判断水肿的可能病因。

（3）药物使用史：询问是否使用利尿剂、钙通道阻滞剂、激素等药物，药物性水肿常在服药后出现。

2. 体格检查。

（1）按压水肿部位：观察水肿是否凹陷，凹陷性水肿提示心源性、肾源性或肝源性，非凹陷性水肿见于甲状腺功能减退。

（2）心脏、肺部检查：检查是否有心率增快、心脏杂音、肺部啰音等，提示心功能不全。

（3）腹部检查：检查有无腹水、肝脾肿大，肝硬化患者可有腹水、腹壁静脉曲张等表现。

3. 实验室检查。

（1）尿常规和肾功能：尿蛋白、尿隐血阳性及肾功能异常提示肾源性水肿，尤其是肾病综合征或急性肾炎。

（2）肝功能和蛋白检测：低蛋白血症及转氨酶异常提示肝源性水肿，如肝硬化。

（3）甲状腺功能检查：TSH 增高，T3、T4 降低提示甲状腺功能减退。

（4）心功能检测：BNP、NT-proBNP 升高提示心功能不全，心源性水肿需结合心脏彩超评估心功能。

4. 鉴别诊断。

（1）心源性水肿与肾源性水肿：心源性水肿从下肢开始，伴胸闷、气短，BNP、NT-proBNP 升高；肾源性水肿多从眼睑和面部开始，尿蛋白、尿隐血阳性。

（2）肝硬化腹水与肾病性腹水：肝硬化腹水伴低蛋白血症、转氨酶异常，肝脏硬化及门静脉高压表现；肾病性腹水则尿蛋白显著增加，无肝功能异常。

（3）甲减性水肿与营养不良性水肿：甲减水肿表现为非凹陷性，伴皮肤粗糙、乏力、畏寒；营养不良性水肿多为凹陷性，伴皮肤干燥、贫血。

五、伴随症状

水肿的伴随症状对判断病因具有重要参考价值。

1. 胸闷、气短。

（1）心源性水肿：心衰患者常伴胸闷、气短，尤其在活动后加重，提示心功能不全。

（2）肺心病：慢性肺病患者右心衰竭，常伴呼吸困难、紫绀和水肿。

2. 尿量减少。

（1）肾源性水肿：肾小球功能受损时尿量减少，伴水钠潴留引起水肿，见于肾病综合征和急性肾炎。

（2）心衰：心输出量减少导致肾血流量降低，尿量减少，水钠潴留加重水肿。

3. 腹胀、肝脾肿大。

（1）肝硬化：患者常有腹胀、肝脾肿大，腹水伴下肢水肿，提示门静脉高压和低蛋白血症。

（2）右心衰：肝淤血引起肝大伴腹胀，右心衰患者水肿以下肢为主，晚期累及全身。

4. 皮肤粗糙、乏力。

（1）甲状腺功能减退：皮肤粗糙、乏力伴面部及肢体的非凹陷性水肿，提示甲减引起的黏液性水肿。

（2）营养不良：长期营养不足或吸收障碍者出现皮肤干燥、乏力、全身性凹陷性水肿。

5. 发热、关节痛。

（1）免疫性疾病：如SLE引起的水肿伴发热、关节痛、皮疹等，提示免疫性病因。

（2）感染性疾病：如感染性心内膜炎引起的心功能不全，患者水肿伴发热、乏力。

（李勇）

第二十七节　消瘦

一、概述

消瘦（emaciation）是指体重显著下降，超出正常范围并影响健康，通常伴有肌肉、脂肪的流失。消瘦是常见症状，可由代谢增加、营养摄入不足、吸收不良、慢性疾病等引起。消瘦往往提示潜在的系统性疾病，可能伴有营养不良、免疫力下降等并发症，及时识别消瘦的原因并采取适当的治疗措施，有助于防止病情进一步恶化。

二、病因与发病机制

消瘦的病因可分为代谢增加、营养摄入或吸收不足和慢性疾病三大类，具体机制各有不同。

1. 代谢增加。

（1）甲状腺功能亢进：甲状腺激素过多，导致基础代谢率显著增加，机体分解代谢加快，出现体重下降。

（2）恶性肿瘤：肿瘤细胞消耗大量能量并分泌炎性因子，导致体内营养物质分解代谢增加，出现消瘦。

（3）感染性疾病：如结核病、人类免疫缺陷病毒感染等，长期感染导致机体能量消耗增加，伴随消瘦。

2. 营养摄入或吸收不足。

（1）进食障碍：如厌食症、抑郁症导致食欲下降或进食减少，能量摄入不足。

（2）消化系统疾病：如慢性胃炎、消化性溃疡、慢性胰腺炎等，影响食物的消化和吸收，导致营养不良。

（3）吸收不良综合征：如乳糜泻、克罗恩病，肠道对营养物质的吸收障碍，导致能量不足和消瘦。

3. 慢性疾病。

（1）糖尿病：长期血糖控制不佳，糖、蛋白质和脂肪代谢紊乱导致体重下降。

（2）慢性肺疾病：如 COPD，机体能量需求增加且食欲下降，导致消瘦。

（3）慢性心力衰竭：能量消耗增加，食欲下降，营养不良导致消瘦。

三、临床表现

消瘦的临床表现因病因不同而有所差异，通常包括体重显著下降、营养缺乏的特征性表现及器官系统相关症状。

1. 体重下降。

（1）快速或慢性体重下降：体重在短时间内迅速下降多见于甲状腺功能亢进、恶性肿瘤等代谢性病因；慢性体重逐渐下降则常见于慢性肺病、糖尿病等。

（2）体重指数（body mass index，BMI）低于正常：成人 BMI 小于 18.5 kg/m^2 或体重下降超过体重的 5%，应警惕消瘦病因。

2. 营养缺乏表现。

（1）贫血：消瘦伴面色苍白、乏力提示贫血，常见于营养不良或慢性失血性疾病。

（2）肌肉萎缩和乏力：消瘦伴肌肉减少，可能提示恶性肿瘤或长期营养不良导致的消耗性疾病。

（3）皮肤干燥、脱发：消瘦伴皮肤、头发变化提示维生素和矿物质缺乏，见于慢性营养不良患者。

3. 器官系统相关症状。

（1）甲状腺功能亢进：消瘦伴心悸、怕热、多汗、眼突等，提示甲亢。

（2）恶性肿瘤：消瘦伴不明原因的发热、乏力、局部肿块、夜间盗汗等，需警惕恶性肿瘤。

（3）糖尿病：消瘦伴多饮、多尿、多食（“三多一少”症状），提示糖尿病可能。

四、诊断与鉴别诊断

消瘦的诊断与鉴别诊断需通过病史采集、体格检查和实验室检查进行，以确定病因并排除其他导致消瘦的疾病。

1. 病史采集。

（1）体重下降情况：了解体重变化的速度和幅度，快速消瘦多见于甲状腺功能亢进和恶性肿瘤。

（2）生活和饮食习惯：评估进食量和饮食结构，询问是否存在厌食、挑食或进食困难。

（3）伴随疾病史：了解是否有糖尿病、甲状腺疾病、慢性肺病等基础疾病。

2. 体格检查。

（1）皮肤黏膜：观察皮肤干燥、脱水、口角炎、毛发稀疏等营养不良的表现。

（2）甲状腺检查：触诊甲状腺大小、质地、压痛等情况，甲状腺肿大、质地软见于甲状腺功能亢进。

（3）腹部检查：注意有无腹部压痛、肿块、肝脾肿大，肝脾肿大伴消瘦可能提示慢性疾病或恶性肿瘤。

3. 实验室检查。

（1）甲状腺功能检查：用于排查甲状腺功能亢进，T3、T4 增高，TSH 降低提示甲亢。

（2）血糖和糖化血红蛋白：用于评估糖尿病的控制水平，血糖水平异常提示糖尿病。

（3）肿瘤标志物：如 CEA、甲胎蛋白（alpha fetoprotein，AFP）等，适用于筛查消瘦伴有恶性肿瘤的患者。

（4）营养状况评估：包括血红蛋白、白蛋白、微量元素等，用于评估营养状态，贫血、低蛋白血症提示营养缺乏。

4. 鉴别诊断。

（1）甲状腺功能亢进与糖尿病：甲亢消瘦伴多汗、心悸、眼突，血糖正常；糖尿病消瘦伴多饮多尿，血糖升高。

（2）恶性肿瘤与慢性感染：恶性肿瘤患者消瘦伴乏力、肿块、不明原因发热；慢性感染如结核病则有盗汗、发热、乏力，肺部影像学检查异常。

（3）厌食症与抑郁症：厌食症消瘦伴厌食、体重极度下降；抑郁症则伴情绪低落、食欲下降，但体重变化幅度较小。

五、伴随症状

消瘦的伴随症状为进一步明确病因提供重要线索。

1. 发热和盗汗。

（1）慢性感染：如结核病，消瘦伴发热、盗汗，特别是夜间盗汗。

（2）恶性肿瘤：如淋巴瘤，消瘦伴周期性发热和盗汗。

2. 乏力、心悸。

（1）贫血：消瘦伴乏力、面色苍白、心悸，提示贫血或营养不良。

（2）甲状腺功能亢进：消瘦伴心悸、多汗、乏力，尤其在热环境中加重。

3. 多饮多尿。

糖尿病：消瘦伴多饮、多尿、多食，为糖尿病的典型表现，需检测血糖水平。

4. 腹痛和腹泻。

（1）消化系统疾病：如慢性胰腺炎、消化性溃疡等，消瘦伴腹痛、腹泻，提示消化系统疾病。

（2）吸收不良综合征：如乳糜泻、克罗恩病，消瘦伴慢性腹泻和腹部不适。

5. 局部肿块。

（1）恶性肿瘤：消瘦并伴有不明原因的肿块，可能提示肿瘤转移或局部病变。

（2）淋巴结肿大：如淋巴瘤或结核病，消瘦伴淋巴结肿大，特别是在颈部、腋下、腹股沟等处。

（魏冕）

第二十八节　关节痛

一、概述

关节痛（arthralgia）是指一个或多个关节出现的疼痛症状，可能由关节内结构（如软骨、滑膜、韧带）的损伤、炎症或退行性改变等引起。关节痛可以表现为急性或慢性疼痛，是多种疾病的常见症状，包括风湿性疾病、创伤、感染等。

二、病因与发病机制

关节痛的病因可分为炎症性关节痛、非炎症性关节痛和感染性关节痛三大类。

1. 炎症性关节痛。

（1）类风湿关节炎（rheumatoid arthritis，RA）：是一种自身免疫性疾病，免疫系统攻击关节滑膜，导致慢性炎症，造成关节疼痛和损伤。

（2）痛风：体内尿酸水平升高，尿酸盐结晶沉积于关节，诱发急性炎症反应，造成剧烈疼痛，常见于拇趾基底关节。

（3）强直性脊柱炎（ankylosing spondylitis，AS）：主要影响骶髂关节和脊柱，免疫系统异常攻击关节部位的韧带和肌腱附着点，导致慢性疼痛和僵硬。

2. 非炎症性关节痛。

（1）骨关节炎（osteoarthritis，OA）：关节软骨逐渐退化，关节间隙变窄，软骨下骨增生，导致慢性疼痛和关节活动受限，常见于负重关节如膝关节。

（2）外伤：关节受外力冲击、扭伤等导致关节内结构损伤（如韧带撕裂、半月板损伤），引起急性疼痛。

3. 感染性关节痛。

（1）化脓性关节炎：细菌（如金黄色葡萄球菌）侵入关节腔，导致急性关节感染，表现为剧烈疼痛、红肿和活动受限。

（2）结核性关节炎：由结核分枝杆菌引起的慢性关节感染，病程较长，主要表现为持续性关节痛、关节肿胀和破坏。

三、临床表现

关节痛的临床表现因病因不同而有所差异，包括疼痛的部位、性质、程度、发作时间和持续时间等特征。

1. 疼痛的部位和分布。

（1）多关节痛：类风湿关节炎多为对称性多关节痛，常累及手指、腕、膝等多个小关节。

（2）单关节痛：痛风性关节炎多为单关节发作，常发生在拇趾基底关节或踝关节。化脓性关节炎通常也表现为单个大关节的疼痛。

（3）脊柱及骶髂关节疼痛：强直性脊柱炎患者表现为腰背部或骶髂关节的慢性疼痛和晨僵。

2. 疼痛性质。

（1）剧烈的急性疼痛：如痛风急性发作和化脓性关节炎，表现为剧烈的持续性疼痛，关节红肿明显。

（2）钝痛或隐痛：骨关节炎引起的关节疼痛多为钝痛，活动后加重，休息后缓解。

（3）晨僵：类风湿关节炎和强直性脊柱炎患者常有晨僵表现，晨起时关节僵硬明显，活动后缓解。

3. 疼痛的持续时间和发作频率。

（1）间歇性疼痛：痛风性关节炎和骨关节炎常表现为间歇性发作，疼痛与关节负重或饮食相关。

（2）持续性疼痛：类风湿关节炎和感染性关节炎多为持续性疼痛，伴有炎症表现。

4. 活动受限。

（1）关节活动受限：类风湿关节炎和骨关节炎患者常有活动受限，严重者出现关节畸形和功能丧失。

（2）脊柱活动受限：强直性脊柱炎可导致脊柱僵硬，前屈、侧弯受限，严重者出现驼背畸形。

四、诊断与鉴别诊断

关节痛的诊断与鉴别诊断需要结合病史、体格检查和多项辅助检查，明确关节痛的性质和病因。

1. 病史采集。

（1）疼痛特点：包括疼痛的部位、性质、持续时间和发作频率，急性剧烈疼痛多见于痛风、感染性关节炎；慢性钝痛多见于骨关节炎。

（2）伴随症状：了解是否伴有发热、皮疹、结节等，痛风伴局部红肿热痛，类风湿关节炎伴晨僵。

（3）药物及生活习惯：询问患者是否服用利尿剂、嘌呤饮食是否丰富，高尿酸水平可能提示痛风性关节炎。

2. 体格检查。

（1）关节外观：观察关节是否红肿、变形，关节肿胀伴发热多提示感染性或炎症性关节病变。

（2）关节活动度：评估关节活动度，活动受限提示关节内外结构病变。强直性脊柱炎可见脊柱活动受限。

（3）压痛点：通过触诊确定关节压痛点，痛风结节可在皮下触及，类风湿结节常见于肘部。

3. 实验室检查。

（1）血常规和炎症指标：血白细胞增高和 CRP 增高提示感染性关节炎，类风湿关节炎和强直性脊柱炎患者 ESR 增高。

（2）尿酸水平：尿酸水平升高提示痛风性关节炎。

（3）类风湿因子（rheumatoid factor，RF）和抗环瓜氨酸肽抗体（抗 CCP 抗体）：RF 和抗 CCP 抗体阳性提示类风湿关节炎。

（4）ESR 和 CRP：类风湿关节炎、强直性脊柱炎等炎症性疾病 ESR 和 CRP 升高。

4. 影像学检查。

（1）X 线：骨关节炎可见关节间隙变窄、骨赘形成，类风湿关节炎可见关节面侵蚀。强直性脊柱炎骶髂关节可见模糊或骨性融合。

（2）超声和 MRI：超声可用于观察滑膜增厚和积液；MRI 对早期骨髓水肿、关节破坏等表现更为敏感。

5. 鉴别诊断。

（1）类风湿关节炎与骨关节炎：类风湿关节炎为多关节对称性，晨僵明显，血清 RF 和抗 CCP 抗体阳性；骨关节炎多见于负重关节，活动后加重，影像学上有骨赘。

（2）痛风性关节炎与感染性关节炎：痛风常伴高尿酸，局部红肿剧痛，无感染征象；感染性关节炎伴发热、白细胞增高和关节积脓。

（3）强直性脊柱炎与脊柱骨关节炎：强直性脊柱炎多累及骶髂关节，活动后疼痛改善；脊柱骨关节炎的疼痛与活动相关，影像学检查显示骨赘形成。

五、伴随症状

关节痛的伴随症状在判断病因和疾病性质上具有重要参考价值。

1. 发热。

（1）化脓性关节炎：关节红肿、剧痛伴高热，提示急性感染，须立即抗感染治疗。

（2）类风湿关节炎：关节疼痛伴低热，提示炎症活动期。

2. 皮疹、皮下结节。

（1）SLE：关节痛伴皮疹，特别是面部蝶形红斑，提示 SLE。

（2）类风湿关节炎：伴皮下结节，常见于肘部、手指近端关节处。

3. 结膜炎、虹膜炎。

（1）强直性脊柱炎：伴反复发作的虹膜炎或结膜炎，提示脊柱关节病可能。

（2）Reiter 综合征：由沙眼衣原体感染引起，表现为尿道炎、关节炎、结膜炎。

4. 皮肤结节或痛风石。

（1）痛风：皮肤结节或关节附近痛风石，多见于高尿酸患者，提示痛风病程较长。

（2）类风湿性结节：类风湿患者关节处皮下结节，为结缔组织增生的表现。

5. 晨僵和疲乏感。

（1）类风湿关节炎：晨僵持续时间长，超过 30 分钟，伴乏力，提示慢性炎症性病因。

（2）强直性脊柱炎：晨起时腰背部僵硬，活动后缓解。

（魏冕）

第二章　临床诊断基础

第一节　病史采集

病史采集是临床诊断的基础环节，通过系统化和结构化的询问、记录，帮助医生了解患者的病情、病因及可能的诊断方向。病史采集包括主诉、现病史、既往史、个人史、家族史和系统回顾六大部分。

一、主诉

主诉是患者来医院就诊的主要症状或问题，是病史采集的起点。主诉应简单明了，通常为一至两句话，包含主要症状、症状持续时间及影响的部位（如“腹痛 3 天”“发热伴咳嗽 1 周”）。有效的主诉能够帮助医生初步锁定病因的范围和可能的诊断方向。

二、现病史

现病史是患者现阶段的病情详细描述，是病史采集中最关键的部分。现病史需系统、全面，按照时间顺序详细记录以下内容。

1. 起病方式。

（1）起病的急缓：询问患者病症的出现是急性（如突发性胸痛）、亚急性（如数日内逐渐加重的腹痛）还是慢性（如持续性腰痛）。

（2）诱发因素：如体位改变引发的眩晕、饮食相关的腹痛，明确症状是否与环境、体位或其他因素相关。

2. 症状的性质和部位。

（1）疼痛的性质：疼痛的类型（如钝痛、锐痛、压迫性疼痛），有无放射痛（如心绞痛的放射到左臂）、压痛等。

（2）其他症状特征：如咳嗽的性质（干咳或湿咳）、痰液的颜色和量，呼吸困难的严重程度等。

3. 症状的持续时间及变化。

（1）发作频率与时间：症状是持续性（如慢性腹痛）还是间歇性（如偏头痛发作），如间歇性发作，需询问每次发作的持续时间。

（2）变化规律：症状是否随时间、体位或其他因素变化，如夜间加重的哮喘，进食后加重的胃痛。

4. 加重或缓解因素。

（1）加重因素：如运动或寒冷环境下胸痛加重，进食辛辣食物后腹痛加重。

（2）缓解因素：询问患者是否使用过药物或进行过其他措施（如休息、热敷）缓解症状，是否有效。

5. 伴随症状。

（1）系统症状：了解症状外的伴随症状，如发热、乏力、体重下降，可能提示感染、免疫系统或恶性肿瘤。

（2）局部症状：如胸痛伴呼吸困难、咯血，腹痛伴呕吐或腹泻，进一步明确症状可能的病因。

三、既往史

既往史是指患者以往的健康状况和既往疾病情况，帮助医生了解患者的健康背景及其对当前病情的潜在影响。既往史的内容包括以下几个方面。

1. 既往疾病。

（1）重要疾病：如高血压、糖尿病、冠心病、肿瘤等慢性病史及其控制情况。

（2）传染病史：有无肺结核、乙肝等传染病史。

（3）手术和住院史：过去是否接受过手术（如阑尾炎手术、心脏手术），住院的原因和治疗效果。

2. 过敏史。

（1）药物过敏：询问患者是否对某种药物（如青霉素、磺胺类）过敏，过敏反应的性质和严重程度。

（2）食物及环境过敏：是否对食物（如海鲜）或环境因素（如花粉、粉尘）过敏。

3. 预防接种史。

接种情况：如儿童疫苗、流感疫苗、乙肝疫苗等接种情况，确保患者具备基本的免疫屏障。

四、个人史

个人史包含患者生活习惯、工作环境及社会心理背景，帮助医生了解患者的生活方式对健康的影响。个人史包括以下内容。

1. 生活习惯。

（1）饮食习惯：饮食偏好、膳食结构，有无偏食、挑食或饮食过量等不良习惯。

（2）烟酒嗜好：吸烟的起始年龄、每天吸烟的量，饮酒的种类、频率和量。

2. 工作环境。

（1）职业与工作性质：如长期从事体力劳动者易有腰痛，长期接触化学品者易有职业相关疾病。

（2）特殊暴露：如粉尘、辐射、化学品等暴露情况，明确有无职业相关疾病的风险。

3. 旅行史。

近期外出史：尤其是去过流行病高发地区，明确是否可能携带传染性疾病，如疟疾、登革热等。

五、家族史

家族史包括患者直系亲属（父母、兄弟姐妹）的健康情况和疾病史，以了解遗传性疾病或家族聚集性疾病的可能。

1. 家族遗传病：询问有无糖尿病、高血压、心脏病、癌症等家族遗传病史，特别是早发型（如 40 岁前发生的冠心病）。

2. 先天性疾病：家族中有无先天性疾病史，如遗传性血液病（如地中海贫血）、代谢性疾病等。

六、系统回顾

系统回顾是一种有系统的症状检查方法，帮助医生在了解主诉和现病史外，进一步发现患者可能忽视的症状。系统回顾分为以下几个主要系统。

1. 神经系统：如头痛、头晕、意识丧失、癫痫样发作、感觉异常等，提示可能的中枢神经系统疾病。

2. 呼吸系统：如咳嗽、咳痰、气促、胸痛等，提示气道或肺部疾病。

3. 消化系统：如腹痛、恶心、呕吐、便秘或腹泻、消化不良等，提示胃肠道疾病。

4. 循环系统：如心悸、胸痛、呼吸困难、下肢水肿等，提示心脏或血管系统疾病。

5. 泌尿系统：如尿频、尿急、尿痛、血尿等，提示泌尿系统或肾脏疾病。

6. 免疫及皮肤系统：如皮疹、瘙痒、关节痛、易出血等，提示可能的过敏反应或系统性疾病。

七、病史采集的注意事项

1. 尊重患者：使用通俗易懂的语言，避免使用医疗术语，注重与患者的沟通，保持同理心。

2. 保持中立：避免引导性询问，保持客观中立，让患者自由陈述，以获取准确的信息。

3. 系统性：病史采集需有系统和有条理，既不遗漏重要信息，也避免重复记录，保持时间效率。

（熊祖明）

第二节　体格检查

体格检查是评估患者身体状况的关键步骤，结合病史采集和辅助检查，可以为诊断提供直观信息。体格检查的内容包括一般情况检查、头颈部检查、胸部检查、腹部检查、四肢和脊柱检查以及神经系统检查等。

一、一般情况检查

一般情况检查旨在观察患者的整体健康状况，评估其体态、生命体征、营养状况等。

1. 生命体征。

（1）体温：观察是否有发热、低温，提示感染、炎症或代谢异常。

（2）脉搏：记录频率、节律和强度，心动过速或心动过缓提示心脏或代谢疾病。

（3）呼吸：观察呼吸频率和节律，呼吸急促提示缺氧、心肺疾病，呼吸减慢可能与中枢抑制有关。

（4）血压：双侧测量血压，高血压提示心血管疾病，低血压可能与休克、失血等有关。

2. 体重和身高。

（1）体重：显著增加或减少提示营养状态、代谢紊乱或肿瘤等疾病。

（2）身高：身材矮小或异常高大需评估生长激素水平、甲状腺激素水平等。

3. 精神状态。

（1）意识：意识清晰度、反应能力，是否有昏迷、嗜睡等。

（2）情绪：判断患者情绪状态，如抑郁、焦虑可能提示心理疾病。

二、头颈部检查

头颈部检查包括头面部、眼部、耳、鼻、口腔和颈部检查。

1. 头面部。

（1）面容：观察患者面部外观是否异常，如满月脸、蝶形红斑提示库欣综合征或系统性红斑狼疮。

（2）头颅外形：颅骨是否对称，有无异常隆起或凹陷，检查是否有颅内压增高的特征。

2. 眼部。

（1）巩膜和结膜：巩膜发黄提示黄疸，结膜苍白提示贫血，充血提示感染或炎症。

（2）瞳孔：检查瞳孔大小、形状、对光反应，异常反应提示神经系统疾病。

3. 耳、鼻和口腔。

（1）耳廓及外耳道：检查耳道有无分泌物、鼓膜是否充血或破裂，外耳道异常提示中耳炎或感染。

（2）鼻腔：观察鼻腔有无出血、分泌物，鼻塞或鼻息肉可能提示过敏或炎症。

（3）口腔和咽部：观察口腔黏膜、牙龈和咽部是否有溃疡、出血、红肿等，舌苔和口臭提示消化系统异常。

4. 颈部。

（1）颈静脉：观察颈静脉充盈情况，充盈提示心功能不全或上腔静脉梗阻。

（2）甲状腺：触诊甲状腺的大小、质地和压痛，甲状腺肿大、质硬可能提示甲状腺疾病。

三、胸部检查

胸部检查包括对心脏和肺部的评估，能够识别心肺系统疾病的体征。

1. 心脏检查。

（1）视诊：观察胸廓是否畸形，有无心尖搏动异常等。

（2）触诊：评估心尖搏动位置、强度，异常搏动提示心脏扩大或肥厚。

（3）叩诊：确定心脏边界，心界扩大提示心脏增大或胸腔积液。

（4）听诊：听取心音是否清晰，有无额外心音（如第三、第四心音）及杂音，杂音提示心脏瓣膜病变。

2. 肺部检查。

（1）视诊：观察呼吸频率、节律及呼吸困难的程度，呼吸急促提示肺炎、气胸等疾病。

（2）触诊：胸部触诊判断有无压痛、胸膜摩擦感等，提示局部病变。

（3）叩诊：评估肺部浊音或清音，浊音提示实变、积液，清音提示气胸。

（4）听诊：评估呼吸音强度，有无啰音、湿啰音，湿啰音提示支气管分泌物增多，干啰音提示气道狭窄。

四、腹部检查

腹部检查旨在评估消化系统和腹部脏器的情况，包括视诊、触诊、叩诊和听诊。

1. 视诊。

腹部外形：观察腹部是否对称，有无膨隆，皮肤上有无疤痕、血管怒张，腹壁膨隆提示腹水或肥胖。

2. 触诊。

（1）腹部压痛点：判断是否有压痛、反跳痛等，明确病变位置，阑尾炎时常见麦氏点压痛。

（2）肝脏和脾脏触诊：确定肝脏和脾脏的大小、质地和是否有压痛，肝脏肿大提示肝硬化、肝炎。

（3）腹部包块：检查有无包块，位置、大小、质地，腹部包块可能提示肿瘤或增生性病变。

3. 叩诊。

（1）肝界和脾界叩诊：判断肝脾的大小，肝脏叩诊呈浊音增大提示肝脏肿大。

（2）移动性浊音：评估有无腹水，移动性浊音阳性提示腹腔内积液。

4. 听诊。

肠鸣音：肠鸣音亢进见于肠梗阻，减弱或消失提示麻痹性肠梗阻或腹膜炎。

五、四肢和脊柱检查

四肢和脊柱检查用于评估骨骼肌肉系统是否存在疼痛、变形、活动受限等异常。

1. 关节检查。

（1）关节外观：观察是否有红肿、变形，类风湿关节炎见于手指、腕关节变形。

（2）关节活动度：评估关节活动是否受限，活动受限伴疼痛提示炎症或退行性改变。

2. 肌肉检查。

（1）肌力评估：检测四肢肌肉的力量，肌力减弱可能提示神经肌肉疾病。

（2）肌张力：高肌张力见于上运动神经元损伤，低肌张力见于下运动神经元损伤。

3. 脊柱检查。

（1）脊柱形态：检查有无畸形，如侧弯、驼背等。

（2）脊柱压痛和活动度：脊柱压痛见于脊柱炎症、外伤或退行性疾病，活动受限提示强直性脊柱炎。

六、神经系统检查

神经系统检查评估患者的神经功能状态，包括感觉、运动、反射及协调功能。

1. 意识和定向力。

（1）意识水平：判断意识清晰度和定向力，是否有意识模糊、昏迷等。

（2）定向力：评估患者的时间、地点和人物定向能力，定向障碍提示大脑功能异常。

2. 颅神经检查。

眼球运动、听觉等各项功能是否正常，异常提示神经系统疾病，如面瘫、听神经瘤等。

3. 感觉和运动功能。

（1）感觉功能：触觉、痛觉、温度觉等，异常提示周围神经损伤或中枢神经病变。

（2）运动功能：肌力、肌张力、步态等评估，步态不稳、肌力减弱提示运动神经功能障碍。

4. 反射检查。

（1）腱反射：如膝反射、跟腱反射，反射亢进提示中枢病变，反射减弱提示外周病变。

（2）病理反射：如巴宾斯基征阳性，提示上运动神经元病变。

5. 协调功能。

指鼻试验、跟膝胫试验：观察动作协调性，协调不良提示小脑或感觉神经系统病变。

七、体格检查的注意事项

1. 温和接触：检查时动作轻柔，避免因过度按压引起患者不适。
2. 规范流程：按检查部位系统化操作，确保全面、准确。
3. 隐私保护：进行体格检查时，应尊重患者隐私，做好遮挡措施。

（熊祖明）

第三节　辅助检查

一、概述

辅助检查包括实验室检查和影像学检查等，旨在为临床诊断提供客观数据。合理使用辅助检查，结合病史和体格检查的结果，有助于基层医生准确评估患者病情，确定诊断，并制订治疗方案。

二、实验室检查

实验室检查是指通过血液、尿液、粪便及体液样本的分析，为疾病诊断和健康评估提供生化、细胞及微生物学等方面的数据。

1. 血液常规检查。

血常规：包括红细胞计数、白细胞计数、血红蛋白、血小板计数等，广泛用于感染、贫血和血液系统疾病的筛查。白细胞增多，提示感染、炎症或白血病；血红蛋白减少，提示贫血的可能；血小板减少，提示出血性疾病或血小板生成障碍。

2. 生化检查。

（1）肝功能检查：包括 ALT、AST、总胆红素、白蛋白等，用于评估肝脏损伤和功能。ALT、AST 升高提示肝细胞损伤，常见于肝炎、肝硬化等；总胆红素升高，提示黄疸或肝胆系统疾病。

（2）肾功能检查：包括血清肌酐、血尿素氮、尿酸等，用于评估肾脏的滤过和排泄功能。血清肌酐和血尿素氮升高提示急慢性肾功能不全；尿酸升高提示痛风风险。

（3）血糖和糖化血红蛋白（HbA1c）检查：用于糖尿病筛查和长期血糖控制的监测。空腹血糖升高，提示糖尿病或糖耐量异常；HbA1c 升高，提示血糖控制不佳。

（4）血脂检查：包括总胆固醇、低密度脂蛋白（low density lipoprotein，LDL）、高密度脂蛋白（high density lipoprotein，HDL）和甘油三酯等，用于动脉粥样硬化、冠心病等疾病风险评估。LDL 升高提示动脉硬化风险增加；HDL 降低提示心血管疾病风险增加。

3. 凝血功能检查。

PT 和 APTT：用于评估凝血功能，常用于术前筛查及出血倾向的评估。PT 延长提示维生素 K 缺乏、肝病或抗凝药物影响；APTT 延长提示凝血因子异常或抗凝药物影响。

4. 尿液常规检查。

尿常规：包括尿蛋白、红细胞、白细胞、葡萄糖等，用于泌尿系统疾病、糖尿病和代谢性疾病的筛查。尿蛋白阳性提示肾小球损伤；尿白细胞增多提示泌尿系统感染；尿糖阳性提示糖尿病。

5. 其他体液检查。

（1）粪便检查：包括隐血、寄生虫卵、细菌培养等，用于消化系统疾病、寄生虫感染的诊断。隐血阳性提示胃肠道出血；寄生虫卵阳性提示寄生虫感染。

（2）脑脊液检查：用于诊断中枢神经系统感染、炎症性疾病（如脑膜炎、脑炎等）。

三、影像学检查

影像学检查用于直观观察体内组织、器官结构及功能状态，是诊断和治疗计划制订的重要依据。

1.X线检查：是最早应用于临床的影像学技术，具有简便、经济、辐射剂量低等优点。

（1）适用范围。

①骨骼系统：骨折、关节脱位、骨肿瘤、骨质疏松等。

②呼吸系统：肺炎、肺结核、气胸、胸腔积液和肺水肿等。

③循环系统：二尖瓣狭窄、心包增厚与钙化等。

④消化系统：胃肠穿孔、肠梗阻等。

（2）优势：可快速初筛常见疾病，特别是骨骼系统及胸部疾病。

（3）临床意义。

①胸片（胸部正 / 侧位）：用于肺部感染、肺结核、肺肿瘤及胸膜疾病的筛查。

②骨骼 X 线：用于骨折及关节炎症的诊断，显示骨质变化及骨折移位情况。

③腹部平片：用于发现腹腔内积气（提示消化道穿孔）及肠梗阻。

（4）局限性：对软组织分辨率低，病灶重叠时易漏诊。

2. 超声检查（ultrasonography，US）：以其无辐射、实时动态和高分辨率的特点，成为基层医院应用最广泛的影像学检查之一。

（1）适用范围。

①腹部脏器：肝、胆、胰、脾、肾等实质器官病变。

②心血管系统：心功能评估、瓣膜病、心包积液等。

③浅表器官：甲状腺、乳腺、睾丸等组织的肿块检查。

④产科 / 妇科：胎儿生长监测、子宫及附件疾病。

⑤血管系统：下肢深静脉血栓、动脉硬化斑块检测。

（2）优势：实时成像，便于动态观察；无辐射，适合孕妇及儿童。

（3）临床意义。

①腹部超声：用于胆囊结石、肝硬化、腹腔积液等疾病的诊断。

②心脏超声（超声心动图）：用于评估心功能、检测心脏结构异常和心包积液。

③妇科超声：用于子宫肌瘤、卵巢囊肿的检查，以及评估胎儿发育情况。

④血管超声：用于检测深静脉血栓、动脉硬化和动脉瘤。

（4）局限性：声波无法穿透骨骼及含气组织，对肺部和胃肠道疾病的诊断有限。

3. 计算机断层扫描（CT）：CT 利用 X 线和计算机重建技术，可以清晰显示人体器官的三维结构。

（1）适用范围。

①头颅 CT：颅脑出血、脑梗死、颅内肿瘤等。

②胸部 CT：肺炎、肺结核、肺肿瘤、气胸等。

③腹部 CT：胰腺炎、肝脏肿瘤、肾结石等。

④骨骼 CT：骨折、骨肿瘤及骨质疏松。

（2）优势：高分辨率，能够清晰显示软组织、骨骼及血管；多平面重建提高解剖细节辨识度。

（3）临床意义。

①头颅 CT：用于急性脑卒中、脑外伤及颅内出血的快速评估。

②胸部 CT：准确评估肺结节、肿瘤浸润范围及淋巴结转移。

③腹部 CT：用于发现胰腺癌、肝癌及胆管结石，并评估腹腔脓肿及腹膜炎。

④骨骼 CT：用于复杂骨折的分型和术前评估。

（4）局限性：辐射剂量较高，费用较 X 线高；对软组织和血管显示仍有限。

4. 磁共振成像（MRI）：是一种基于原子核在磁场内共振所产生的信号进行成像的技术，具有优异的软组织对比度和多平面成像能力。

（1）适用范围。

①神经系统：脑肿瘤、脑卒中、脊髓病变等。

②骨骼肌肉系统：关节软组织损伤、椎间盘突出症等。

③腹盆腔器官：肝脏、胰腺及子宫附件病变。

（2）优势：对软组织的分辨率高，尤其适合中枢神经系统及关节软组织的检查；无电离辐射。

（3）临床意义。

①颅脑 MRI：用于诊断脑肿瘤、脑血管病变（如动脉瘤、静脉窦血栓）及神经退行性疾病（如帕金森病）。

②脊柱 MRI：用于评估椎间盘突出、脊髓肿瘤及脊柱结核。

③腹部 MRI：用于评估肝癌、胰腺癌及胆管癌的扩散情况。

④心脏 MRI：用于评估心肌病、心肌梗死和心包疾病。

（4）局限性：检查时间较长，对患者配合度要求高；费用较高，对骨骼病变诊断效果不如 CT。

5. 特殊影像学检查。

（1）造影检查。

①消化道造影：用于食管狭窄、胃溃疡及肠梗阻的评估。

②数字减影血管造影（digital subtraction angiography，DSA）：用于动脉瘤、动静脉畸形及血管狭窄的诊断。

（2）双能 X 射线吸收法（dual-energy X-ray absorptiometry，DXEA）：用于评估骨质疏松，监测骨密度变化。

（3）乳腺钼靶：用于乳腺肿块的筛查和鉴别诊断。

（4）PET-CT：用于肿瘤的早期发现及分期，评估全身代谢异常。

6. 影像学检查的选择与临床应用。

（1）基于疾病特点选择检查：骨折优先选择 X 线，复杂骨折需 CT 辅助；腹部急症（如肝胆胰疾病）首选超声；中枢神经系统病变优先选择 MRI。

（2）结合患者情况选择检查：孕妇和儿童尽量避免辐射，优先选择超声或 MRI；患者肾功能不全时应谨慎使用造影剂。

（3）检查前注意事项：CT 增强及 MRI 增强需注意患者是否有过敏史并评估肾功能；造影检查前询问过敏史，避免造影剂不良反应。

四、特殊功能检查

特殊功能检查包括内窥镜检查、心电图检查、肺功能检查等，用于特定系统或器官的深入评估。

1. 内窥镜检查。

（1）胃镜：用于上消化道疾病（如胃炎、胃溃疡、食管癌）的直接观察和活检。

（2）结肠镜：用于结肠炎、息肉和结直肠癌的筛查和诊断。

2. 心电图。

（1）常规心电图：用于检测心律失常、心肌缺血、心脏肥大等。ST 段抬高，提示急性心肌梗死；T 波倒置，提示心肌缺血或心室负荷增加。

（2）动态心电图（Holter 监测）：用于检测短暂性或隐匿性心律失常，尤其是阵发性心房颤动、室性早搏等。心动过缓或心动过速，提示心律失常，需结合症状进一步评估。

3. 肺功能检查。

肺功能检测：用于评估肺容量、气流速度，判断慢性阻塞性肺病、哮喘等呼吸系统疾病。FEV1/FVC 降低，提示气道阻塞性疾病；肺活量减少，提示肺顺应性降低，见于肺纤维化等。

4. 血气分析。

动脉血气分析：用于评估血氧和酸碱平衡状态，常用于呼吸衰竭、酸中毒或碱中毒的诊断。pH 值降低、PCO_2 升高，提示呼吸性酸中毒；PO_2 降低，提示缺氧。

五、辅助检查的注意事项

1. 选择合理：根据临床表现选择合适的检查，避免重复检查和资源浪费。

2. 时效性：急性病情（如脑卒中）时应选择快速检查手段（如 CT），尽快确诊并干预。

3. 全面评估：结合多项检查结果，避免单一结果带来的误判。

（蒋逆立）

第四节　诊断思维

诊断思维是指医生在诊断过程中系统化、条理化的分析和推理过程，是将临床信息转化为明确诊断的核心技能。合理的诊断思维不仅能够提高诊断的准确性和效率，还能有效避免漏诊和误诊。诊断思维主要包括诊断思路的建立、信息的分析和归纳、鉴别诊断的流程以及最终诊断的确认。

一、诊断思路的建立

诊断思路是医生进行诊断活动的框架，为整个诊断过程提供方向和步骤。建立诊断思路应包括以下内容。

1. 以主诉为导向。

（1）明确主诉：主诉是诊断的起点，医生需通过主诉初步确定主要症状，并结合其持续时间、严重程度等信息形成初步印象。

（2）设定初步诊断范围：根据主诉及患者的表现，设定可能的病因类别（如感染性、代谢性、神经性），为后续诊断提供方向。

2. 围绕现病史展开。

（1）症状分析：现病史提供了症状的详细特征，如发病急缓、症状变化、伴随症状等，通过分析这些信息，医生可以逐步锁定病因。

（2）病程判断：急性症状多提示感染、创伤、血管事件；慢性症状多见于代谢性、免疫性或肿瘤性疾病，进而确定诊断的思路。

3. 系统性分析。

（1）结合既往史和个人史：既往史中的慢性疾病和个人史中的生活习惯等会影响

患者的整体健康状态，是诊断的重要参考。

（2）考虑家族史：家族史中的遗传性疾病、易感性等可为诊断提供方向，例如家族中有糖尿病史，患者出现多饮多尿，则糖尿病可能性增大。

二、信息的分析和归纳

信息的分析与归纳是将病史、体格检查和辅助检查结果进行系统分析，以便逐步缩小诊断范围。

1. 信息分类整理。

（1）整理相关信息：将患者的症状、体征和检查结果进行分类整理。例如，系统整理后发热、咳嗽、肺部湿啰音和血常规白细胞增多的症状可初步考虑肺炎。

（2）分析信息一致性：判断收集的信息是否指向同一个病因。若大部分检查结果和临床表现均支持同一疾病，则其可能性较大。

2. 排除不相关信息。

（1）聚焦关键信息：剔除与主诉或核心症状关联不大的次要信息，减少干扰，避免误诊。例如，患者主诉为右上腹痛、黄疸，而既往的轻微胃痛并不影响当前的诊断思路。

（2）动态信息处理：诊断过程中，如新症状或体征出现，须重新评估，适时调整诊断思路，以确保诊断的准确性。

三、鉴别诊断的流程

鉴别诊断是诊断思维的关键步骤，通过对疾病的共性和差异性分析，逐步缩小诊断范围。

1. 形成鉴别诊断清单。

（1）罗列可能疾病：基于主诉和现病史，将符合当前症状的疾病列入清单。清单从常见病到罕见病，按可能性排序。

（2）优先考虑常见病：在基层医疗中，优先考虑常见病、流行病等概率较高的疾病，并结合临床资料判断罕见病的可能性。

2. 逐步排除疾病。

（1）体格检查排除：通过体格检查排除部分疾病，如腹部压痛局限在右下腹可提示阑尾炎，而非全腹炎症。

（2）辅助检查筛查：通过实验室检查或影像学检查逐步排除部分病因。例如血糖检测排除糖尿病，胸片排除肺结核。

（3）分析不一致信息：对于不符合某疾病的典型表现的症状，应再考虑其他疾病，以避免误诊。

3. 结合疾病特征做最终排除。

（1）典型症状特征：在鉴别诊断过程中，最终确认与疾病特征一致的诊断。如痛风性关节炎患者有高尿酸血症、突发单关节疼痛等特征。

（2）特异性检查结果：某些检查结果具高度特异性，如抗核抗体阳性提示系统性红斑狼疮，则诊断优先考虑这一可能。

四、最终诊断的确认

通过病史、体检、鉴别诊断和辅助检查，最终确认疾病诊断。确认诊断时应具备逻辑性、科学性。

1. 诊断依据的确认。

（1）确认主要诊断：根据患者的主诉、主要症状和检查结果，确定最可能的疾病，并列出符合该诊断的主要依据。

（2）排除竞争性诊断：列出排除其他疾病的理由，包括不符合症状、检查结果或体征的差异。

2. 结合治疗效果的动态诊断。

（1）治疗试验：部分疾病的诊断可结合治疗效果进行验证，例如消化性溃疡疑似患者服用质子泵抑制剂后疼痛缓解，有助于确定诊断。

（2）动态观察：对于不易确诊或发展缓慢的疾病，如慢性肾病，需结合动态监测结果不断调整诊断，以确保其正确性。

3. 诊断中的注意事项。

（1）避免过度诊断：基层医生应特别注意避免将轻微症状或检查异常解读为重大疾病，影响患者的正常生活和心态。

（2）警惕潜在的漏诊：关注患者的高危因素，如有无癌症家族史、反复发作的特征，避免因常见症状而忽视潜在的严重疾病。

五、诊断思维中的注意事项

诊断思维的形成需要长期实践和思维训练，以下是一些注意事项。

1. 临床思维的多维性。

（1）病因多重性考虑：部分疾病可由多种病因引起，医生应避免片面思考。例如腹痛可由胃溃疡、胆结石、胰腺炎等多种原因引起。

（2）多系统综合考虑：部分患者可能同时存在多系统疾病，需多角度思考，如糖尿病患者也可能存在心脑血管并发症。

2. 证据循证化。

（1）使用循证医学证据：选择基于循证医学的最佳诊疗方案，确保诊断决策的科学性和可靠性。

（2）避免思维定式：避免单纯依赖过去的经验，应以科学依据为主，根据患者实际情况灵活调整诊断策略。

3. 及时复查与调整。

（1）复查和随访：基层医生在患者确诊后应安排复查和随访，以确保诊断和治疗的持续准确性，尤其是慢性疾病的管理。

（2）诊断反馈：通过复查的变化及患者的反馈不断总结和调整诊断思维，提高诊断的敏感性和特异性。

（陈平）

第三章　治疗原则与策略

第一节　治疗原则

治疗原则是制订和实施治疗方案的核心指导思想，涵盖疾病管理的基本策略。基层医院医生掌握科学的治疗原则，有助于提高治疗效果，减少并发症及不良反应。治疗原则包括个体化治疗、对症治疗、病因治疗、并发症预防与处理以及整体观念和长期管理等方面。

一、个体化治疗

个体化治疗是根据患者的具体情况制订针对性治疗方案。不同患者对疾病的反应和耐受性不同，个体化治疗可以提高治疗的效果和安全性。

1. 考虑患者的年龄、性别、体重。

（1）儿童和老年患者：儿童器官发育未成熟，老年患者多存在器官功能减退，药物剂量需调整，避免过量用药。

（2）体重：体重直接影响药物代谢，尤其是窄治疗窗药物，需根据体重精准调整剂量。

2. 基础疾病和过敏史。

（1）慢性病：糖尿病、高血压等慢性病患者用药需考虑药物的相互作用和潜在的不良反应。

（2）过敏史：对头孢、青霉素等过敏的患者应避免使用相关药物，必要时进行药物过敏试验。

3. 社会心理因素。

（1）生活环境：考虑患者的居住地、经济状况和文化背景，制订患者易于接受和坚持的治疗方案。

（2）心理状态：焦虑、抑郁等心理状态可影响疾病治疗效果，应适当给予心理支持或推荐心理咨询。

二、对症治疗

对症治疗是指缓解患者症状的治疗方法，重点在于提高患者的舒适度和生活质量。对症治疗适用于病因尚不明确的情况下，或作为病因治疗的辅助措施。

1. 镇痛。

（1）止痛药物选择：轻中度疼痛可选择非甾体抗炎药（NSAID），如对乙酰氨基酚；中重度疼痛可考虑阿片类药物，但应避免长期使用。

（2）联合用药：必要时采用多种镇痛药物联合使用，以减少单一药物的剂量和副作用。

2. 缓解发热和炎症。

（1）退热处理：高热患者可应用退热药如对乙酰氨基酚、布洛芬等，并注意补充水分，避免脱水。

（2）抗炎药物：轻度炎症可采用 NSAID 缓解症状，重度炎症则需考虑糖皮质激素等抗炎药物。

3. 控制呼吸道和消化道症状。

（1）咳嗽和咳痰：对于咳嗽的患者，采用祛痰药或止咳药；痰液黏稠时给予祛痰剂，如氨溴索。

（2）止吐和止泻：恶心呕吐可用止吐药如甲氧氯普胺，腹泻患者可用口服补液盐纠正电解质失衡。

三、病因治疗

病因治疗是指直接针对疾病的根本原因进行治疗，病因明确时优先选择病因治疗。

1. 抗感染治疗。

（1）细菌感染：选用抗生素治疗，需依据细菌培养及药敏试验选择合适抗菌药物，避免滥用抗生素。

（2）病毒感染：通常采用抗病毒药物，如阿昔洛韦用于疱疹病毒感染，奥司他韦用于流感等，但注意抗病毒药物的适应证和疗程。

2. 针对性治疗。

（1）自身免疫疾病：如系统性红斑狼疮、类风湿关节炎等，通过免疫抑制剂（如甲氨蝶呤、环磷酰胺）控制病情。

（2）肿瘤：视肿瘤性质进行手术、化疗、放疗或靶向治疗，基层医院需为患者做好基础评估及转诊。

3. 代谢性疾病治疗。

（1）糖尿病：通过药物（如二甲双胍、胰岛素）、饮食控制和生活方式调整稳定血糖。

（2）高血压：以降压药物（如血管紧张素转化酶抑制剂、钙通道阻滞剂、利尿剂）为主，结合生活方式干预。

四、并发症预防与处理

并发症预防是治疗过程中的关键措施，尤其是慢性病和老年患者，关注并发症有助于提高治疗效果，减少疾病的严重性。

1. 预防感染。

（1）肺部感染、泌尿系感染：身体基础较差或卧床患者，易并发肺部感染或泌尿系感染，加强自主咳痰或机械辅助排痰，适当饮水可改善血液循环、有助于排出病原体。

（2）术前抗菌预防：在外科手术前，根据操作风险给予抗菌药物预防感染。

（3）免疫力低下人群：对免疫缺陷患者及长期使用免疫抑制剂的患者，进行定期感染筛查，并根据情况预防性使用抗生素。

2. 预防静脉血栓等心脑血管意外。

（1）高危患者：对于卧床、肥胖或手术后患者，主动或被动活动肢体有助于预防心脑血管意外，使用抗凝药物（如低分子量肝素）、肢体按摩或弹力袜等预防血栓形成。

（2）糖尿病患者：血糖控制不良者易出现微血管病变和血栓，应密切监测血糖和心血管状况。

3. 预防骨质疏松。

长期糖皮质激素使用者：易引起骨质疏松，应配合钙剂和维生素 D，必要时使用抗骨质疏松药物。

五、整体观念和长期管理

整体观念要求将患者视为一个整体，而不仅仅关注某一疾病或症状。整体观念和长期管理是慢性病治疗和全人健康管理的基础。

1. 疾病的综合管理。

（1）合并多种慢性病患者：如老年患者合并糖尿病、高血压、心血管疾病等，需在治疗中平衡各疾病的药物相互作用，避免药物过多或冲突。

（2）心理因素的管理：对合并抑郁、焦虑等情绪障碍的慢性病患者，可联合心理咨询或心理治疗，提高患者的治疗依从性和生活质量。基础疾病多、病情复杂的患者易出现失眠谵妄等，对此类患者的睡眠管理有助于提高疗效。

2. 健康教育和患者自我管理。

（1）健康教育：向患者及其家属普及疾病知识，特别是慢性病的防治措施和生活方式调整方法。重大疾病患者及家属对疾病会存在一定的接受期，需对患者及家属进行合理安抚。

（2）自我管理：鼓励患者进行血糖、血压监测，维持健康生活方式，降低急性发作风险。

3. 定期随访和复查。

（1）随访安排：慢性病患者需定期随访，监测病情变化，及时调整治疗方案。

（2）复查项目：根据不同疾病制订复查项目，如糖尿病患者需定期复查血糖、糖化血红蛋白等，以评估血糖控制效果。

六、治疗原则中的注意事项

1. 合理用药，避免过度治疗。

（1）合理用药：选择适当剂量，避免药物过度使用，防止不良反应或药物相互作用。

（2）避免过度治疗：避免将轻微症状当作重症处理，增加不必要的治疗负担。

2. 疗效和安全并重。

（1）平衡疗效与安全性：特别是在选择抗感染、抗肿瘤药物时，应严格评估用药风险，确保治疗的安全性。

（2）定期评估不良反应：定期监测患者的肝肾功能、血常规等，发现不良反应时及时调整药物或剂量。

3. 多学科协作与转诊。

（1）多学科协作：对复杂病例，基层医生应主动寻求上级医院或相关专科医生的协助，制订合理的诊疗方案。

（2）转诊指征：对于疑难病例或严重病例，在基层医院无法有效治疗时应及时转诊。

（陈平）

第二节　治疗策略

治疗策略是在诊断明确后，根据患者的实际情况制订的系统性治疗方案。科学合理的治疗策略能够提高治疗效果，减少并发症和不良反应。基层医院的治疗策略需结合医疗资源、患者需求以及疾病特点，确保患者得到高效、安全的医疗服务。

一、治疗目标的确定

治疗目标是治疗策略的核心，基层医生需根据患者的具体情况明确短期和长期治疗目标。

1. 短期目标。

（1）缓解症状：优先缓解患者的主要症状，提高患者的生活质量。例如，高热患者的首要目标是退热，急性腹痛患者的目标是缓解疼痛。

（2）控制病情：在急性疾病中，快速控制病情进展，预防进一步恶化是治疗的关键。例如，急性心衰患者需快速改善心功能，缓解呼吸困难。

2. 长期目标。

（1）根治或缓解病因：对可治愈的疾病，采取根治措施；对慢性疾病，采取长期控制的策略，如糖尿病、高血压的长期管理。

（2）预防并发症：特别是对慢性病患者，通过优化治疗方案预防并发症，如高血压患者需预防心、脑、肾等靶器官损害。

（3）改善生活质量：对于慢性病或不可治愈的患者，关注生活质量，减少不适症状，延缓疾病进展。

二、治疗方案的制订

治疗方案是将治疗目标具体化为可执行的治疗措施，包括药物治疗、手术治疗、康复治疗等。

1. 药物治疗。

（1）合理选择药物：根据病因和症状选择最合适的药物。优先选择一线药物，慎用二线药物或辅助药物，避免过度治疗。

（2）制订合适剂量和疗程：不同年龄、体重的患者用药剂量不同，疗程需结合疾病性质，急性病疗程较短，慢性病则需长期或维持用药。

（3）监测疗效和不良反应：建立监测计划，尤其对需要长期用药的慢性病患者，定期复查相关指标（如肝肾功能、血糖、血脂等），以确保疗效和安全。

2. 非药物治疗。

（1）生活方式调整：适用于慢性病患者，鼓励健康饮食、适量运动、戒烟限酒等，有助于控制病情和提高免疫力。

（2）物理治疗：如疼痛患者的局部热敷、关节病的理疗等，通过物理方式缓解症状，提高疗效。

（3）心理支持：对焦虑、抑郁的患者，心理支持和沟通能够提高治疗依从性，减轻精神负担。

3. 手术及其他干预措施。

（1）外科手术：对无法通过药物治愈的疾病，如急性阑尾炎、胆囊结石、骨折等，手术是首选治疗方法。手术适应证应明确，确保手术安全性。

（2）介入治疗：如冠心病的冠状动脉支架植入、恶性肿瘤的介入消融等，基层医院需具备一定设备和技术条件，必要时转诊上级医院。

三、治疗方案的调整与优化

治疗方案的调整与优化是指根据病情变化和治疗反应，动态调整方案以达到最佳疗效。

1. 定期随访与评估。

（1）复查必要的指标：如血压、血糖、血脂、肝肾功能等，通过检查评估治疗效果。

（2）动态监测症状变化：如痛风患者监测尿酸水平和关节症状，糖尿病患者监测血糖水平。若治疗效果不佳，及时优化方案。

2. 个体化调整。

（1）根据患者耐受性调整：不同患者对药物的耐受性不同，若出现明显不良反应或耐受差，可换用同类药物或调整剂量。

（2）根据并发症调整：若患者出现新的并发症，如糖尿病患者出现肾功能不全，需在确保病情控制的前提下调整降糖药物，避免加重肾损伤。

3. 治疗目标的阶段性调整。

（1）急性期与缓解期策略：疾病在急性期和缓解期的治疗策略应有所不同。急性期以控制症状为主，缓解期则侧重于预防复发。

（2）调整治疗优先级：多系统疾病患者需在治疗中平衡各系统负担和风险，例如，糖尿病和高血压共存的患者，需同时兼顾降糖和降压。

四、并发症和不良反应的预防与处理

并发症和不良反应的预防与处理是制订治疗策略的重要环节，特别是在多系统或多药物治疗时。

1. 药物不良反应的预防。

（1）选择低副作用药物：尽量选择副作用较低的药物，避免使用具有严重不良反应的药物，尤其在老年患者或儿童中。

（2）监测高风险药物：如长期使用糖皮质激素者需监测骨质疏松、血糖、血压等，避免长期用药引起不良反应。

（3）定期复查：定期进行血常规、肝肾功能检测，及时发现药物引起的生理变化。

2. 并发症的预防。

（1）慢性病管理：慢性病患者容易出现并发症，需采取相应措施预防。例如，高血压患者定期复查心、脑、肾功能，防止靶器官损伤。

（2）术后并发症管理：对术后感染、出血、血栓等并发症风险高的患者，适时给予预防性抗菌药物、抗凝药物等。

3. 及时处理不良反应。

（1）症状性治疗：如患者出现胃肠道不适，可暂时停药或使用护胃药；过敏反应时立即停药，并给予抗过敏治疗。

（2）更换药物：若出现严重不良反应，如肝肾功能异常或血液学变化，需及时更换药物或调整治疗方案。

五、转诊与多学科协作

转诊与多学科协作是指当患者病情复杂或超出基层医院处理能力时，合理选择转诊及协作方案。

1. 转诊适应证。

（1）疑难病症：基层医院无法确诊或治疗的疑难病症，应及时转诊至上级医院。

（2）急危重症：急性心肌梗死、急性脑卒中等危急病症，应立即启动转诊流程，保障患者的及时救治。

2. 多学科协作。

（1）与专科医生合作：对需要多学科干预的病例，如糖尿病合并冠心病、肾功能不全等，应及时联系专科医生参与诊疗。

（2）进行病例讨论：对复杂病例或病情变化较快的患者，组织多学科讨论，制订更合理的治疗策略，避免单一学科处理的局限性。

3. 转诊后的管理。

（1）转诊后的随访：对于转诊后的患者应定期随访，掌握转诊后的治疗进展和效果。

（2）转诊后的继续管理：部分慢性病患者在转诊治疗后需回基层医院继续管理，基层医生应根据上级医院的建议制订后续治疗方案。

六、治疗策略中的注意事项

1. 谨慎对待联合用药。

（1）避免药物相互作用：多药联用时，需详细了解药物相互作用，避免引起不良反应或降低药效。

（2）合理简化用药方案：特别是老年人和慢性病患者，合理简化用药方案以提高患者的依从性。

2. 强调治疗依从性。

（1）加强医患沟通：向患者及家属解释治疗方案，提升患者的治疗依从性。

（2）定期评估依从性：对需长期服药的患者进行依从性评估，确保患者按时按量用药，避免因停药或漏药影响治疗效果。

3. 重视患者教育。

（1）健康教育：为慢性病患者提供疾病、用药及生活方式调整的知识，提高患者自我管理能力。

（2）生活指导：指导患者调整饮食、运动，控制体重，戒烟限酒，改善生活方式，提高整体治疗效果。

（熊祖明）

第三节　药物选择与用药安全

药物选择与用药安全是基层医疗中至关重要的环节，合理选择药物并确保用药安全不仅可以提升治疗效果，还能有效预防不良反应、提高患者的治疗依从性。在基层医院，医生需要在资源有限的情况下做到精准用药，合理避开潜在风险，为患者提供安全、有效的治疗方案。

一、药物选择的基本原则

在临床中，药物选择应基于科学依据和患者的个体情况，做到合理、规范、有效。药物选择主要遵循以下几个基本原则。

1. 基于疾病病因和病理机制。根据疾病的病因和发病机制选择最合适的药物，从根本上治疗或缓解病情。

（1）病因治疗优先：如细菌感染患者选择合适的抗生素，针对性的抗菌治疗优于单纯的对症治疗。

（2）症状性治疗：在病因不明或无特效治疗的情况下，可以采用对症治疗缓解症状，如使用解热镇痛药物缓解发热和疼痛。

2. 优先选择一线治疗药物。在用药方案中优先选择经过循证医学验证且已被广泛认可的一线药物，确保疗效和安全性。

（1）效果确切、耐受性好：如高血压治疗中的钙通道阻滞剂（calcium channel blocker， CCB）和血管紧张素转换酶抑制剂（angiotensin converting enzyme inhibitor，ACEI），都是一线降压药物，已被大量研究证实效果可靠。

（2）经济性：优先选用价格适中的一线药物，减轻患者经济负担，提高治疗依从性。

3. 根据患者的个体差异。药物选择需考虑患者的年龄、体重、性别、基础疾病和生理状态，做到个体化用药。

（1）儿童和老年人：儿童的器官发育尚未成熟，而老年人肝肾功能减退，药物选择需特别慎重，避免使用对生长发育或肝肾有不良影响的药物。

（2）合并基础疾病：如高血压患者合并糖尿病，选择对糖代谢影响较小的降压药（如 ACEI）；合并肾功能不全的患者，避免使用肾毒性较强的药物（如 NSAID）。

4. 避免药物间相互作用。药物之间的相互作用可能影响疗效或增加不良反应，因此在选择多种药物联合使用时需特别注意。

（1）抑制和增强代谢：如华法林与大环内酯类抗生素联用时，后者可抑制肝酶代谢，导致华法林血药浓度升高，增加出血风险。

（2）拮抗作用：如氢氯噻嗪与降糖药物同时使用时，噻嗪类利尿剂会升高血糖水平，抵消降糖药的效果。

二、常见药物选择的指导

基层医院常见的治疗包括抗感染、降压、降糖、镇痛和抗过敏等方面，用药需根据具体疾病特点选择合适的药物。

1. 抗感染药物。抗感染药物选择需结合感染类型、病原体、药敏试验结果等信息，尽量使用窄谱抗生素避免耐药性。

（1）抗生素：细菌性感染时应根据药敏试验选择抗生素。常用的抗生素分为 β-内酰胺类（如青霉素、头孢菌素）、大环内酯类（如红霉素）等。轻度感染优先选择口服抗生素，严重感染时需静脉给药。

（2）抗病毒药物：病毒性感染如流感、带状疱疹等，可选用奥司他韦、阿昔洛韦等抗病毒药物。一般病毒感染不建议使用抗生素，以避免细菌耐药。

（3）抗真菌药物：如浅表真菌感染选择外用抗真菌药（如特比萘芬），而深部真菌感染需使用系统性抗真菌药（如氟康唑）。

2. 降压药物。降压药物选择需根据患者的年龄、是否合并其他疾病及个体反应情况来确定。

（1）ACEI/ 血管紧张素受体阻滞药（angiotensin receptor blocker，ARB）类：如卡托普利、缬沙坦，适用于伴有糖尿病或肾病的高血压患者，可降低蛋白尿，保护肾功能。

（2）CCB：如硝苯地平、氨氯地平，适合老年高血压患者，尤其是伴有外周血管阻力升高的情况。

（3）β 受体阻滞剂：如美托洛尔、比索洛尔，适用于心率较快的高血压患者，尤其是合并冠心病或心力衰竭的患者。

3. 降糖药物。糖尿病药物选择需根据患者病情、年龄、肾功能和体重等情况个体化调整。

（1）双胍类：如二甲双胍，适合单纯性 2 型糖尿病患者，能有效控制血糖且不增加体重，但肾功能不全者禁用。

（2）磺脲类：如格列本脲，适用于胰岛功能尚存的患者，但存在低血糖风险，适合较年轻的患者。

（3）胰岛素：适用于口服药物控制不佳的患者或特殊情况（如妊娠糖尿病、急性重症患者），需要严格监测血糖。

4. 镇痛药物。镇痛药的选择依据疼痛类型和程度，尽量选择安全、依赖性小的药物。

（1）NSAID：如对乙酰氨基酚、布洛芬，适用于轻至中度疼痛，但需注意胃肠道不良反应。

（2）阿片类药物：如吗啡、芬太尼，适用于中重度疼痛，但有成瘾性，应谨慎使用，短期使用且严格遵循剂量。

5. 抗过敏药物。抗过敏药物多用于缓解过敏性鼻炎、荨麻疹等，需根据患者的具体症状选择适当的药物。

（1）第一代抗组胺药：如苯海拉明，有镇静作用，适用于急性过敏反应，但不适合长期使用。

（2）第二代抗组胺药：如氯雷他定、西替利嗪，适用于慢性过敏性疾病，副作用少，适合长期使用。

三、用药安全的基本原则

在基层医院，由于医疗资源和技术的局限性，用药安全尤为重要。通过系统的用药监测、个体化的剂量调整和不良反应的预防与管理，最大限度地保障患者的用药安全。

1. 精确的剂量计算和调整。

（1）儿童和老年人剂量：儿童和老年人需特别注意剂量调整。儿童根据体重或体表面积计算，老年人应酌情减少剂量，避免药物蓄积中毒。

（2）肝肾功能不全的剂量调整：肝肾功能下降的患者代谢、排泄减弱，用药需根据肝肾功能检查结果适当减少剂量，避免药物蓄积。

2. 避免多药联合导致的不良反应。多药联用容易增加不良反应风险，因此在基层医院用药时需注意避免不必要的联合用药。

（1）限制药物种类：在满足治疗效果的前提下，尽量简化用药种类，减少药物相互作用。

（2）了解常见的药物相互作用：如抗酸药与某些抗生素（如喹诺酮类）合用会影响吸收效果，应间隔服用；抗抑郁药与降压药合用可能引起低血压。

3. 监测药物不良反应。定期监测患者在用药过程中出现的不良反应，及时发现问题并处理。

（1）血常规和肝肾功能监测：长期使用肝毒性或肾毒性药物（如 NSAID、抗生素）需定期检测肝肾功能和血常规。

（2）专门的不良反应监测：如使用华法林时需监测国际标准化比值（international normalized rati，INR），以确保在安全范围内；糖皮质激素需定期检测血糖、血压。

4. 提高患者的用药依从性。患者的依从性是治疗效果的重要影响因素，基层医生需加强与患者的沟通，帮助患者理解治疗方案。

（1）简化用药方案：尽量减少服药次数，如选用长效制剂或联合制剂，方便患者依从。

（2）告知不良反应：向患者解释可能出现的常见不良反应及其处理措施，让患者知情并提前做好准备。

（3）加强健康教育：帮助患者理解疾病及治疗的重要性，建立正确的服药习惯，提高用药依从性。

四、用药安全的监控和管理

基层医院在用药安全管理中需建立系统的用药监测和应急处理措施，确保在发现问题时可以迅速反应。

1. 建立药物不良反应档案。

（1）记录过敏史和不良反应史：患者的过敏史和既往不良反应需详细记录，尤其是严重过敏反应的药物。

（2）随访管理：对有严重不良反应风险的患者，定期随访，及时调整药物选择和剂量，防止不良反应再次发生。

2. 应急处理措施。

（1）配备急救药品：基层医院应配备急救药物，如肾上腺素、抗组胺药、糖皮质激素等，以应对急性过敏反应。

（2）培训医护人员：确保医护人员熟练掌握不良反应的应急处理措施，如过敏性休克的急救处理，避免不良反应带来的风险。

3. 加强患者的用药指导。

（1）口头指导和书面说明：对于复杂用药方案，通过口头和书面形式向患者详细说明用药方法和注意事项。

（2）随访评估：定期电话随访或面对面复诊，了解患者的服药情况和不良反应，及时提供用药建议。

五、特殊人群的用药安全管理

特殊人群如儿童、孕妇、老年人等在用药上有独特的风险，基层医院需特别关注。

1. 儿童。

（1）剂量精确计算：儿童用药应根据体重或体表面积计算剂量，避免用成人剂量直接减半。

（2）避免某些药物：如四环素可能影响儿童骨骼发育，不宜使用；阿司匹林易引起儿童瑞氏综合征，也应避免。

2. 孕妇和哺乳期妇女。

（1）安全性评估：药物在怀孕期间是否安全需综合评估，避免可能导致胎儿致畸的药物（如氨基苯甲酸类药物）。

（2）选择低风险药物：孕妇用药尽量选择 FDA 分类中 A 级或 B 级药物，如抗生素选择青霉素类、头孢菌素类较安全。

3. 老年人。

（1）剂量调整：老年人肝肾功能减退，用药时需减少剂量并监测肝肾功能。

（2）关注药物相互作用：老年人多存在多病共存的情况，需特别注意药物间的相互作用，减少多药联用引起的风险。

六、合理用药和安全性总结

合理用药和用药安全在基层医院至关重要，通过规范的药物选择、剂量调整和不良反应监测可以大幅提高治疗效果，保障患者的安全。基层医生应当在日常工作中根据个体化特点进行合理用药，如儿童、老年人和特殊病情患者。定期监测不良反应，特别是长期用药患者，及时发现问题并处理。加强患者教育和指导，帮助患者了解用药的意义和方法，提高用药依从性。建立安全用药机制和应急反应体系，在不良反应发生时快速处理，确保患者的用药安全。

（熊祖明）

第四节　非药物治疗

非药物治疗是药物治疗的有效补充手段，能够在改善症状、提高治疗效果的同时，减少药物使用带来的不良反应。非药物治疗涵盖了生活方式干预、物理治疗、心理治疗、康复治疗以及其他特殊治疗方法。非药物治疗策略因个体差异，医生需根据患者的具体情况选择最合适的方法。

一、非药物治疗的作用与适用范围

非药物治疗包括各种不依赖药物而通过物理、心理、饮食等方式进行的治疗措施。适用范围包括慢性病管理（如糖尿病、高血压）、术后康复、疼痛管理、心理问题（如抑郁、焦虑）等，其在以下几方面具有重要作用。

1. 缓解症状：如慢性疼痛、失眠、焦虑等。

2. 降低药物依赖：尤其适合慢性病患者，减少药物剂量和不良反应。

3. 预防复发：如糖尿病、高血压、冠心病等患者，通过健康生活方式改善能有效预防复发。

二、生活方式干预

生活方式干预是慢性病管理中的基础措施，通过合理的生活习惯帮助患者更好地控制病情。

1. 饮食管理。饮食管理对血糖、血压和体重控制有显著效果。基层医院医生应根据患者的疾病特点给予科学的饮食建议。

（1）糖尿病的饮食管理。

①控制碳水化合物：建议患者减少高血糖指数（glycemic index，GI）食物，如白米饭、面条；优先选择低 GI 食物如全谷类、蔬菜。

②减少高糖、高脂饮食：避免含糖饮料和高脂肪食物，选择清淡饮食，控制总热量。

（2）高血压的饮食管理。

①低盐饮食：每日盐摄入量不超过 5 g。建议避免腌制食品、快餐、加工食品等。

②高钾、高钙摄入：增加水果、蔬菜、低脂乳制品的摄入，有助于降低血压。

（3）心血管病的饮食管理。

①低脂、低胆固醇：限制摄入饱和脂肪酸和胆固醇，建议食用富含不饱和脂肪酸的食物，如鱼类、橄榄油等。

②增加膳食纤维：多食用粗粮、蔬菜、水果，有助于降低血脂，改善肠道健康。

2. 运动干预。适当的运动可促进新陈代谢、增强心肺功能，对慢性病管理尤为重要。

（1）有氧运动。

①适用人群：大部分患者，包括糖尿病、高血压、心血管疾病、肥胖等患者。

②运动形式：步行、游泳、骑自行车等，每周至少 150 分钟，分 3~5 次完成。

③运动强度：轻中度，保持心率在最大心率的 60%~70%，避免过度运动。

（2）力量训练。

①适用人群：适合骨质疏松、关节炎患者，糖尿病患者也可适当进行。

②运动形式：哑铃、阻力带、深蹲等，每周 2 次。

③强度和时间：中等强度，每次 10~20 分钟，注意避免运动损伤。

（3）运动注意事项。

①根据个体情况调整：心肺功能不佳、年老体弱者应循序渐进，避免高强度运动。

②监测运动反应：运动中出现胸闷、气促、头晕等症状应立即停止。

3. 戒烟限酒。吸烟和酗酒是多种慢性病的危险因素，戒烟限酒是改善健康的关键步骤。

（1）戒烟：减少心血管疾病、呼吸系统疾病的发生风险。基层医院医生应向患者普及吸烟危害，并提供戒烟咨询服务。

（2）限酒：建议控制饮酒量，尤其对肝病、高血压、糖尿病患者。男性每日酒精量不超过 20 g（约 1 瓶啤酒），女性不超过 10 g。

三、物理治疗

物理治疗通过物理方法（如热疗、冷疗、电刺激等）缓解病痛，提高康复效果。

1. 热疗和冷疗。热疗和冷疗分别通过热量和冷却作用改善局部血液循环，缓解肌肉痉挛和关节疼痛。

（1）热疗。

①作用机制：热疗可促进血液循环，缓解肌肉紧张，常用于慢性疼痛、关节炎等。

②应用方法：热敷袋、温水浴、超短波理疗等。每次 10~20 分钟，每天 1~2 次。

③注意事项：避免对患有急性炎症或皮肤损伤的区域进行热疗。

（2）冷疗。

①作用机制：冷疗通过收缩血管、降低局部新陈代谢来减轻炎症和疼痛，常用于急性扭伤、肌肉拉伤等。

②应用方法：冰袋、冷敷，每次 5~15 分钟，每天 2~3 次。

③注意事项：避免长时间冷敷，以防冻伤，适合急性损伤患者。

2. 电刺激治疗。电刺激治疗是使用低频电流刺激神经和肌肉，常用于缓解疼痛和促进肌肉功能恢复。

（1）适用范围：神经性疼痛、肌肉萎缩、术后康复等。

（2）操作方法：将电极放置于疼痛或无力的肌肉上，使用低频电流刺激，每次 10~30 分钟。

（3）注意事项：避免对皮肤有损伤或金属植入物的患者使用电刺激。

3. 按摩疗法。按摩通过物理刺激缓解肌肉紧张，改善血液循环，常用于肌肉酸痛、关节疼痛。

（1）适用范围：肩颈僵硬、背部疼痛、软组织损伤后恢复等。

（2）操作方法：轻揉、拍打、按压等手法，每次 15~30 分钟。

（3）注意事项：避免对急性炎症、肿胀或出血区域进行按摩。

四、心理治疗

心理治疗是通过心理干预帮助患者缓解焦虑、抑郁等心理症状，尤其在慢性病和重大疾病中发挥重要作用。

1. 认知行为疗法（cognitive behavioral therapy，CBT）。CBT 通过改变患者对疾病的认知和反应，帮助其适应疾病，提高生活质量。

（1）适用范围：慢性疼痛、失眠、抑郁、焦虑等患者。

（2）操作方法：通过识别和纠正患者对疾病的消极思维，逐步引导其接受病情，改善情绪。

（3）实施方式：每周 1~2 次，每次 30~60 分钟。可以个人或小组形式进行。

2. 支持性心理治疗。支持性心理治疗通过情绪支持和鼓励帮助患者建立积极的生活态度。

（1）适用范围：遭遇重大疾病（如癌症）、丧失亲人等造成心理压力的患者。

（2）操作方法：医护人员通过倾听、理解、陪伴等方式，给予患者情感支持。

（3）实施方式：面对面交流或电话随访，每次 20~30 分钟。

3. 放松疗法。放松疗法通过深呼吸、冥想、渐进性肌肉放松等方法，缓解焦虑和压力。

（1）适用范围：焦虑、失眠、慢性疼痛等患者。

（2）操作方法：指导患者进行深呼吸、冥想等，每次 10~20 分钟。

（3）注意事项：训练过程中保持安静环境，鼓励患者坚持练习。

五、康复治疗

康复治疗通过一系列的康复训练和辅助治疗，促进患者的功能恢复，提高生活质量。

1. 运动康复。运动康复旨在通过功能性训练恢复患者的肢体活动能力，特别适用于术后康复。

（1）适用范围：骨折术后、关节置换术后、神经损伤患者等。

（2）操作方法：关节活动训练、力量训练、平衡训练等。每次 10~30 分钟，根据个体情况安排强度。

（3）注意事项：逐步增加训练强度，避免损伤。

2. 呼吸康复。呼吸康复是通过呼吸训练和气道清理技术，改善慢性呼吸系统疾病患者的通气功能。

（1）适用范围：COPD、慢性支气管炎、肺气肿患者。

（2）操作方法：呼吸肌训练（如缩唇呼吸、腹式呼吸）、排痰技术，每天 20~30 分钟。

（3）注意事项：避免在急性发作期进行高强度训练。

3. 心肺康复。心肺康复通过有氧运动、力量训练等增强心肺功能，降低心血管事件风险。

（1）适用范围：冠心病、心力衰竭、心肌梗死术后患者。

（2）操作方法：步行、骑自行车、力量训练等，每周 3~5 次，每次 30~60 分钟。

（3）注意事项：训练中应监测心率和血压，避免超负荷运动。

六、其他特殊非药物治疗

1. 针灸治疗。针灸通过刺激特定穴位，达到缓解疼痛、改善功能的目的。

（1）适用范围：慢性疼痛、失眠、消化不良等。

（2）操作方法：在特定穴位施以针刺，每次 20~30 分钟，每周 2~3 次。

（3）注意事项：避免对妊娠患者或有出血倾向的患者进行针灸。

2. 瑜伽与太极。瑜伽与太极通过柔和的动作和呼吸配合，缓解肌肉紧张，提高身体柔韧性和耐力。

（1）适用范围：慢性疼痛、焦虑、肥胖、骨质疏松患者。

（2）操作方法：每天或隔天练习 20~30 分钟，循序渐进增加难度。

（3）注意事项：避免动作过度，防止拉伤。

3. 音乐治疗。音乐疗法通过声音和节奏的刺激改善情绪，减轻疼痛和压力。

（1）适用范围：焦虑、抑郁、失眠等患者。

（2）操作方法：播放舒缓音乐，患者闭目放松，每次 20~30 分钟。

（3）注意事项：选择适合的音乐类型，避免刺激性音乐。

七、非药物治疗的实施和注意事项

1. 个体化：非药物治疗因人而异，医生需根据患者的身体状况和心理特点制订个体化的治疗方案。

2. 坚持性：非药物治疗的效果需长时间坚持才能显现，患者应在医生指导下持续进行。

3. 结合药物治疗：非药物治疗在很多情况下是药物治疗的补充，需配合使用以达到最佳效果。

4. 监测与调整：定期评估治疗效果，根据病情变化调整非药物治疗的种类和频率。

（熊祖明）

第四章　呼吸系统疾病

第一节　急性上呼吸道感染

一、概述

急性上呼吸道感染（acute upper respiratory tract infection，AURI）是指鼻腔、鼻窦、咽喉、扁桃体等部位的急性炎症，是一种由多种病原体引起的常见呼吸道感染性疾病。急性上呼吸道感染的病程一般较短，通常持续1~2周。常见症状包括发热、咳嗽、流涕、鼻塞和咽痛等。根据感染部位和症状不同，可分为急性鼻炎、急性鼻窦炎、急性咽炎、急性扁桃体炎等不同类型。

急性上呼吸道感染具有传染性，尤其在秋冬季节发病率较高。该病发病率高，病程较短，大多数患者可以自限，即病情在数日内自然恢复，但对于儿童、老年人和免疫功能低下人群，感染后可能出现并发症或加重症状，需要早期干预和治疗。

二、病因

急性上呼吸道感染的病因主要是病原体感染。病原体包括病毒、细菌、支原体和衣原体等，以病毒感染最为常见。

1. 病毒感染。病毒是引起急性上呼吸道感染的最常见病因，占所有病例的80%~90%。常见的病毒如下。

（1）鼻病毒：最常见的致病病毒之一，主要引起普通感冒。

（2）冠状病毒：引起轻度呼吸道症状，也包括引发严重疾病的SARS-CoV-2。

（3）流感病毒：包括甲型、乙型和丙型流感病毒，引起流感症状。

（4）副流感病毒：主要影响儿童，易引起喉炎。

（5）腺病毒：引起咽结膜炎，伴有发热、流涕等症状。

（6）呼吸道合胞病毒（respiratory syncytial virus，RSV）：常见于婴幼儿和免疫力低下者，可引起重症感染。

2. 细菌感染。细菌感染在急性上呼吸道感染中较为少见，但可继发于病毒感染之后。常见的细菌如下。

（1）链球菌：尤其是 β-溶血性链球菌，是引起急性咽炎和扁桃体炎的主要病原体。

（2）肺炎链球菌：可引起鼻窦炎或中耳炎。

（3）葡萄球菌和厌氧菌：在反复感染或免疫力低下者中可引起重症。

3. 支原体和衣原体感染。

（1）肺炎支原体：是青少年和成人急性呼吸道感染的常见病原之一，通常引起较为缓和的症状。

（2）沙眼衣原体：引起咽喉部慢性炎症，但少数会导致急性上呼吸道症状。

4. 诱发因素。急性上呼吸道感染的发生与以下诱发因素有关。

（1）气候变化：寒冷季节感染高发，秋冬季发病率明显增加。

（2）生活习惯：吸烟、饮酒、劳累过度会增加感染风险。

（3）免疫功能低下：老年人、儿童及免疫缺陷患者易感染。

（4）环境因素：空气污染、人口密集的场所增加感染机会。

三、发病机制

急性上呼吸道感染的发病机制主要涉及病原体入侵、宿主免疫反应以及局部炎症反应。

1. 病原体入侵和黏膜损伤。病原体通过飞沫传播、空气传播或接触传播进入人体，附着在上呼吸道的上皮细胞上。病毒首先侵入鼻咽部黏膜，通过细胞受体附着于上皮细胞表面，接着进入细胞内繁殖，破坏上皮细胞结构，导致局部炎症。细菌感染常继发于病毒感染导致的黏膜损伤之后，进而导致炎症扩散。

2. 免疫反应。宿主在受到病原体感染后，通过体液免疫和细胞免疫产生一系列免疫反应。

（1）体液免疫：感染早期，黏膜中的 IgA 和 IgG 等抗体可中和病毒，阻止其进一步传播。

（2）细胞免疫：T 细胞介导的细胞免疫反应通过杀伤感染细胞、分泌细胞因子等途径抑制病毒的扩散。

3. 局部炎症反应。病原体感染引起上呼吸道黏膜的急性炎症反应，包括血管扩张、血管通透性增加、白细胞浸润等表现。患者表现出充血、水肿，分泌物增多，从而引起鼻塞、流涕、咽痛等症状。炎症反应过度或炎症持久不退可能会导致合并感染或并发症的发生，如鼻窦炎、中耳炎等。

四、临床表现

急性上呼吸道感染的临床表现因感染部位和病因不同而有所差异，但通常表现为以下症状。

1. 全身症状。

（1）发热：体温一般为低热或中度发热，部分严重感染可出现高热。

（2）头痛、乏力、肌肉酸痛：多见于流感感染时，也可能伴随恶心和全身不适。

（3）食欲减退：感染导致食欲下降，尤其见于儿童。

2. 局部症状。

（1）鼻塞、流涕：常见症状，尤其是鼻病毒感染患者，分泌物开始为清水样，逐渐变稠。

（2）咽痛：咽部感染或扁桃体炎表现为明显咽痛，吞咽困难。

（3）咳嗽、咳痰：病毒感染多为干咳，细菌感染可能出现脓性痰。

（4）声音嘶哑：咽喉部感染可能导致声音沙哑，尤其是喉炎患者。

3. 并发症。在某些情况下，急性上呼吸道感染可继发以下并发症。

（1）鼻窦炎：病毒或细菌感染可导致鼻窦黏膜充血水肿，引发急性鼻窦炎。

（2）中耳炎：感染扩散至中耳，可引起中耳炎，表现为耳痛、听力下降。

（3）支气管炎和肺炎：感染向下蔓延，导致下呼吸道感染。

（4）扁桃体周围脓肿：严重扁桃体炎时可能导致脓肿形成。

五、诊断标准

急性上呼吸道感染的诊断主要依靠病史、临床表现和体格检查，一般不需要特殊的实验室检查。

1. 病史。询问患者接触史、家族或周围是否有相似症状的人群，结合症状出现的时间、发病急缓及季节特点等，有助于初步判断。

2. 临床表现。临床上以发热、鼻塞、流涕、咽痛、咳嗽等典型症状为诊断依据，症状一般在 1 周内逐渐缓解。

3. 实验室检查。

（1）血常规：多数为正常或轻度升高，细菌感染时白细胞增多，病毒感染时可能淋巴细胞增多。

（2）CRP：用于评估炎症程度，细菌感染时 CRP 升高较明显。

（3）病毒检测：必要时可进行病毒抗原检测（如流感病毒抗原），有助于快速诊断。

4. 影像学检查。一般不需要影像学检查，但当怀疑鼻窦炎、支气管炎或肺炎时，可进行鼻窦或胸部影像学检查。

六、鉴别诊断

急性上呼吸道感染需与以下疾病进行鉴别。

1. 流感。流感病毒感染可引起类似上呼吸道感染的症状，但流感通常起病急，伴有较高热、肌肉酸痛、极度乏力，且症状比普通感冒严重。

2. 细菌性咽炎。β - 溶血性链球菌引起的咽炎表现为咽痛剧烈、吞咽困难、咽部充血明显，且常伴有高热和淋巴结肿大。细菌性咽炎的抗生素治疗效果较好。

3. 过敏性鼻炎。过敏性鼻炎常见症状包括打喷嚏、清涕、鼻塞等，与急性上呼吸道感染类似，但一般不伴有发热和全身不适。患者有过敏史，抗组胺药物疗效较好。

4. 鼻窦炎。急性鼻窦炎表现为持续性鼻塞、脓性分泌物、头痛，伴有压痛，鼻窦影像学检查可见窦腔黏膜增厚或积液。

七、治疗方法

急性上呼吸道感染的治疗以对症治疗为主，多数无须抗生素，主要包括以下方法。

1. 对症治疗。

（1）解热镇痛：发热患者可使用对乙酰氨基酚或布洛芬解热镇痛。

（2）鼻塞、流涕：可使用生理盐水滴鼻或口服抗组胺药（如氯雷他定）缓解鼻塞症状。

（3）咳嗽：干咳严重时可使用右美沙芬等镇咳药，但不建议长期使用。咳痰患者适当使用祛痰药，如氨溴索。

2. 抗病毒治疗。对流感、腺病毒等明确诊断的病毒感染患者，可使用抗病毒药物（如奥司他韦）以缩短病程和减轻症状。一般急性上呼吸道感染无须常规抗病毒治疗。

3. 抗生素治疗。急性上呼吸道感染大多数由病毒引起，使用抗生素无效。仅在明确细菌感染或合并严重细菌性并发症（如化脓性扁桃体炎、鼻窦炎、中耳炎）时，才使用抗生素治疗。

（1）首选抗生素：轻症可选用青霉素、阿莫西林，青霉素过敏者可选用头孢类或大环内酯类。

（2）用药疗程：通常疗程为 5~7 天，依照患者病情调整。

4. 支持性治疗。

（1）保持水分摄入：补充足够水分，以稀释分泌物，缓解咽痛。

（2）休息：充足的休息和睡眠有助于免疫系统恢复。

（3）空气加湿：湿润的空气有助于缓解咽喉干燥、鼻塞症状。

5. 预防和健康教育。

（1）接种疫苗：流感季节建议接种流感疫苗，有助于预防流感。

（2）保持良好卫生习惯：勤洗手、避免揉眼睛、避免与患病者密切接触。

（3）保持生活规律：增强体质，避免劳累过度，有助于增强免疫力。

（代克行）

第二节　慢性阻塞性肺疾病

一、概述

慢性阻塞性肺疾病（COPD）是一种以持续性呼吸道阻塞为特征的慢性呼吸系统疾病。主要病理变化包括慢性支气管炎和肺气肿，特点是气流受限且不可逆，随着病程进展逐渐加重。COPD 的发病机制涉及气道、肺泡的慢性炎症反应，气流受限逐步加重，最终导致呼吸衰竭和心肺功能不全。该病的临床表现为长期咳嗽、咳痰、气促和活动耐量降低。COPD 是一种可预防、可治疗的疾病，早期诊断、规范治疗可以延缓疾病进展，提高患者生活质量。

COPD 多见于长期吸烟者，男性发病率高于女性，老年人群发病率较高。该疾病具有高致病性、高致残性和高致死性。由于 COPD 是一种慢性进展性疾病，病程较长，病情缓解和急性加重交替出现，影响患者生活质量。因此，COPD 的早期筛查和规范化治疗尤为重要。

二、病因

COPD 的病因复杂，主要由以下外界因素和内在因素引起。

1. 吸烟。吸烟是 COPD 的首要致病因素，研究表明 80%~90% 的 COPD 患者有长期吸烟史。香烟烟雾中的有害物质会损伤气道上皮细胞，引发气道和肺部的炎症反应，导致气道和肺泡结构的破坏。长期吸烟不仅会增加 COPD 的发病率，还会加速病情进展。

2. 空气污染。长期暴露于空气污染环境中，特别是有害颗粒（$PM_{2.5}$、PM_{10}）和化学物质（如二氧化硫、氮氧化物）会对气道和肺泡产生慢性刺激作用，诱发气道炎症反应，增加 COPD 的发病风险。室内空气污染源包括燃煤、木材的燃烧及油烟等。

3. 职业暴露。从事矿工、建筑工人、化工工人等职业的劳动者，因长期暴露于粉尘、化学物质和刺激性气体中，更易患上 COPD。

4. 遗传因素。遗传因素在 COPD 发病中也起到一定作用。抗胰蛋白酶缺乏症（α1-抗胰蛋白酶缺乏）是一种与遗传有关的 COPD 病因，其导致的酶失衡会破坏肺组织结构，使个体更易患上 COPD。

5. 呼吸道感染。儿童时期反复的呼吸道感染会增加成年后患 COPD 的风险，成年期的反复感染也会加重 COPD 病情，增加气道的炎症反应，加速疾病进展。

三、发病机制

COPD 的发病机制主要包括气道慢性炎症、气流受限和肺泡结构破坏。

1. 气道慢性炎症。吸烟、空气污染、职业粉尘等病因因素作用于肺部，引发气道的慢性炎症反应。炎症细胞（如中性粒细胞、巨噬细胞、T 淋巴细胞）大量增殖，分泌多种炎性介质（如白细胞介素、肿瘤坏死因子），破坏气道上皮细胞，导致纤维化和气道狭窄。

2. 气流受限。气道的慢性炎症和支气管壁纤维化会导致气道管腔狭窄，使气流受到限制，呼气时气体排出受阻。气流受限逐渐加重，导致肺通气功能下降，表现为呼吸困难，尤其在活动时症状加重。

3. 肺泡结构破坏。COPD 患者的炎症反应破坏肺泡壁结构，导致肺泡过度膨胀、弹性减弱，形成肺气肿。肺气肿导致肺泡间隔破坏，气体交换面积减少，进而影响氧气和二氧化碳的交换，导致低氧血症和二氧化碳潴留。

4. 黏液分泌增多。炎症反应引起支气管腺体增生，分泌过多的黏液，导致气道阻塞，患者出现咳嗽、咳痰，进一步加重气道受限和感染风险。

四、临床表现

COPD 的临床表现通常进展缓慢，早期无明显症状，随着病情加重逐渐出现典型症状。

1. 咳嗽和咳痰。

（1）咳嗽：COPD 患者多在早晨咳嗽加重，咳嗽逐渐加重，具有长期性。

（2）咳痰：痰液多为白色黏液样或黏液脓性痰，随病情发展，痰液量可增加，急性加重期可出现脓性痰。

2. 气促和呼吸困难。

（1）气促：初期在活动时感到呼吸急促，随着病情发展，逐渐发展为轻微活动甚至静息时也感到呼吸困难。

（2）呼吸困难：患者呼吸频率增快，伴有喘息，尤其在夜间或清晨较为明显。

3. 胸闷和胸痛。患者在气流受限的情况下，常感到胸闷，甚至伴有胸痛，这种症状通常在 COPD 急性加重期更为明显。

4. 体力耐受力下降。COPD 患者的活动能力明显下降，日常活动、运动等耐受力减弱，患者常常在日常活动后感到疲惫。

5. 急性加重。COPD 病程中常出现急性加重期，表现为咳嗽、咳痰、气促等症状急剧加重。急性加重期通常由感染、空气污染等因素诱发，重者可发展为呼吸衰竭。

五、诊断标准

COPD 的诊断依赖于病史、临床表现和肺功能检查，明确诊断需满足以下标准。

1. 病史。长期吸烟史或长期暴露于职业粉尘、空气污染等高危因素，伴随长期慢性咳嗽、咳痰、气促等症状。

2. 临床表现。结合患者的典型症状（如咳嗽、咳痰、气促等）和反复急性加重病史，有助于判断 COPD。

3. 肺功能检查。肺功能检查是确诊 COPD 的关键指标。通过测量 FEV1 与 FVC 的比值（FEV1/FVC），可以判断是否存在气流受限。FEV1/FVC<70%，提示气流受限，是 COPD 诊断的重要依据。

4. 其他检查。

（1）影像学检查：胸片或胸部 CT 可见肺气肿表现，如肺纹理增粗、肺大泡等。

（2）血气分析：当怀疑有低氧血症或二氧化碳潴留时可行血气分析，以确定氧饱和度和酸碱平衡状态。

六、鉴别诊断

COPD 需与以下疾病进行鉴别。

1. 哮喘。COPD 与哮喘均表现为呼吸困难和喘息，但哮喘通常为过敏体质，具有明显的家族史和季节性发作，肺功能表现为可逆性气道阻塞，支气管舒张剂试验阳性。

2. 支气管扩张。支气管扩张患者咳痰量多，尤其在晨起和夜间较明显，痰液呈脓性或血性；影像学上表现为支气管扩张或增粗。COPD 通常痰量少，咳痰和咳嗽更具慢性特征。

3. 慢性心力衰竭。慢性心衰患者因肺瘀血也可表现出气促和呼吸困难，但常伴有双下肢水肿、肝大、心脏扩大等心功能不全体征，血气分析中动脉氧分压降低，但无 CO_2 潴留。

4. 肺结核。慢性肺结核患者常有低热、盗汗、消瘦等症状，影像学上常见斑片状阴影、空洞等特征。痰涂片或培养可查到结核菌，而 COPD 患者无结核病变。

七、治疗方法

COPD 的治疗包括药物治疗、非药物治疗、急性加重期治疗和长期管理，治疗目标为缓解症状、改善生活质量、延缓病情进展。

1. 药物治疗。

（1）支气管扩张剂：支气管扩张剂是 COPD 的基础治疗药物，通过放松气道平滑肌，缓解气道阻塞。

① β2 受体激动剂：如沙丁胺醇、福莫特罗，短效药物用于急性缓解，长效药物用于长期控制。

②抗胆碱药物：如异丙托溴铵、噻托溴铵，通过抑制迷走神经活动扩张支气管。

③吸入性糖皮质激素（inhaled corticosteroid，ICS）：ICS 在 COPD 急性加重患者中使用效果较好，如布地奈德、氟替卡松，通常与支气管扩张剂联合应用，但不推荐作为单一治疗。

（2）黏液溶解剂：如氨溴索，适用于有黏稠痰液的患者，帮助痰液排出，缓解咳嗽。

（3）抗生素治疗：用于 COPD 急性加重合并感染的患者，常用的抗生素包括阿莫西林、头孢菌素、大环内酯类等，需根据痰培养和药敏试验结果选用。

2. 非药物治疗。

（1）吸氧治疗：对于低氧血症患者可进行长期家庭氧疗，改善缺氧，延长生存期。吸氧流量一般为 1~3 L/min。

（2）肺康复训练：包括运动训练、呼吸训练、营养支持，改善体能和生活质量。适合轻中度 COPD 患者，可提高活动耐受力。

（3）健康教育：帮助患者了解 COPD 的病因、发病机制和自我管理策略，戒烟、避免刺激性气体、加强个人防护等，有助于减少发作。

3. 急性加重期治疗。急性加重期患者需加强药物治疗，监测病情，必要时住院治疗。

（1）氧疗：低流量氧疗，防止 CO_2 潴留。

（2）抗感染治疗：根据痰培养选择合适抗生素。

（3）支气管扩张剂和糖皮质激素：短期使用短效支气管扩张剂和口服激素，控制症状。

4. 手术治疗。对于严重的肺气肿患者，可考虑肺减容手术或肺移植，但适用于少数晚期 COPD 患者。

（代克行）

第三节　社区获得性肺炎

一、概述

社区获得性肺炎（community-acquired pneumonia，CAP）是指在社区环境中获得的、发生在医院外的肺部感染，是呼吸系统常见的急性感染性疾病。CAP 通常表现为发热、咳嗽、咳痰和胸痛，伴随不同程度的全身症状，如乏力、食欲下降等。其主要病原体包括细菌、病毒和真菌，病原体因患者的年龄、免疫状态和环境等因素不同而存在差异。

CAP 是全球范围内导致住院和死亡的主要原因之一，尤其在儿童、老年人和免疫力低下人群中发病率和病死率较高。该病可以通过早期识别、合理的抗菌药物治疗及支持性治疗来减少并发症、改善预后，因此，基层医院医生需掌握社区获得性肺炎的病因、发病机制、诊断和治疗方法，以提高患者的治愈率和生活质量。

二、病因

CAP 的病因复杂，主要由病原微生物引起，包括细菌、病毒、真菌和支原体等。

1. 细菌。细菌是导致 CAP 最常见的病原体之一，主要细菌如下。

（1）肺炎链球菌：最常见的致病菌，通常引起典型的细菌性肺炎。

（2）流感嗜血杆菌：多见于儿童和老年人，易引起急性加重。

（3）葡萄球菌：主要见于免疫力低下患者，可引起脓肿形成。

（4）克雷伯菌：引起严重肺炎，常伴有血性痰液。

（5）铜绿假单胞菌：多见于慢性阻塞性肺病患者，感染后病情较重。

2. 非典型病原体。非典型病原体多见于中青年患者，症状较轻或隐匿。

（1）肺炎支原体：是青少年和年轻人肺炎的常见病因，症状常较轻微。

（2）衣原体：感染时多伴有干咳，发病缓慢。

（3）军团菌：较少见，但可引起严重肺炎，病情较重。

3. 病毒。病毒在 CAP 病因中占有重要地位，尤其在儿童中。

（1）流感病毒：尤其在流感季节高发，常导致急性严重肺炎。

（2）呼吸道合胞病毒：多见于儿童，引起严重的下呼吸道感染。

（3）腺病毒：常引起儿童急性上呼吸道感染，偶尔累及肺部。

4. 真菌。真菌感染较少见，主要发生于免疫力低下人群。

（1）白色念珠菌：在免疫抑制患者中可引发感染。

（2）曲霉菌：多见于免疫功能低下者，特别是长期使用糖皮质激素者。

三、发病机制

CAP 的发病机制涉及病原体的感染途径、宿主的免疫反应和肺部的病理变化。

1. 病原体的入侵途径。病原体可通过以下途径进入肺部并引起感染。

（1）吸入性传播：患者吸入带有病原体的微小飞沫，病原体随之进入下呼吸道。

（2）血行播散：某些病原体通过血液传播至肺部，如败血症时病原体进入血流感染肺部。

（3）直接传播：通过邻近器官的直接蔓延，如上呼吸道感染向下传播。

2. 宿主的免疫反应。当病原体进入肺部后，宿主的免疫系统会启动防御机制。

（1）体液免疫：肺泡液体中的 IgA、IgG 等抗体可以中和病原体，阻止其进一步繁殖。

（2）细胞免疫：T 细胞、巨噬细胞等吞噬细菌，分泌炎性介质，帮助控制感染。

3. 肺部病理变化。病原体引发肺部的炎症反应，导致典型的病理改变。

（1）支气管炎：小气道发生炎症，充血水肿，黏液分泌增加。

（2）肺泡炎症：病原体进入肺泡引起炎症反应，导致肺泡壁增厚、渗出液增加。

（3）肺实变：炎症进一步扩散，肺组织呈实变状态，影响气体交换，导致低氧血症。

四、临床表现

CAP 的临床表现根据病原体种类、患者年龄和免疫状态不同而有所差异。常见的临床表现如下。

1. 全身症状。

（1）发热：常见症状，多为中度至高热，部分患者伴有寒战。

（2）乏力：感染导致的全身炎症反应引起疲劳、食欲减退。

（3）全身酸痛：尤其是流感病毒引起的 CAP，常伴有肌肉酸痛、头痛。

2. 呼吸道症状。

（1）咳嗽：通常为阵发性剧烈咳嗽，痰液呈黏液性或脓性，肺炎链球菌感染时可能出现铁锈色痰。

（2）咳痰：初期痰液量少，随病程进展痰量增多，感染严重时出现脓性或血性痰。

（3）呼吸困难：随着病情进展，气体交换受阻，出现气促、呼吸困难。

（4）胸痛：炎症累及胸膜时出现胸膜炎性疼痛，多为局部疼痛，深呼吸或咳嗽时加重。

3. 特殊表现。

（1）神经症状：老年患者或免疫抑制人群可能出现意识模糊、谵妄等症状。

（2）消化道症状：部分患者可能出现恶心、呕吐、腹痛等症状，尤其是肺炎支原体感染时较常见。

五、诊断标准

CAP 的诊断主要依靠病史、临床表现、体格检查和影像学检查。

1. 病史。CAP 诊断应明确患者的接触史、吸烟史、慢性病史、过敏史等，尤其在流感流行季节，有助于判断病原体类型。

2. 临床表现。典型表现包括发热、咳嗽、咳痰、呼吸困难、胸痛等。

3. 体格检查。

（1）听诊：肺部听诊发现湿啰音，偶尔可闻及支气管呼吸音。

（2）叩诊：病灶区叩诊可呈浊音，提示肺实变。

4. 影像学检查。

（1）胸片：显示肺部斑片状阴影或实变影，是 CAP 诊断的重要手段。

（2）胸部 CT：病变分布广泛、病程长或合并症患者，胸部 CT 更为敏感。

5. 实验室检查。

（1）血常规：细菌感染时白细胞增多，中性粒细胞比例上升。

（2）CRP、PCT：评估炎症程度，CRP 和 PCT 升高提示细菌感染。

六、鉴别诊断

CAP 需要与以下疾病进行鉴别。

（1）支气管扩张。支气管扩张患者常表现为大量脓性痰，晨起明显，且痰液带血。影像学检查显示支气管扩张、增粗。

（2）结核病。肺结核患者有咳嗽、咳痰、低热、盗汗等症状。影像学检查中结核病多表现为斑片状、结节状病灶，痰涂片检查可见抗酸杆菌。

（3）肺不张。肺不张引起的肺部阴影易与 CAP 混淆。肺不张的病灶区体积缩小、纵隔移位，肺部听诊呼吸音减弱或消失。

（4）肺肿瘤。肺肿瘤引起的阻塞性肺炎症状与 CAP 相似，但病程长，常伴消瘦、乏力等全身症状。影像学检查可见肿块伴局部实变。

七、治疗方法

CAP 的治疗包括抗菌药物治疗、支持治疗和病情监测，治疗目标为清除病原体、缓解症状、预防并发症。

1. 抗菌药物治疗。

（1）细菌性 CAP。

①轻症患者：常规使用口服抗菌药物，如阿莫西林 - 克拉维酸、阿奇霉素、克拉

霉素等。

②中重症患者: 需要静脉应用抗菌药物, 如头孢曲松联合大环内酯类、莫西沙星等。

③耐药性病原体：铜绿假单胞菌感染时，使用左氧氟沙星、哌拉西林 - 他唑巴坦、头孢他啶等。

（2）非典型病原体 CAP。

①肺炎支原体、衣原体：大环内酯类（阿奇霉素）、四环素类（多西环素）、喹诺酮类药物（左氧氟沙星）对非典型病原体有效。

②军团菌：可选用喹诺酮类或大环内酯类药物。

（3）病毒性 CAP。

①流感病毒：奥司他韦、扎那米韦等抗病毒药物可减轻症状，缩短病程。

②其他病毒：大部分病毒性 CAP 为自限性，主要进行对症支持治疗。

2. 支持治疗。

（1）补液和营养支持：感染会消耗能量，支持治疗包括补充足够的液体和营养，以防止脱水，促进恢复。

（2）氧疗：对于低氧血症患者，应给予氧疗并维持血氧饱和度在 90% 以上。重症患者可考虑无创或有创通气。

（3）镇咳、化痰：咳嗽剧烈或痰液黏稠的患者可以使用化痰药物（如氨溴索）和镇咳药物（如右美沙芬）缓解症状。

3. 病情监测。

（1）体温、呼吸频率、血氧饱和度：每日监测生命体征，评估病情进展。

（2）影像学复查：对于中重症患者可在治疗后复查胸片或 CT，观察病变变化。

4. 并发症的防治。

（1）肺脓肿：出现肺脓肿时需要进一步抗感染治疗，严重者可能需引流或外科干预。

（2）脓胸：细菌感染蔓延至胸膜腔时可导致脓胸，可能需穿刺引流。

5. 预防措施。

（1）疫苗接种：老年人和高危人群每年接种流感疫苗及肺炎链球菌疫苗。

（2）健康教育：宣传戒烟、保持良好卫生习惯、增强体质等预防措施。

（代克行）

第四节　支气管扩张症

一、概述

支气管扩张症（bronchiectasis）是指支气管结构不可逆性扩张和变形，伴随慢性气道感染的临床表现，患者通常出现反复咳嗽、咳痰和咯血等症状。支气管扩张症多因感染或支气管壁损伤引起，病程缓慢且进展性强，病变部位常见于下肺野及中叶。该病发病年龄多在青少年或成年期，随着年龄增长，症状逐渐加重，长期感染会导致肺功能下降，甚至引起呼吸衰竭和肺心病。

支气管扩张症在全球范围内均有分布，但在卫生条件较差的地区、儿童期反复呼吸道感染和未规范治疗的患者中较为常见。支气管扩张症严重影响患者的生活质量，规范的诊断和治疗对延缓病情进展和降低并发症的发生率具有重要意义。

二、病因

支气管扩张症的病因复杂，主要可分为感染性因素、先天性音速、遗传性因素和其他因素。

1. 感染性因素。呼吸道感染是支气管扩张症的最常见病因，尤其是童年时期的反复感染，会破坏支气管结构，导致支气管壁的纤维化和永久性扩张。

（1）细菌感染：如肺炎链球菌、流感嗜血杆菌等反复感染，是支气管扩张症的常见原因。

（2）病毒感染：如麻疹病毒、腺病毒感染可在儿童期引起支气管的永久性损伤。

（3）支原体和衣原体感染：这些病原体引起的支气管炎可导致持续性气道炎症。

2. 先天性和遗传性因素。一些先天性和遗传性疾病易导致支气管扩张。

（1）囊性纤维化：是一种常染色体隐性遗传病，表现为黏液分泌增多，支气管易感染、堵塞。

（2）原发性纤毛运动障碍（primary ciliary dyskinesia，PCD）：患者纤毛运动障碍，气道分泌物无法有效排出，导致慢性气道感染。

（3）抗胰蛋白酶缺乏症：患者体内抗胰蛋白酶缺乏，导致弹性纤维的破坏，气道易损伤。

3. 其他因素。

（1）阻塞性因素：肿瘤、异物、淋巴结肿大等阻塞气道，导致远端支气管扩张。

（2）免疫缺陷疾病：免疫功能低下者（如艾滋病患者、原发性免疫缺陷）易发生反复呼吸道感染，导致支气管扩张。

三、发病机制

支气管扩张症的发病机制主要包括气道感染、慢性炎症反应和气道结构破坏。

1. 气道感染。反复的细菌、病毒等病原体感染损害气道上皮细胞，使支气管壁结构破坏，导致气道扩张。感染会导致支气管内积聚大量脓性分泌物，成为病原体的“储存库”，使气道感染和炎症反应进一步加重。

2. 慢性炎症反应。病原体的感染激活宿主的免疫反应，炎症细胞（如中性粒细胞、巨噬细胞等）聚集于气道内，释放多种炎症介质（如弹性蛋白酶、白细胞介素），这些物质破坏支气管壁的弹性纤维和胶原纤维，导致支气管结构变形和扩张。

3. 气道结构破坏。支气管的弹性纤维和胶原纤维被破坏，支气管壁失去弹性，支气管无法恢复正常形态，最终导致不可逆的支气管扩张。随着病情进展，气道的清除能力下降，脓性分泌物堆积，使得感染和炎症反复发生，形成恶性循环。

四、临床表现

支气管扩张症的临床表现因病因、病程长短及受累气道部位而异。典型的临床表现包括咳嗽、咳痰和咯血。

1. 咳嗽。患者通常表现为慢性咳嗽，咳嗽呈长期性、反复性，常在清晨和夜间加重。病情进展时，咳嗽次数增多，频率加大，影响生活质量。

2. 咳痰。咳痰是支气管扩张症的典型表现，痰液常为大量脓性，带有恶臭气味，早晨或体位改变时痰量明显增多。部分患者痰液呈分层现象，即上层为泡沫状，中层为黏液，下层为脓性沉渣。

3. 咯血。50%~70% 的支气管扩张症患者会出现咯血，程度从血丝痰到大量咯血不等。咯血通常在急性感染或过度咳嗽后发生，可能伴有呼吸困难。

4. 呼吸困难。随着病情加重，患者可能出现呼吸困难，活动后气促。严重病例可导致呼吸衰竭和右心衰竭。

5. 全身症状。长期慢性气道感染的患者可表现为乏力、体重下降、营养不良等症状。

急性感染加重时可能出现发热。

五、诊断标准

支气管扩张症的诊断主要依靠临床表现和影像学检查。

1. 病史和症状。患者长期反复咳嗽、咳痰，尤其是咳大量脓性痰，伴随咯血和气促症状，应考虑支气管扩张症的可能。询问患者是否有慢性呼吸道感染史或家族遗传史有助于判断病因。

2. 体格检查。

（1）呼吸音减弱：严重扩张部位的肺泡因被分泌物填充，呼吸音减弱。

（2）湿啰音：听诊可闻及湿啰音，尤其在晨起、深呼吸时明显。

（3）杵状指：长期低氧血症患者可能出现杵状指（趾）和紫绀。

3. 影像学检查。

（1）胸部 X 线：对于支气管扩张症的早期诊断价值有限，可能见到肺纹理增粗或局部空腔，但不够敏感。

（2）高分辨率 CT（high resolution CT，HRCT）：HRCT 是诊断支气管扩张症的“金标准”，显示支气管扩张、壁增厚、树芽征等典型表现。

4. 痰液检查。痰液涂片和培养可帮助识别感染病原体，有助于合理选择抗生素治疗。

六、鉴别诊断

支气管扩张症需与以下疾病进行鉴别。

1. COPD。COPD 患者常表现为长期吸烟史，症状为慢性咳嗽、咳痰和气促，但多为呼吸性困难，而咳大量脓性痰较少见，影像学上无支气管扩张的改变。

2. 肺结核。肺结核常伴有低热、盗汗、乏力等全身症状，咳痰带血症状与支气管扩张症相似，但肺结核病灶多见于肺尖部位，影像学检查上结核有空洞和纤维化表现，结核菌检查阳性。

3. 肺脓肿。肺脓肿患者的痰液带有臭味，常伴有高热，影像学上可见典型的空洞和气液平面。支气管扩张症则多无典型空洞。

4. 肺癌。肺癌患者尤其是阻塞性肺癌也会引起肺段扩张，患者可有咯血症状，但影像学上可见肿块，通常伴局部支气管阻塞。

七、治疗方法

支气管扩张症的治疗包括药物治疗、物理治疗、手术治疗和长期管理，治疗目标是控制感染、减少分泌物、改善气道通畅。

1. 药物治疗。

（1）抗生素治疗：长期控制感染，急性加重时需及时使用抗生素，选用广谱抗生素如头孢菌素、大环内酯类药物，治疗时间通常为 10~14 天。

（2）痰培养：依据痰培养结果选择敏感抗生素，针对铜绿假单胞菌等耐药菌使用左氧氟沙星、哌拉西林 - 他唑巴坦等。

（3）祛痰药物：支气管扩张症患者痰液量多，可使用黏液溶解剂（如氨溴索、乙酰半胱氨酸）帮助稀释痰液，使之更易排出。

（4）支气管扩张剂：有气流受限的患者可应用支气管扩张剂（如沙丁胺醇、异丙托溴铵）缓解气道阻塞，改善呼吸症状。

2. 物理治疗。

（1）体位引流：体位引流是支气管扩张症的常用治疗方法，通过调整患者体位，使积聚的痰液顺重力排出。体位引流每天 2~3 次，每次 15~30 分钟。

（2）震动排痰：震动排痰器或拍背法可以增加痰液的流动性，帮助患者将痰液排出。适合不能自主排痰的患者。

3. 手术治疗。对于病变局限且严重的患者，考虑通过外科手术切除病变部位的支气管，减少感染复发的风险。手术适用于药物治疗无效且病变局限的患者。

4. 支持性治疗。

（1）吸氧：对于低氧血症的患者，可给予低流量氧疗。

（2）营养支持：长期慢性炎症和感染会导致营养消耗，适当补充营养以增强机体抵抗力。

5. 预防和健康教育。

（1）戒烟：支气管扩张症患者应绝对戒烟，以减少对气道的刺激。

（2）预防感染：接种流感疫苗和肺炎链球菌疫苗可降低呼吸道感染风险。

（3）健康教育：指导患者采用正确的排痰方法和自我管理策略，以延缓病情进展。

（代克行）

第五节　哮喘

一、概述

哮喘（asthma）是一种以慢性气道炎症为特征的异质性疾病，伴随气道高反应性和气流受限的可逆性，通常表现为反复发作的喘息、气促、胸闷和咳嗽。哮喘的严重程度和表现形式多样，症状轻重不一，且症状常在夜间或清晨加重。哮喘发作的诱因多种多样，包括吸入过敏原、病毒感染、运动、冷空气等。

哮喘是一种常见病，在全球范围内广泛分布，成人和儿童均可能发病。该病具有慢性进展和反复发作的特点，严重者可出现持续性哮喘状态，甚至危及生命。哮喘是一种可控制、可管理的疾病，早期识别和规范治疗可以显著降低发病率和病死率，改善患者生活质量。

二、病因

哮喘的病因复杂，涉及遗传和环境因素。主要致病因素如下。

1. 遗传因素。遗传因素在哮喘的发生中起着重要作用，尤其在儿童哮喘中更为显著。部分哮喘患者有家族史，且研究发现多个基因与哮喘的发生有关。父母或近亲有哮喘史的儿童患哮喘的风险较高。

2. 过敏原。吸入性过敏原是哮喘的主要诱因。

（1）室内过敏原：如尘螨、宠物毛屑、蟑螂分泌物、霉菌等，尤其在通风不良的环境中更易出现。

（2）室外过敏原：如花粉、草粉、真菌孢子等，常在季节性变化时诱发哮喘。

（3）食物过敏原：如海鲜、牛奶、花生等，对某些过敏体质患者可引起哮喘发作。

3. 环境因素。空气污染、吸烟（包括被动吸烟）、挥发性有机化合物（如油漆、清洁剂）、工作场所暴露等环境因素也会增加哮喘的风险。

4. 感染因素。病毒（如呼吸道合胞病毒、流感病毒）和细菌感染可引起气道炎症，诱发或加重哮喘，尤其在儿童中更为常见。

5. 其他诱发因素。

（1）运动：运动性哮喘（exercise-induced asthma，EIA）多见于剧烈运动后，尤其在冷空气环境下。

（2）药物：阿司匹林、非甾体抗炎药、β 受体阻滞剂等药物可诱发哮喘。

（3）情绪波动：焦虑、紧张、恐惧等情绪会诱发或加重哮喘。

三、发病机制

哮喘的发病机制复杂，涉及气道慢性炎症、气道高反应性和气道重构。

1. 气道慢性炎症。哮喘患者的气道存在不同程度的慢性炎症反应，导致气道狭窄。炎症细胞主要分为以下几种。

（1）嗜酸性粒细胞：分泌多种炎症介质，引起气道收缩、分泌物增多。

（2）肥大细胞：通过释放组胺、白三烯等介质引发气道收缩和水肿。

（3）T 淋巴细胞：分泌 IL-4、IL-5 等细胞因子，激活其他炎症细胞，引起炎症反应持续存在。

2. 气道高反应性。哮喘患者的气道对多种刺激因子（如冷空气、运动、过敏原）表现出异常的敏感性，即气道高反应性。气道高反应性导致气道过度收缩，引发气流受限，使患者出现喘息、气促。

3. 气道重构。长期慢性炎症会导致气道平滑肌肥厚、基膜增厚、支气管腺体增生，气道弹性减弱。这些变化称为气道重构，是气道变窄和不可逆气流受限的原因。

四、临床表现

哮喘的临床表现多样，通常呈现反复发作的喘息、气促、胸闷和咳嗽，症状轻重不一。

1. 喘息。喘息是哮喘的主要症状，表现为呼气性呼吸困难，伴有哮鸣音，特别在夜间或清晨症状加重，发作期间可能需要坐起呼吸。

2. 气促。患者常感到呼吸急促，尤其在剧烈活动后或夜间出现，表现为呼吸频率加快，严重时可出现呼吸困难。

3. 胸闷。患者常描述胸部有压迫感、沉重感，特别在过敏原暴露后、剧烈运动后或夜间更为明显。

4. 咳嗽。咳嗽为常见症状，部分患者可能以夜间咳嗽为主要表现，称为“咳嗽变异性哮喘”，无明显喘息和气促。

5. 急性发作。哮喘急性发作时，患者出现明显的气促、喘息、胸闷，呼吸频率加快，重症患者甚至出现发绀、呼吸困难和讲话困难，称为“哮喘持续状态”，需紧急治疗。

五、诊断标准

哮喘的诊断主要依靠病史、临床表现、肺功能检查和支气管激发试验，常见诊断标准如下。

1. 病史和症状。患者通常有反复喘息、气促、胸闷和咳嗽的症状，尤其在夜间和清晨加重。患者的症状呈间歇性发作，且有家族史或个人过敏史。

2. 肺功能检查。

（1）支气管舒张试验：吸入支气管扩张剂后，FEV1 提高 ≥ 12% 且增加绝对值 ≥ 200 mL，提示气道可逆性，是哮喘的确诊标准。

（2）支气管激发试验：患者对支气管激发剂（如组胺、乙酰甲胆碱）敏感，FEV1 下降 ≥ 20%，提示气道高反应性。

3. 过敏原检测。通过皮肤点刺试验或血清特异性 IgE 检测，确定是否存在吸入性或食物性过敏原，尤其对过敏性哮喘的患者具有重要意义。

4. 痰液检查。痰液中嗜酸性粒细胞增多提示气道炎症活动，支持哮喘的诊断。

六、鉴别诊断

哮喘需与以下疾病进行鉴别。

1. COPD。COPD 和哮喘均表现为气流受限和气促，但 COPD 气流受限不可逆，且多见于长期吸烟患者，症状呈持续性。

2. 心源性哮喘。心源性哮喘常在夜间发作，伴有心衰症状，如下肢水肿、颈静脉怒张、肝大等，而肺功能检查无明显支气管可逆性。

3. 咳嗽变异性哮喘。该病以慢性咳嗽为唯一症状，无喘息和气促，但支气管激发试验为阳性。

4. 支气管扩张症。支气管扩张症患者有长期、大量、脓性咳痰，影像学显示支气管扩张，而哮喘通常痰量较少，咳痰无脓性特征。

七、治疗方法

哮喘的治疗分为长期控制和急性发作治疗，目标是控制症状、预防发作和减少并发症。

1. 药物治疗。

（1）长期控制药物。

① ICS：是哮喘控制的首选药物，如布地奈德、氟替卡松，可显著减少气道炎症，降低急性发作风险。

②长效 β2 受体激动剂（LABA）：如沙美特罗、福莫特罗，通常与 ICS 联合使用，维持气道开放，缓解症状。

③白三烯受体拮抗剂：如孟鲁司特，适合轻中度哮喘患者，尤其是过敏性哮喘。

④长效抗胆碱药物（LAMA）：如噻托溴铵，适合气道阻塞严重的患者，与 ICS 联合应用。

（2）急性发作药物。

①短效 β2 受体激动剂（SABA）：如沙丁胺醇，快速缓解支气管收缩，是用于哮喘急性发作的急救用药。

②全身性糖皮质激素：如泼尼松龙，用于严重发作或持续性哮喘状态。

③吸氧：低流量氧疗用于急性发作引起的低氧血症。

2. 非药物治疗。

（1）健康教育：向患者讲解哮喘的病因、症状、药物使用方法，强调遵医嘱按时用药，避免诱发因素。

（2）避免过敏原：对过敏原检测阳性的患者，应尽量避免接触过敏原，如保持室内清洁、避免与宠物接触等。

（3）戒烟和控制体重：吸烟会加重气道炎症，戒烟有助于缓解症状，肥胖患者通过减重可改善哮喘症状。

3. 免疫疗法。对过敏性哮喘患者，免疫疗法（如特异性免疫治疗）通过注射过敏原，降低患者对特定过敏原的敏感性，有助于减轻症状和预防发作。

4. 病情监测。哮喘是一种慢性病，需长期监测病情，定期进行肺功能检查，根据病情调整药物剂量和治疗方案，避免过度治疗或治疗不足。

5. 重症哮喘的治疗。对常规治疗无效的重症哮喘患者，需考虑使用生物制剂（如抗 IL-5 抗体）或短期住院治疗，必要时给予机械通气支持。

（代克行）

第五章　循环系统疾病

第一节　高血压

一、概述

高血压（hypertension）是指动脉血压持续性升高的慢性病，以收缩压和 / 或舒张压升高为主要特征。长期高血压可引起心、脑、肾等靶器官损伤，是引起心血管病、脑卒中、肾功能不全等并发症的重要原因。高血压是一种常见的慢性非传染性疾病，发病率随年龄增加逐渐升高，具有隐匿性强、进展缓慢的特点，因此早期诊断、干预和控制尤为重要。

高血压的病程较长且具有不可逆的特点，需长期管理和治疗。控制血压在合理范围内能够显著降低心血管事件的风险，改善患者的生活质量，提高预期寿命。

二、病因

高血压的病因分为原发性（占 90% 以上）和继发性两大类。

1. 原发性高血压。原发性高血压的确切病因尚不明确，主要与遗传、生活方式及环境因素有关。影响原发性高血压的常见因素包括以下几个方面。

（1）遗传因素：家族中有高血压病史的个体患病风险较高。

（2）年龄因素：年龄越大，高血压发生率越高，尤其是动脉硬化使血压升高。

（3）高盐饮食：盐的摄入与高血压呈正相关，高盐饮食会增加血容量和心排出量。

（4）肥胖：体重超重和肥胖是高血压的危险因素，体重指数与血压值呈正相关。

（5）精神压力：长期的紧张、焦虑等精神压力可通过交感神经系统引起血压升高。

（6）吸烟和饮酒：尼古丁会刺激交感神经系统，酒精则可能导致血压波动及升高。

2. 继发性高血压。继发性高血压仅占高血压患者的 5%~10%，但其治疗应针对病因进行干预，尤其是年轻患者的高血压应排查继发性因素。继发性高血压由明确病因引起，常见原因包括以下几个方面。

（1）肾性高血压：如慢性肾炎、肾动脉狭窄等肾脏疾病。

（2）内分泌性高血压：如原发性醛固酮增多症、嗜铬细胞瘤、库欣综合征等。

（3）药物性高血压：如长期使用皮质类固醇、非甾体抗炎药等药物。

（4）主动脉疾病：如主动脉狭窄等。

三、发病机制

高血压的发病机制复杂，主要与交感神经系统、肾素 - 血管紧张素 - 醛固酮系统（renin angiotensin aldosterone system，RAAS）、内皮功能障碍、钠盐代谢等因素相关。

1. 交感神经系统活性增强。交感神经系统活性增强导致外周血管收缩、心率增快和心输出量增加，从而引起血压升高。长期的交感神经兴奋状态还会导致心血管系统的重构和功能改变。

2.RAAS 异常。RAAS 在血压调控中起关键作用，肾素催化血管紧张素原转化为血管紧张素Ⅰ，进一步生成的血管紧张素Ⅱ引起血管收缩，增加血压；醛固酮促进水钠潴留，进一步增加血容量。RAAS 异常激活是高血压的重要机制之一。

3. 钠盐代谢异常。钠盐摄入过多会导致水钠潴留，增加血容量和血压。此外，高盐饮食会使肾脏的排钠能力下降，从而维持高血压状态。

4. 血管内皮功能障碍。内皮细胞分泌的多种物质（如一氧化氮、内皮素等）对血管的收缩和舒张起重要调控作用。内皮功能障碍会导致血管收缩性增加和血管顺应性降低，血压随之升高。

5. 血管重构。长期的高血压可引起动脉壁的结构和功能改变，包括血管壁增厚、硬化，使血管弹性降低，导致高血压的进一步加重。

四、临床表现

高血压的临床表现主要与血压水平、病程长短和靶器官受损程度有关。部分患者可能无明显症状，甚至在血压显著升高时仍无自觉不适，但一些典型症状如下。

1. 头痛。头痛是高血压的常见症状，多表现为后枕部或颞部的搏动性疼痛，常在清晨起床时出现。

2. 眩晕。患者常感到头晕、站立不稳、眼前发黑，严重者出现晕厥，尤其在血压波动较大时更为明显。

3. 心悸和胸闷。血压升高时心率加快，可出现心悸、胸闷感，心脏工作负荷增加时更为明显。

4. 疲劳和乏力。长期高血压会导致患者感到乏力、疲劳，体力和注意力下降。

5. 靶器官损害表现。

（1）心脏：左心室肥厚、冠心病、心力衰竭等。

（2）脑部：头晕、脑梗死、脑出血等。

（3）肾脏：蛋白尿、慢性肾功能不全。

（4）眼底：视网膜病变、视力下降。

五、诊断标准

高血压的诊断主要依靠多次血压测量，并结合患者的临床表现和病史。诊断时需排除继发性高血压。

1. 血压测量标准。世界卫生组织（World Health Organization，WHO）和国际高血压学会的定义如下。

（1）正常血压：收缩压 <120 mmHg 且舒张压 <80 mmHg。

（2）正常高值：收缩压 120~139 mmHg 或舒张压 80~89 mmHg。

（3）高血压：收缩压≥ 140 mmHg 和 / 或舒张压≥ 90 mmHg。

高血压诊断需在非药物干预状态下，连续多次测量血压均在诊断范围内。建议采用医疗机构血压测量、家庭血压监测和动态血压监测综合判断。

2. 临床分级。根据血压水平，高血压可分为以下几级。

（1）一级高血压：140~159/90~99 mmHg。

（2）二级高血压：160~179/100~109 mmHg。

（3）三级高血压：≥ 180/110 mmHg。

3. 靶器官损害评估。在诊断高血压的基础上，通过影像学检查、心电图、血液生化等评估靶器官损害，便于分层管理和治疗。

六、鉴别诊断

高血压需与以下疾病进行鉴别，尤其在怀疑继发性高血压时更需注意。

1. 继发性高血压。在年轻患者、血压突然升高或药物治疗无效时，应考虑继发性高血压的可能。常见的继发性高血压列举如下。

（1）肾动脉狭窄：可通过肾动脉超声或肾动脉造影确诊。

（2）嗜铬细胞瘤：24 小时尿儿茶酚胺升高，CT 或 MRI 可见肾上腺肿瘤。

（3）库欣综合征：表现为满月脸、水牛背、体重增加，激素检查和影像学可协助确诊。

2. 白大衣高血压。患者在医院测量时血压升高，但在日常生活中血压正常。动态血压监测或家庭血压测量有助于诊断。

3. 假性高血压。动脉硬化或测量误差导致的血压假性升高，常见于老年人。通过血压计和动脉造影排除。

七、治疗方法

高血压的治疗包括非药物治疗和药物治疗，治疗目标为降低血压、减轻靶器官损害风险，改善患者预后。

1. 非药物治疗。非药物治疗是高血压管理的重要组成部分，特别适用于初期高血压患者。

（1）低盐饮食：每日盐摄入量不超过 5 g，减少钠摄入可显著降低血压。

（2）减肥：通过控制饮食和增加运动，减轻体重可显著降低血压。

（3）戒烟限酒：避免吸烟，酒精摄入适度，有助于血压控制。

（4）运动锻炼：每周至少进行 150 分钟的中等强度有氧运动，如步行、游泳。

（5）减轻压力：保持良好的心态和情绪，避免过度紧张、焦虑。

2. 药物治疗。药物治疗的原则是个体化，通常根据患者的血压水平、靶器官损害情况和伴随疾病来选择药物。常用的抗高血压药物包括以下几类。

（1）利尿剂：如氢氯噻嗪、螺内酯等，适合轻中度高血压患者，尤其对老年人、糖尿病和伴随水钠潴留的患者效果较好。

（2）β 受体阻滞剂：如美托洛尔、比索洛尔，通过降低心率、减少心排出量降低血压，适合合并冠心病或心力衰竭患者。

（3）钙通道阻滞剂：如硝苯地平、氨氯地平，适合老年人，可以降低外周血管阻力，具有良好的降压效果。

（4）血管紧张素转换酶抑制剂：如卡托普利、依那普利，适合伴有糖尿病、肾病的患者，能减轻蛋白尿并保护肾功能。

（5）血管紧张素Ⅱ受体阻滞剂：如缬沙坦、氯沙坦，与 ACEI 作用类似，适合因咳嗽不能耐受 ACEI 的患者。

（6）其他药物：α 受体阻滞剂如特拉唑嗪，适用于合并前列腺增生的患者；直接血管扩张剂如硝普钠、肼屈嗪，用于急性高血压危象。

3. 急性高血压危象的处理。高血压危象是指血压急剧升高（通常收缩压 ≥ 180 mmHg 和 / 或舒张压 ≥ 120 mmHg），伴有严重靶器官损害。处理需迅速降压，静脉用药控制血压，如硝普钠、尼卡地平等。

4. 病情监测和随访。高血压患者需定期随访，监测血压、靶器官损害和药物不良反应，以便及时调整治疗方案。推荐使用家庭血压监测以评估治疗效果。

（陈平）

第二节　冠状动脉粥样硬化性心脏病

一、概述

冠状动脉粥样硬化性心脏病（coronary atherosclerotic heart disease）简称冠心病，是因冠状动脉粥样硬化导致的冠状动脉狭窄或闭塞，进而引起心肌供血不足、缺氧或坏死的心血管疾病。冠心病可表现为心绞痛、心肌梗死、缺血性心肌病和猝死等。冠心病是全球范围内导致死亡的主要原因，具有发病率高、致死性高的特点。患者一旦确诊需长期管理和治疗，目的是缓解症状、改善心肌供血和预防心血管事件。

冠心病的发病与多种因素有关，尤其与生活方式和代谢性疾病密切相关。控制危险因素、及时干预治疗和生活方式的改善对预防和控制冠心病至关重要。

二、病因

冠心病的病因多样，可分为不可控因素和可控危险因素。

1. 不可控因素。

（1）年龄：年龄越大，冠心病的发生风险越高。

（2）性别：男性发病率高于女性，但绝经后女性发病率显著增加。

（3）家族史：冠心病具有一定的遗传倾向，家族中有冠心病史者风险更高。

2. 可控危险因素。

（1）吸烟：吸烟是冠心病的主要危险因素之一，吸烟会增加 LDL 氧化，促进血管内皮损伤。

（2）高血压：高血压加速动脉粥样硬化过程，使冠状动脉斑块形成和破裂风险增加。

（3）高脂血症：血脂异常（尤其是高 LDL、低 HDL）会加速动脉粥样硬化的发生发展。

（4）糖尿病：糖尿病患者的冠心病风险比正常人高 2~4 倍，糖尿病引发的内皮损伤促进粥样硬化。

（5）肥胖和缺乏运动：体重超标和缺乏运动增加代谢性疾病（如高血压、糖尿病）风险。

（6）不健康饮食：高脂、高盐、高糖饮食可促发高血压、高脂血症等，间接增加冠心病风险。

（7）精神压力：长期精神紧张、焦虑、压力过大会导致交感神经兴奋性增加，引发血管收缩。

三、发病机制

冠心病的发病机制主要是冠状动脉内形成粥样硬化斑块，引发血流受阻。具体机制列举如下。

1. 动脉粥样硬化斑块形成。在冠心病发展过程中，LDL 渗入动脉内膜，被氧化后吸引单核细胞等炎症细胞聚集，并转化为泡沫细胞。泡沫细胞进一步引发平滑肌细胞增生和胶原纤维沉积，逐渐形成脂质核和纤维帽结构的粥样硬化斑块，导致动脉内腔狭窄，血流量减少。

2. 斑块破裂和血栓形成。不稳定斑块的纤维帽较薄，容易破裂，暴露脂质核心，使血小板和凝血因子聚集，形成血栓。血栓可进一步导致冠状动脉急性闭塞，引发急性心肌梗死或心绞痛。

3. 内皮功能障碍。血管内皮功能障碍是冠心病的重要发病机制。内皮细胞的损伤影响血管的扩张和收缩能力，使血管收缩性增加，冠状动脉血流受阻。同时，内皮损伤还导致促炎因子和凝血因子激活，加速斑块的形成和破裂。

4. 血流动力学改变。血流的速度和压力变化直接影响冠状动脉的灌注。当冠状动脉发生狭窄时，血流量减少，心肌供血不足，导致缺血、缺氧。如果狭窄进一步加重，则可能出现心肌坏死。

四、临床表现

冠心病的临床表现取决于冠状动脉狭窄的程度和心肌供血缺乏的程度。常见表现包括心绞痛、急性心肌梗死和心力衰竭。

1. 心绞痛。

（1）稳定性心绞痛：患者在体力活动、情绪激动或寒冷环境下可出现胸痛，通常持续数分钟，休息或使用硝酸甘油后症状缓解。

（2）不稳定性心绞痛：胸痛发生的频率和强度增加，可在安静状态下发作，提示心肌缺血加重，需紧急处理。

（3）变异性心绞痛：因冠状动脉痉挛引发的心绞痛，常在夜间或清晨发作，硝酸甘油能快速缓解。

2. 心肌梗死。急性心肌梗死的典型表现为持续剧烈的胸痛，疼痛可放射至左肩、左臂、颈部，伴出冷汗、恶心、呕吐，甚至晕厥。急性心肌梗死需紧急治疗，否则可能导致心力衰竭、心律失常甚至死亡。

3. 心力衰竭。长期冠心病可导致心功能受损，出现左心功能衰竭表现，如呼吸困难、乏力、浮肿等。

4. 心律失常。冠状动脉狭窄或闭塞可能导致心肌缺血，刺激心肌电活动异常，常见的心律失常包括室性早搏、心房颤动、心动过缓等。

5. 无症状性心肌缺血。部分冠心病患者无明显症状，但冠状动脉狭窄已引发心肌缺血，通过心电图或其他检查可发现缺血性改变。

五、诊断标准

冠心病的诊断依赖于病史、临床表现、心电图、心肌标志物和影像学检查的综合评估。

1. 病史和临床表现。患者通常有冠心病危险因素（如高血压、糖尿病、吸烟史等），且有典型的胸痛、胸闷等症状，特别是在活动时或情绪激动后加重，休息后缓解。

2. 心电图。

（1）静息心电图：可显示 ST 段压低、T 波倒置等缺血性改变，提示心肌缺血。

（2）运动负荷试验：患者在运动状态下心电图可出现缺血性改变，有助于检测无症状性心肌缺血。

（3）动态心电图：用于记录患者 24 小时内心电变化，尤其适用于间歇性缺血和心律失常的监测。

3. 心肌标志物。急性心肌梗死患者血清肌钙蛋白（cTnI 或 cTnT）、肌酸激酶同工酶（CK-MB）水平显著升高，是急性心肌梗死的敏感指标。

4. 超声心动图。可检测心肌壁运动异常，评估心脏的收缩和舒张功能，帮助判断冠心病引起的心功能受损程度。

5. 冠状动脉造影。冠状动脉造影是诊断冠心病的“金标准”，可明确冠状动脉狭窄的部位、范围和严重程度，指导进一步治疗。

六、鉴别诊断

冠心病需与其他引起胸痛的疾病进行鉴别。

1. 急性心包炎。急性心包炎患者胸痛为尖锐疼痛，随体位改变而改变，心电图 ST 段抬高无对应导联反转，心包摩擦音常见。

2. 主动脉夹层。主动脉夹层表现为撕裂样胸背部疼痛，疼痛剧烈，进行性加重。胸部 CT 或 MRI 可见主动脉内膜撕裂。

3. 肺栓塞。肺栓塞患者常有急性呼吸困难、胸痛、低氧血症等表现。D- 二聚体升高，肺动脉 CTA 可明确诊断。

4. 胃食管反流病。胃食管反流引起的胸痛多与饮食相关，伴有烧灼感，抗酸药物可缓解。

七、治疗方法

冠心病的治疗包括药物治疗、介入治疗和外科手术治疗，目标是改善冠状动脉供血，缓解症状，降低心血管事件风险。

1. 药物治疗。

（1）抗血小板药物：如阿司匹林、氯吡格雷，通过抑制血小板聚集，预防血栓形成，降低心血管事件发生率。

（2）他汀类药物：他汀类药物（如阿托伐他汀、瑞舒伐他汀）可降低血清胆固醇，延缓动脉粥样硬化进程，具有抗炎和稳定斑块作用。

（3）β 受体阻滞剂：β 受体阻滞剂（如美托洛尔、比索洛尔）可减慢心率，降低心肌耗氧量，减轻心绞痛症状，适合稳定型冠心病患者。

（4）钙通道阻滞剂：如硝苯地平、氨氯地平，能舒张冠状动脉，增加心肌供血，适合冠状动脉痉挛性心绞痛患者。

（5）硝酸酯类药物：硝酸甘油、单硝酸异山梨酯等扩张冠状动脉、缓解心绞痛症状，适用于心绞痛发作的急救。

（6）ACEI 或 ARB 类药物：如依那普利、氯沙坦，适合合并高血压、糖尿病或左心功能不全的冠心病患者，有助于改善心功能。

2. 介入治疗。

（1）经皮冠状动脉介入治疗（percutaneous coronary intervention，PCI）：是治疗冠心病的重要手段，通过导管介入扩张狭窄的冠状动脉，植入支架恢复血流，适用于严重狭窄或多支病变的冠心病患者。

（2）血管内超声成像（intravascular ultra-sound imaging）：通过超声检测支架植入后的效果和斑块的性质，有助于提高 PCI 的成功率和安全性。

3. 外科手术治疗。

冠状动脉搭桥术（coronary artery bypass graft，CABG）：适用于多支病变或介入治疗效果不佳的患者，通过从体内其他部位移植血管，以绕过阻塞的冠状动脉病变部位，恢复血流供应。

4. 生活方式干预。

（1）戒烟：吸烟会加重冠心病，患者应绝对戒烟。

（2）控制饮食：避免高脂、高盐、高糖食物，保持清淡饮食，增加蔬菜水果摄入。

（3）体重管理：维持正常体重，减轻心脏负担。

（4）规律运动：每日进行中等强度的有氧运动，如步行、游泳，有助于改善心血管健康。

5. 预防性治疗。

（1）定期随访：患者需定期监测血压、血脂、心电图等指标。

（2）健康宣教：普及心血管健康知识，指导患者规范用药，注意自我管理。

（陈平）

第三节　急性心肌梗死

一、概述

急性心肌梗死（acute myocardial infarction，AMI）是指冠状动脉急性、持续性缺血缺氧引起的心肌坏死，主要表现为剧烈的胸痛、心电图改变和血清心肌酶升高。AMI 是一种严重的心血管急症，病死率和致残率较高，常因冠状动脉内斑块破裂、血栓形成导致心肌供血急剧中断。AMI 需要早期诊断、及时治疗，以最大限度地减少心肌坏死范围，降低并发症发生率，提高患者生存率和生活质量。

二、病因

急性心肌梗死的主要病因为冠状动脉粥样硬化引起的血栓形成，此外，高血压、糖尿病、吸烟等危险因素也与其发病密切相关。

1. 冠状动脉粥样硬化。冠状动脉粥样硬化是急性心肌梗死的基础病因，动脉内膜下的脂质沉积形成粥样斑块，使冠状动脉逐渐狭窄，导致血流减少。斑块破裂或糜烂后形成血栓，是急性心肌梗死的直接原因。

2. 血栓形成。动脉粥样斑块破裂、血小板激活、凝血因子聚集等一系列反应导致冠状动脉内血栓形成，血栓阻塞冠状动脉，导致心肌供血完全中断，诱发心肌梗死。

3. 动脉痉挛。冠状动脉粥样硬化区域易发生动脉痉挛，进一步减少血流，增加梗死风险。吸烟、寒冷、情绪应激等可诱发动脉痉挛，导致心肌梗死。

4. 高血压。长期高血压可加速冠状动脉粥样硬化的进展，血压波动大时更易发生斑块破裂、血栓形成，增加心肌梗死风险。

5. 其他危险因素。糖尿病、血脂异常、肥胖、吸烟、家族史等也是急性心肌梗死的重要危险因素，这些因素通过影响血管内皮、增加炎症反应和血小板活性，加速动脉粥样硬化过程。

三、发病机制

急性心肌梗死的发病机制主要涉及冠状动脉斑块破裂、血栓形成、心肌缺血和坏死。

1. 冠状动脉斑块破裂。动脉粥样硬化斑块破裂是心肌梗死的始发事件。斑块破裂后，暴露的脂质核心接触血液，诱发血小板黏附和凝血因子活化，导致血栓形成。

2. 血栓形成和冠状动脉闭塞。斑块破裂后，血小板聚集并释放多种促凝物质，血栓在冠状动脉内形成并逐渐增大，最终导致冠状动脉完全或部分闭塞。闭塞导致下游心肌缺血，若血流无法及时恢复，心肌细胞坏死不可避免。

3. 心肌缺血和坏死。冠状动脉闭塞引起心肌急性缺血。心肌细胞缺氧后，代谢产物堆积，损伤细胞膜，导致细胞死亡和坏死。心肌坏死引发电生理异常，导致室性心律失常等严重并发症。

4. 炎症反应。斑块破裂和心肌缺血过程会诱发炎症反应，炎性细胞浸润加重心肌损伤，促使梗死区域扩大，加重病情。

四、临床表现

急性心肌梗死的典型症状包括剧烈的胸痛、出汗、恶心等，部分患者可能出现无痛性心肌梗死，尤其在老年人和糖尿病患者中更常见。

1. 胸痛。胸痛是急性心肌梗死的主要症状，多表现为持续性胸骨后或左前胸部压榨性疼痛，可向左肩、左臂、颈部、下颌放射。疼痛一般持续 20 分钟以上，休息和含服硝酸甘油后无法缓解。

2. 出汗和面色苍白。由于剧烈疼痛和交感神经兴奋，患者常出现大汗淋漓，面色苍白，伴有明显的不适感和恐惧。

3. 恶心、呕吐。急性心肌梗死时，迷走神经兴奋引起胃肠道反应，患者可出现恶心、呕吐，尤其在下壁心肌梗死时更常见。

4. 心律失常。心肌梗死患者可出现多种心律失常，如室性早搏、室性心动过速、房颤，严重者可发生室颤导致猝死。

5. 其他症状。部分患者表现为心力衰竭、呼吸困难、低血压等，尤其在大面积心肌梗死时症状更为明显。老年患者或糖尿病患者可能出现“无痛性心肌梗死”，症状不典型，仅表现为不适、虚弱等。

五、诊断标准

急性心肌梗死的诊断主要依据病史、心电图和心肌酶谱，必要时可辅助影像学检查。

1. 病史和临床表现。详细了解胸痛的起病方式、性质、放射部位和持续时间，结合患者的心血管危险因素（如高血压、糖尿病、家族史等），有助于诊断。

2. 心电图检查。

（1）ST 段抬高：ST 段抬高心肌梗死（ST segment elevation myocardial infarction，STEMI）在心电图中表现为 ST 段抬高，且病变导联符合冠状动脉供血区域。

（2）Q 波形成：数小时至数天后可出现病理性 Q 波，提示心肌坏死。

（3）T 波改变：T 波倒置或 T 波高尖，提示心肌缺血。

（4）动态变化：心电图表现的动态变化有助于明确诊断。

3. 心肌标志物。

（1）肌钙蛋白（cTnI 或 cTnT）：急性心肌梗死患者血清肌钙蛋白显著升高，是急性心肌损伤的敏感指标。

（2）肌酸激酶同工酶（CK-MB）：CK-MB 特异性较高，通常在发病后 4~6 小时升高，12~24 小时达峰。

4. 影像学检查。

（1）超声心动图：用于评估左室功能，观察壁运动异常。

（2）冠状动脉造影：是急性心肌梗死诊断的“金标准”，可清晰显示冠状动脉狭窄或闭塞的部位和程度。

六、鉴别诊断

急性心肌梗死需与以下疾病进行鉴别。

1. 不稳定型心绞痛。不稳定型心绞痛的胸痛持续时间较短，心电图无 ST 段抬高，心肌标志物无明显升高，疼痛在休息或使用硝酸甘油后可缓解。

2. 急性心包炎。急性心包炎的胸痛为锐痛，受体位影响，心电图表现为 ST 段弥漫性抬高，无病理性 Q 波，常伴有心包摩擦音。

3. 主动脉夹层。主动脉夹层的胸痛多为撕裂样剧痛，通常放射至背部，CT 或 MRI 可见主动脉内膜撕裂和假腔。

4. 肺栓塞。肺栓塞患者可表现为胸痛、呼吸困难，心电图无典型心肌梗死表现，D-二聚体升高，肺动脉 CTA 有助于确诊。

七、治疗方法

急性心肌梗死的治疗目标是尽快恢复心肌供血，减轻心肌损伤，减少并发症发生。治疗包括药物治疗、再灌注治疗和支持治疗。

1. 药物治疗。

（1）抗血小板药物：如阿司匹林、氯吡格雷，起效快，通过抑制血小板聚集，预防血栓形成。

（2）抗凝药物：低分子量肝素或直接口服抗凝药物（如利伐沙班）可抑制凝血因子活性，预防血栓进展。

（3）硝酸酯类药物：如硝酸甘油，用于缓解心绞痛症状，扩张冠状动脉，提高心肌供血，但需谨慎使用以避免低血压。

（4）β 受体阻滞剂：如美托洛尔，可降低心肌耗氧量，减少心肌梗死范围，但应避免用于心力衰竭、低血压等患者。

（5）他汀类药物：如阿托伐他汀、瑞舒伐他汀，有助于稳定斑块，降低心血管事件风险。

2. 再灌注治疗。

（1）PCI：是急性心肌梗死的首选治疗方法，通过导管介入扩张闭塞的冠状动脉并植入支架，恢复血流，适用于发病时间短、病变部位明确的患者。

（2）溶栓治疗：对于无条件行 PCI 的患者，可考虑静脉溶栓治疗，使用尿激酶、阿替普酶等溶栓药物溶解血栓，恢复冠状动脉血流。溶栓治疗应尽早进行，越早效果越好。

3. 支持治疗。

（1）吸氧：给予氧疗以改善低氧血症，但需避免高浓度氧长期使用。

（2）镇痛：对于剧烈疼痛患者可使用吗啡，缓解疼痛并减轻交感神经兴奋。

（3）监测和护理：密切监测心电图、血压、血氧饱和度等生命体征，预防和早期识别心律失常、心力衰竭等并发症。

4. 康复与长期管理。

（1）生活方式干预：戒烟限酒，控制饮食，避免高脂、高糖饮食，适量运动。

（2）药物治疗：长期服用抗血小板药物、他汀类药物，控制血压和血糖水平，预防再梗死。

（3）心理支持：帮助患者减轻焦虑，增强信心，积极配合康复治疗。

（陈平）

第四节　心力衰竭

一、概述

心力衰竭（heart failure，HF）是一种由心脏结构和/或功能异常引起的综合征，表现为心脏泵血功能受损，不能满足机体代谢需求。心力衰竭通常伴有体液潴留，导致呼吸困难、疲乏、体重增加等症状。根据左心室射血分数（left ventricle ejection fraction，LVEF）的不同，心力衰竭可分为射血分数降低的心力衰竭（HFrEF）和射血分数保留的心力衰竭（HFpEF）。心力衰竭是一种慢性进展性疾病，具有高发病率、高住院率和高死亡率，早期诊断和规范治疗可显著提高患者生活质量、延长寿命。

二、病因

心力衰竭的病因多样，常见的致病因素包括心脏病变、代谢性疾病、炎症及中毒等。主要病因列举如下。

1. 冠状动脉疾病。冠心病是心力衰竭的主要病因之一，特别是急性心肌梗死后，部分心肌坏死导致心脏泵血功能下降，进而引发心力衰竭。

2. 高血压。长期高血压使左心室负荷增加，导致心肌肥厚，最终导致左心功能下降，是引发心力衰竭的重要原因。

3. 心瓣膜病。瓣膜病变（如二尖瓣和主动脉瓣狭窄或关闭不全）使血液流动受阻，增加心脏负担，长期可引发心力衰竭。

4. 心肌病。心肌病（如扩张型心肌病、肥厚型心肌病、限制型心肌病）会直接损害心肌功能，导致心脏收缩或舒张功能障碍。

5. 心律失常。心律失常（如房颤、心动过速）可导致心脏输出量下降，增加心力衰竭风险，尤其是在慢性心律失常患者中更为常见。

6. 其他原因。其他因素如糖尿病、甲状腺疾病、肥胖、贫血、药物性心脏毒性等也会引发心力衰竭。

三、发病机制

心力衰竭的发病机制涉及多因素的相互作用，主要包括以下几个方面。

1. 心肌收缩力下降。冠心病、高血压等因素使心肌收缩力下降，导致心脏射血分数减少，心脏输出量降低。心脏无法将足够血液泵入体循环，无法满足机体的代谢需求。

2. 心脏负荷增加。长期高血压、瓣膜病变等引起的压力负荷或容量负荷增加，使心脏长期处于高负荷状态，心肌逐渐肥厚，最终导致心脏功能下降。

3. 心肌结构重塑。心力衰竭过程中，心肌细胞会出现肥大、凋亡，导致心肌间质纤维化和心室重塑，进一步加重心脏功能的下降，影响心脏的收缩和舒张功能。

4. 神经体液调节异常。心力衰竭激活交感神经系统（sympathetic nervous system，SNS）、RAAS 及抗利尿激素等机制，导致血管收缩、血压升高、体液潴留等，形成恶性循环，加重心力衰竭症状。

四、临床表现

心力衰竭的临床表现与病情严重程度和受累心脏部位有关，主要症状包括呼吸困难、乏力和水肿。

1. 呼吸困难。呼吸困难是心力衰竭的主要症状，通常表现为活动后气促，严重时可在静息时出现，夜间常因左心衰导致急性呼吸困难，出现阵发性夜间呼吸困难或端坐呼吸。

2. 乏力和疲劳。因心排血量减少，组织器官供血不足，患者常感到乏力、疲惫，影响日常活动和生活质量。

3. 下肢水肿。右心衰竭时，体静脉压升高，出现下肢水肿，严重者可出现腹水、颈静脉怒张等表现。

4. 体重增加。由于体液潴留，心力衰竭患者常伴有体重增加，但食欲减退，进食量减少。

5. 心悸和心律失常。心力衰竭患者可出现心悸、心跳加快，尤其在活动后明显，伴有房颤、早搏等心律失常。

6. 尿量减少。体循环淤血导致肾血流减少，患者尿量减少，尤其在病情加重时更明显。

五、诊断标准

心力衰竭的诊断依赖病史、症状、体征、实验室和影像学检查等综合判断。

1. 病史和症状。患者通常有高血压、冠心病等心血管疾病史，症状包括呼吸困难、乏力、水肿等。

2. 体格检查。

（1）体重增加、下肢水肿：提示体液潴留。

（2）颈静脉怒张：提示右心衰竭。

（3）湿啰音：肺部听诊湿啰音提示肺淤血。

3. 实验室检查。

（1）BNP 和 NT-proBNP：升高是心力衰竭的重要诊断指标，尤其在急性心力衰竭时显著升高。

（2）肝肾功能检查：心力衰竭导致肾血流减少，肝功能和肾功能可能异常。

4. 超声心动图。心脏超声可评估心脏结构、心室大小、心肌收缩和舒张功能，确定 LVEF，从而区分 HFrEF 和 HFpEF。

5. 心电图和胸片。

（1）心电图：可能出现左室肥厚、心律失常等异常。

（2）胸片：显示心影扩大、肺淤血等表现。

六、鉴别诊断

心力衰竭的症状如呼吸困难、疲劳、水肿等较为常见，需与以下疾病进行鉴别。

1.COPD。COPD 患者常伴有慢性咳嗽、咳痰，症状随气流变化波动，肺功能检查和胸片有助于区分。

2. 肾病综合征。肾病综合征患者也会出现水肿，但其伴有大量蛋白尿、低白蛋白血症，肾功能检查可明确诊断。

3. 肝硬化。肝硬化引起的腹水和水肿常伴有肝脏疾病表现，肝功能和影像学检查可辅助鉴别。

4. 甲状腺疾病。甲亢或甲减可引起心脏负荷改变，导致心力衰竭症状，甲状腺功能检查有助于排除。

七、治疗方法

心力衰竭的治疗目标是改善症状、延缓病情进展、降低死亡率。治疗包括药物治疗、器械治疗和生活方式干预。

1. 药物治疗。

（1）利尿剂：如呋塞米、托拉塞米，通过排出体内多余水分，减轻体液潴留，缓解水肿、呼吸困难等症状。注意监测电解质，避免低钾、低钠血症。

（2）ACEI 或 ARB：ACEI（如依那普利）和 ARB（如氯沙坦）能扩张血管，减轻心脏负荷，适用于 HFrEF 患者，具有改善预后作用。

（3）β 受体阻滞剂：如美托洛尔、比索洛尔，能减慢心率，减轻心肌耗氧量，有助于改善 HFrEF 患者的生存质量。

（4）醛固酮受体拮抗剂：如螺内酯，可抑制醛固酮的作用，具有利尿和抗纤维化作用，适用于中、重度心力衰竭患者。

（5）钙通道阻滞剂：主要适用于 HFpEF 患者，但需慎重选择药物，避免负性肌力作用。

（6）硝酸酯类药物：如单硝酸异山梨酯，可以扩张静脉血管，减少心脏前负荷，缓解症状。

（7）新型药物。

①沙库巴曲缬沙坦（ARNI）：用于射血分数降低的心力衰竭，具有显著的改善预后作用。

② SGLT2 抑制剂：如达格列净，对心力衰竭尤其是射血分数降低型患者有良好效果。

2. 器械治疗。对于药物治疗效果不佳的患者，可考虑器械治疗。

①心脏再同步化治疗（cadiac resyn-chronization）：适用于左束支传导阻滞患者，有助于协调心室收缩，提高心脏泵血功能。

②植入型心律转复除颤器（implantable cardioversion defibrillation pacemaker）：对有恶性室性心律失常风险的患者，可减少猝死风险。

③左心室辅助装置（left ventricular assist device，LVAD）：适用于晚期心力衰竭患者，帮助心脏泵血，是心脏移植的过渡方案。

3. 生活方式干预。

（1）饮食控制：限制盐摄入，避免高脂、高盐、高糖饮食，适当补充蛋白质和钾。

（2）戒烟戒酒：吸烟和饮酒可加重心衰症状，应尽量避免。

（3）体重监测：每日监测体重，早期识别体液潴留。

（4）适量运动：在医师指导下进行适度的有氧运动，如步行，以提高心肺耐力。

4. 并发症处理。心力衰竭常伴有多种并发症，包括心律失常、血栓栓塞、急性肾功能不全等，需密切监测，及时处理。

5. 定期随访。心力衰竭患者需长期随访管理，定期监测心功能、肝肾功能、血压、电解质等，根据病情变化调整治疗方案。

（陈平）

第五节　心律失常

一、概述

心律失常（arrhythmia）是指心脏冲动的发生或传导异常，导致心率、心律的改变，表现为心脏跳动的速度、节律不规律或异常。心律失常在心血管疾病中的发病率较高，随着年龄增长，尤其是在高血压、冠心病和心力衰竭等患者中，心律失常的发生率显著增加。心律失常的类型包括心动过速、心动过缓和不规则心律（如房颤）。心律失常是多种心脏疾病的常见表现，轻者可能无明显症状，重者可引发心悸、晕厥甚至猝死。心律失常的病因多样，需根据类型和严重程度采取不同的处理策略。

二、病因

心律失常的病因多种多样，主要分为器质性因素、功能性因素和药物因素等。

1. 器质性因素。器质性心脏病是导致心律失常的常见原因，常见的器质性病因包括以下几个方面。

（1）冠心病：心肌缺血可导致心肌细胞电活动紊乱，诱发心律失常，急性心肌梗死患者更易出现恶性心律失常。

（2）心肌病：扩张型、肥厚型、限制型心肌病均可导致心肌纤维化，诱发心律失常。

（3）高血压：长期高血压可导致心肌肥厚，心肌缺血，增加房颤等心律失常的风险。

（4）瓣膜病：二尖瓣和主动脉瓣疾病导致心房或心室扩张，易引起房颤、房扑等心律失常。

（5）心力衰竭：心力衰竭引起心肌结构和功能异常，增加恶性心律失常的风险。

2. 功能性因素。功能性心律失常多见于心脏无明显器质性病变的患者，常见原因列举如下。

（1）自主神经系统失衡：交感神经或迷走神经活动异常引起心律失常，如焦虑、恐惧、剧烈运动等。

（2）电解质紊乱：低钾血症、低镁血症等电解质异常可导致心肌细胞兴奋性增加，引发心律失常。

（3）情绪和精神压力：焦虑、抑郁等情绪波动引起交感神经兴奋，诱发心律失常。

3. 药物和毒物。一些药物和毒物可直接或间接引起心律失常。

（1）药物：抗心律失常药物（如奎尼丁、胺碘酮）、β 受体激动剂、钙通道阻滞剂等均可引发或加重心律失常。

（2）毒物：酒精、咖啡因、毒品（如可卡因、安非他明）等刺激性物质可导致心律失常，尤其是在长期滥用的情况下。

三、发病机制

心律失常的发病机制主要包括冲动发生异常和冲动传导异常。

1. 冲动发生异常。

（1）自律性增强：心肌细胞自律性增强，使得心脏自发发放的电活动频率增加，导致心动过速。

（2）触发活动：触发活动主要分为延后除极和早后除极，主要在窦房结、房室结和浦肯野纤维中发生，容易导致室上性或室性心动过速。早后除极多见于心室早期复极化综合征，可引发室性心律失常；延后除极见于高钙血症、洋地黄中毒等情况下，引发早搏。

2. 冲动传导异常。冲动传导异常引起心律失常的机制主要是折返，主要在房室结、希氏束等处发生。

（1）折返：在折返机制下，冲动沿着不同的传导途径循环传播，导致心律失常的持续发生，如房室折返性心动过速。

（2）阻滞：当传导系统出现阻滞时，部分冲动无法传导，导致传导异常，如房室传导阻滞、分支阻滞。

四、临床表现

心律失常的临床表现取决于类型和严重程度，主要表现包括心悸、头晕、胸痛、晕厥等。

1. 心悸。心悸是心律失常最常见的症状，表现为心跳加速、心跳不规则、心脏“漏跳”等，尤其在剧烈活动或情绪紧张时明显。

2. 头晕、晕厥。严重的心律失常（如室性心动过速、心室颤动）可导致脑供血不足，出现头晕、乏力，甚至发生晕厥。

3. 胸痛、胸闷。部分心律失常导致心脏泵血能力下降，引起冠状动脉供血不足，表现为胸痛、胸闷，常伴随呼吸困难。

4. 心力衰竭症状。长期心律失常可引发或加重心力衰竭，患者表现为活动耐力下降、呼吸困难、下肢水肿等症状。

5. 无症状性心律失常。一些心律失常（如部分早搏）症状较轻或无症状，仅在体检或心电图检查时发现。

五、诊断标准

心律失常的诊断主要依靠病史、症状、体格检查和心电图检查。

1. 病史和症状。详细了解心悸、头晕、晕厥等症状，发作的频率、诱因及持续时间，以及患者的心血管病史、用药史。

2. 体格检查。心律失常时可表现为脉搏不齐、心音强弱不一，部分患者出现血压下降、颈静脉怒张等。

3. 心电图检查。心电图是诊断心律失常的“金标准”，不同类型的心律失常在心电图上的表现各不相同。

（1）窦性心动过速：窦性 P 波增多，心率 >100 次/分。

（2）房颤：无 P 波，出现 f 波，心房率 350~600 次/分。

（3）室性早搏：提前发生的 QRS 波群增宽。

（4）室颤：无规律的 QRS 波，表现为细小颤动波。

（5）房室传导阻滞：P 波和 QRS 波之间关系紊乱，Ⅰ度、Ⅱ度和Ⅲ度阻滞各有不同表现。

4. 动态心电图。动态心电图记录 24 小时心电变化，适用于间歇性心律失常的监测，帮助识别难以捕捉的异常心律。

5. 电生理检查。用于明确心律失常发生的部位和机制，特别适用于复杂性心律失常或计划行导管消融治疗的患者。

六、鉴别诊断

心律失常的症状常与其他疾病相似，需与以下情况鉴别。

1. 心绞痛。心绞痛患者胸痛可伴随心悸、胸闷，但与体力活动相关，抗心绞痛药物能缓解；心电图无明显心律异常。

2.COPD。COPD 患者因呼吸困难伴随胸闷，但主要与气流阻塞有关，肺功能检查可明确。

3. 心包炎。心包炎患者出现胸痛、心悸，但心电图上 ST 段抬高、PR 段下移，有助于与心律失常区分。

4. 低血糖。低血糖患者因交感神经兴奋导致心悸、出汗等症状，血糖检查异常，心电图无异常心律改变。

七、治疗方法

心律失常的治疗包括药物治疗、导管消融治疗、起搏器植入和生活方式干预，目标是恢复正常心律、控制心率、缓解症状和减少并发症。

1. 药物治疗。根据心律失常的类型，药物治疗主要包括抗心律失常药物、控制心率药物和抗凝治疗。

（1）抗心律失常药物：抗心律失常药物分为四类，选择合适药物需结合具体的心律失常类型和患者的病情。

①Ⅰ类药物（钠通道阻滞剂）：如普罗帕酮、奎尼丁，用于室性或房性心律失常。

②Ⅱ类药物（β 受体阻滞剂）：如美托洛尔、普萘洛尔，主要用于控制心率、降低交感神经兴奋。

③Ⅲ类药物（钾通道阻滞剂）：如胺碘酮、索他洛尔，延长动作电位，适用于多种心律失常。

④Ⅳ类药物（钙通道阻滞剂）：如维拉帕米、地尔硫卓，主要用于控制心房颤动或心房扑动的心率。

（2）控制心率药物：对于房颤等心律失常，使用 β 受体阻滞剂和钙通道阻滞剂控制心率，维持心室率在正常范围，避免快速心律引起心脏负荷增加。

（3）抗凝治疗：房颤患者易发生血栓，需长期抗凝治疗。常用抗凝药物包括华法林和新型口服抗凝药（如利伐沙班、阿哌沙班）。

2. 导管消融治疗。对于频繁发作的心律失常，尤其是室上性心动过速、房颤等，可考虑射频导管消融治疗，通过电流破坏异常传导途径，恢复正常心律。

3. 起搏器植入。适用于严重缓慢性心律失常（如病态窦房结综合征、完全性房室传导阻滞）患者，植入起搏器维持心率稳定。

4.ICD。适用于有恶性心律失常或猝死风险的患者，ICD 在检测到严重心律失常时可自动进行除颤，减少猝死风险。

5. 生活方式干预。

（1）戒烟戒酒：烟草和酒精会刺激交感神经，增加心律失常风险。

（2）合理饮食：减少高脂、高盐饮食，适量补充钾、镁等矿物质。

（3）适度运动：在医生指导下进行适量的有氧运动，避免剧烈运动。

（4）压力管理：保持良好心态，避免过度紧张和焦虑。

（向渝南）

第六节　病毒性心肌炎

一、概述

病毒性心肌炎（viral myocarditis）是一种由病毒感染引起的心肌急性或慢性炎症性疾病。其特点为心肌细胞损伤、心肌间质水肿、炎症细胞浸润，表现为胸痛、心悸、心律失常等心脏症状，部分患者可发展为心力衰竭甚至猝死。病毒性心肌炎多见于青壮年，病情轻重不一，从轻度无症状到严重的心力衰竭不等。该病需早期识别并干预治疗，以减少心肌损伤，提高患者的生存率和生活质量。

病毒性心肌炎的病程可分为急性期、亚急性期和慢性期。急性期表现为典型的病毒感染和心脏症状，部分患者在出现病毒感染症状后 1~3 周内出现心脏症状。部分患者在急性期后症状缓解，但也有一部分人转为慢性心肌病，最终导致心肌功能的不可逆损害。

二、病因

病毒性心肌炎的主要病因为病毒感染，常见病毒列举如下。

1. 肠道病毒。肠道病毒（如柯萨奇病毒 B 组、埃可病毒）是病毒性心肌炎的最常见病因之一。柯萨奇病毒 B 组感染常引起轻微的上呼吸道感染或消化道症状，但在部分人群中会侵袭心肌，导致心肌炎。

2. 呼吸道病毒。呼吸道病毒包括流感病毒、腺病毒、呼吸道合胞病毒等。这些病毒通常通过呼吸道感染进入体内，部分可通过血行传播感染心肌。

3. 巨细胞病毒和疱疹病毒。巨细胞病毒、单纯疱疹病毒和水痘 - 带状疱疹病毒等感染在免疫功能低下人群中引起心肌炎的风险较高。

4. 麻疹病毒、风疹病毒和 EB 病毒。这些病毒在儿童和青少年中较为常见，感染后有时引发病毒性心肌炎，症状多样且易被忽视。

5. 新冠病毒。新冠病毒（SARS-CoV-2）感染后可引起病毒性心肌炎，部分患者出现心肌酶增高、心律失常和心力衰竭等心肌损伤表现。

三、发病机制

病毒性心肌炎的发病机制主要包括病毒直接损伤和免疫介导的心肌损伤。

1. 病毒直接损伤。病毒进入人体后通过血流或淋巴系统到达心肌，侵入心肌细胞并进行复制，导致心肌细胞的直接损伤和坏死。病毒在心肌细胞中大量增殖，破坏细胞膜结构，引发细胞凋亡或坏死。

2. 免疫介导的心肌损伤。病毒感染激活机体免疫系统，产生大量炎症因子，如 IL-1、IL-6、TNF-α 等，炎症细胞（如巨噬细胞、淋巴细胞）浸润心肌，进一步加重心肌损伤。病毒感染后期，机体的自体免疫反应可能持续，导致慢性心肌损伤，最终可能发展为扩张型心肌病。

3. 自体免疫机制。在部分患者中，病毒清除后仍持续存在心肌炎症，提示存在自体免疫机制，患者免疫系统攻击心肌细胞，引发心肌纤维化和心肌功能不可逆损伤。

四、临床表现

病毒性心肌炎的临床表现差异较大，轻者无症状或仅表现为心悸，重者可出现心力衰竭、心源性休克甚至猝死。

1. 症状前驱。病毒感染的早期症状，如发热、咽痛、肌痛、关节痛、恶心、呕吐、腹泻等。部分患者在出现心脏症状前 1~3 周有上呼吸道或胃肠道症状。

2. 胸痛。患者可能出现胸痛，多为胸骨后不适或钝痛，类似心绞痛，活动时加重。部分患者因病毒引起心包炎，表现为心包摩擦音和剧烈胸痛。

3. 心悸和心律失常。心悸是病毒性心肌炎常见的表现，患者可能出现心动过速、早搏、心房颤动或心房扑动等心律失常，严重者可能发生室性心动过速或心室颤动。

4. 呼吸困难和心力衰竭。病情严重者出现呼吸困难、乏力、活动耐力下降，甚至心力衰竭的表现，如肺部湿啰音、下肢水肿。急性左心衰者可表现为肺水肿，急性右心衰者则表现为颈静脉怒张和肝大。

5. 低血压和休克。病毒性心肌炎发展迅速者可能发生心源性休克，表现为严重低血压、肢端冰凉、少尿或无尿等，需紧急处理。

五、诊断标准

病毒性心肌炎的诊断依赖病史、体征、心电图、实验室和影像学检查等综合评估。

1. 病史和体格检查。详细询问病毒感染史、家族史、症状表现（如心悸、胸痛、呼吸困难等），并进行体格检查，评估心脏杂音、心律失常、肺部湿啰音和下肢水肿等体征。

2. 心电图检查。心电图检查对病毒性心肌炎的早期诊断有帮助。典型表现如下。

（1）ST-T 改变：ST 段抬高或压低，T 波倒置。

（2）心律失常：如窦性心动过速、房性或室性早搏、房颤、心房扑动等。

（3）QRS 波群增宽：可能提示心肌受损严重。

3. 心肌标志物。

（1）肌钙蛋白（cTnI 或 cTnT）：肌钙蛋白升高提示心肌损伤，是诊断心肌炎的敏感指标。

（2）肌酸激酶同工酶（CK-MB）：在心肌损伤时升高，但特异性低。

4. 心脏超声。心脏超声可评估心脏结构、心室大小、心功能情况，观察 LVEF、心包积液和壁运动异常。严重心肌炎患者心脏超声常见左心室扩大、收缩功能下降。

5. 磁共振成像。心脏 MRI 是评估病毒性心肌炎的金标准，可显示心肌水肿、炎症及瘢痕形成，增强扫描时可见心肌延迟强化。

6. 心内膜心肌活检。心肌活检可直接获取心肌组织进行病理学检查，但为侵入性操作，适用于诊断困难或疑似难治性心肌炎的患者。

六、鉴别诊断

病毒性心肌炎需与其他心脏病变进行鉴别，常见的鉴别诊断列举如下。

1.ACS。ACS 患者有胸痛、心电图 ST 段改变和肌钙蛋白升高，但冠状动脉造影无异常。病毒性心肌炎患者多有病毒感染前驱症状，心脏 MRI 有助于鉴别。

2. 心包炎。心包炎常伴有急性胸痛、心包摩擦音，心电图 ST 段弥漫性抬高，但无心肌坏死标志物升高，超声可见心包积液。

3. 原发性心肌病。原发性心肌病可出现心力衰竭和心脏扩大，但无病毒感染史和急性炎症过程。心脏 MRI 和病理检查可帮助鉴别。

4. 风湿热。风湿热患者常有链球菌感染史，表现为心肌炎、关节炎和皮疹等，抗链球菌溶血素 O 滴度升高，有助于鉴别。

七、治疗方法

病毒性心肌炎的治疗包括支持治疗、抗病毒治疗、免疫调节和并发症处理。目标是控制炎症、保护心肌、改善心功能。

1. 支持治疗。

（1）卧床休息：急性期避免剧烈活动，减轻心脏负荷，有助于心肌恢复。

（2）氧疗：对于氧饱和度低的患者给予氧疗，以改善缺氧状态。

2. 抗病毒治疗。目前尚无特异性的抗病毒药物，但对明确病因的患者（如巨细胞病毒、疱疹病毒感染）可酌情使用特异性抗病毒药物。

3. 免疫调节治疗。对部分病情严重、急性炎症反应明显的患者，可考虑短期使用糖皮质激素或免疫球蛋白治疗，以抑制免疫反应，减轻心肌损伤。但糖皮质激素的使用需慎重，应在排除急性感染后再考虑。

4. 对症治疗。

（1）抗心律失常治疗。

① β 受体阻滞剂：如美托洛尔，用于控制心率，减轻心脏负荷，但应慎用，尤其在病情不稳定的患者中。

②胺碘酮：用于控制严重室性心律失常，避免心源性猝死。

（2）控制心力衰竭症状。

①利尿剂：用于控制水肿，减轻心脏负荷，改善呼吸困难。

② ACEI 或 ARB：用于降低心室负荷、延缓心肌重构。

③醛固酮拮抗剂：用于控制顽固性水肿、缓解心力衰竭症状。

5. 机械辅助治疗。对于严重心源性休克、心力衰竭患者，可考虑使用体外膜氧合

（extracorporeal membrane oxygenation，ECMO）或左心室辅助装置等机械辅助，以维持心肺功能，争取时间进行恢复。

6. 生活方式干预和康复管理。

（1）饮食调控：减少高盐高脂饮食，适量补充蛋白质和维生素。

（2）避免劳累：病情稳定后逐渐恢复活动，但需避免剧烈运动。

（3）长期随访：病毒性心肌炎恢复期需定期随访，监测心功能和心电图，防止病情复发或进展。

（向渝南）

第六章　消化系统疾病

第一节　慢性胃炎

一、概述

慢性胃炎(chronic gastritis)是指由多种病因导致的胃黏膜慢性炎症,具有发病率高、病程长的特点。病理上以胃黏膜炎性细胞浸润、上皮细胞破坏、腺体萎缩和肠化生为主。慢性胃炎按病因可分为幽门螺杆菌相关性胃炎、自身免疫性胃炎、化学性胃炎及其他类型。其临床表现多样化，可包括上腹部不适、隐痛、嗳气、反酸等。慢性胃炎的病程进展缓慢，若不及时治疗可能发展为胃溃疡、胃癌等严重并发症，因此早期识别和干预对患者预后具有重要意义。

二、病因

慢性胃炎的病因复杂，涉及多种内外因素，主要包括感染、免疫、药物和不良生活习惯等。

1. 幽门螺杆菌（*Helicobacter pylori*，HP）感染。幽门螺杆菌是慢性胃炎的主要病因之一，尤其在发展中国家感染率较高。HP 在胃黏膜中定植，通过其产生的毒素和酶破坏胃黏膜屏障，导致炎症反应，最终引发胃黏膜损伤和慢性炎症。

2. 自身免疫因素。自身免疫性胃炎是一种自身免疫疾病，患者的免疫系统产生抗体攻击胃壁细胞和内因子，导致胃黏膜损伤、萎缩和炎症。自身免疫性胃炎常伴有恶性贫血的发生，主要见于北欧和其他高纬度地区。

3. 化学性因素。长期服用非甾体抗炎药、胆汁反流和烟酒等化学性刺激因素可导致胃黏膜屏障受损，进而引发慢性胃炎。NSAID 通过抑制前列腺素合成，降低胃黏膜的保护作用，使其更易受损。

4. 不良生活习惯。不健康的生活习惯，如高盐、高脂饮食、吸烟、酗酒、进餐不规律等会刺激胃黏膜，引起胃酸分泌增加，导致胃黏膜的长期慢性损伤，易引发慢性胃炎。

三、发病机制

慢性胃炎的发病机制主要包括感染引发的炎症反应、自身免疫攻击以及胃黏膜屏障的损害。

1.HP 感染和炎症反应。HP 感染后，细菌黏附在胃黏膜表面，产生的毒素（如空泡毒素、CagA 蛋白）和酶（如尿素酶）会破坏胃黏膜细胞，引起中性粒细胞、淋巴细胞浸润，形成慢性炎症反应。长期感染使胃黏膜屏障逐渐被破坏，导致胃黏膜萎缩和肠化生。

2. 自身免疫反应。在自身免疫性胃炎中，患者的免疫系统对胃壁细胞和内因子产生抗体，攻击胃壁细胞，导致胃酸分泌减少、黏膜萎缩，进而影响维生素 B_{12} 的吸收，出现恶性贫血。

3. 胃黏膜屏障损害。化学性刺激，如胆汁反流、NSAID 和烟酒等因素会破坏胃黏膜的屏障功能，前列腺素减少，胃酸分泌增加，使胃黏膜易受损，进而引发慢性炎症反应。

4. 萎缩和肠化生。在慢性炎症的长期刺激下，胃黏膜逐渐萎缩，腺体数量减少，部分胃黏膜转变为肠型上皮，出现肠化生，增加癌变风险。

四、临床表现

慢性胃炎的临床表现多种多样，主要取决于病变程度和病因。大部分患者的症状较轻，但病程长、反复发作，严重影响生活质量。

1. 上腹部不适或隐痛。慢性胃炎最常见的症状为上腹部不适，隐痛或钝痛，疼痛一般较轻，且与饮食无明显关系，但在进食刺激性食物后会加重。

2. 嗳气和反酸。由于胃黏膜炎症和胃酸分泌异常，患者常感到嗳气、反酸，尤其在进食酸性或辛辣食物后加重。

3. 早饱、食欲减退。部分患者因胃黏膜损伤导致胃的容受性降低，进食少量即感饱胀，长期食欲减退，体重减轻。

4. 恶心和呕吐。胃黏膜受损可引起胃酸逆流和恶心，严重者出现呕吐，部分患者还可出现黑便。

5. 营养不良表现。慢性胃炎患者长期营养吸收不良，可能伴有贫血、疲乏、体重下降等全身表现，特别是在自身免疫性胃炎和萎缩性胃炎患者中更常见。

五、诊断标准

慢性胃炎的诊断主要依赖病史、体征、胃镜检查和病理学检查。胃镜检查是诊断慢性胃炎的“金标准”，病理检查进一步确认炎症类型和程度。

1. 病史和体征。询问患者有无长期上腹部不适、嗳气、反酸等症状，以及是否有不良生活习惯（如吸烟、饮酒、服用 NSAID），同时结合体格检查评估上腹部压痛情况。

2. 胃镜检查。胃镜可直接观察胃黏膜的状态，典型表现包括黏膜充血、水肿、点状出血、黏膜萎缩和肠化生。胃镜下胃黏膜萎缩、肥厚、粗糙等表现是慢性胃炎的常见特点。

3. 病理学检查。通过胃镜获取的活检标本进行病理学检查，可进一步明确胃黏膜炎症的类型（如萎缩性或非萎缩性）和严重程度，有助于判断是否存在肠化生、异型增生等病变。

4.HP 检测。检测 HP 感染对诊断和治疗具有重要意义。常用检测方法包括尿素呼气试验、^{14}C- 尿素呼气试验、快速尿素酶试验和血清抗体检测。

六、鉴别诊断

慢性胃炎需与多种胃部疾病进行鉴别。

1. 胃溃疡。胃溃疡患者通常有节律性上腹痛，疼痛常在餐后加重，而慢性胃炎的疼痛无明显节律性。胃镜检查显示胃溃疡的边缘和底部不平，慢性胃炎则无明显溃疡。

2. 功能性消化不良。功能性消化不良的症状与慢性胃炎类似，但胃镜检查未发现明显的胃黏膜病变，且无 HP 感染和病理改变。

3. 胃癌。萎缩性胃炎或肠化生患者胃癌风险增加，因此需警惕胃癌的可能。胃癌患者常伴有进行性体重减轻、黑便、贫血等表现，胃镜及病理检查可明确诊断。

4. 反流性食管炎。反流性食管炎表现为烧心、反酸，但主要是食管黏膜受损，胃镜下显示食管黏膜充血、糜烂等，胃黏膜病变不明显。

七、治疗方法

慢性胃炎的治疗包括病因治疗、药物治疗和生活方式干预，治疗目标是缓解症状、促进胃黏膜愈合、改善患者生活质量。

1. 病因治疗。

（1）HP 根除治疗：对 HP 阳性的慢性胃炎患者，根除 HP 是关键，常用三联或四联疗法。治疗后应随访 HP 感染情况，进行呼气试验复查。

①三联疗法：质子泵抑制剂（proton pump inhibitor，PPI）+ 克拉霉素 + 阿莫西林，疗程通常为 10~14 天。

②四联疗法：PPI+ 铋剂 + 两种抗生素（抗生素组合包括：阿莫西林 + 克拉霉素、阿莫西林 + 呋喃唑酮、阿莫西林 + 甲硝唑、四环素 + 甲硝唑、四环素 + 呋喃唑酮、头孢呋辛 + 左氧氟沙星、克拉霉素 + 甲硝唑）。

（2）停用胃黏膜损伤药物：对于因长期服用 NSAID 引发的胃炎，应停用或替代该类药物，减少对胃黏膜的损害。

2. 药物治疗。

（1）抑酸药物。

① PPI：如奥美拉唑、兰索拉唑等，通过抑制胃酸分泌，减轻胃黏膜损伤，促进愈合。

② H2 受体拮抗剂：如雷尼替丁、法莫替丁，通过抑制胃酸分泌缓解症状。

（2）抗酸剂：如铝碳酸镁、氢氧化铝，具有中和胃酸的作用，适用于缓解胃灼热和反酸症状。

（3）胃黏膜保护剂：如枸橼酸铋钾、硫糖铝，保护胃黏膜，促进愈合，尤其适用于胃黏膜损伤较重的患者。

（4）促动力药物：如莫沙必利、多潘立酮等，适用于伴有胃动力障碍的患者，能增加胃排空速度，缓解恶心、呕吐等症状。

3. 生活方式干预。

（1）饮食调节：避免刺激性食物（如辛辣、油腻、咖啡等），饮食要定时定量，减少高盐和腌制食品的摄入。

（2）戒烟戒酒：吸烟和饮酒均可破坏胃黏膜屏障，加重病情，应戒除。

（3）管理压力：心理因素对胃炎有显著影响，应保持心态平和，避免过度焦虑、紧张。

4. 随访和复查。慢性胃炎患者需定期随访，根据病情变化调整治疗方案。对萎缩性胃炎、肠化生患者建议定期胃镜检查，监测癌变风险。

（郑城婷）

第二节　胃食管反流病

一、概述

胃食管反流病（GERD）是一种胃内容物反流至食管，导致食管黏膜受损并引发一系列症状和并发症的慢性病。GERD 的常见症状包括烧心、反酸、吞咽困难和胸痛，且这些症状通常对生活质量造成显著影响。该病不仅影响消化道，还可能引起呼吸道和咽喉部的并发症，如咳嗽、哮喘、咽炎等。近年来，随着生活方式的变化和饮食习惯的改变，GERD 的发病率逐渐上升，已成为全球范围内重要的公共健康问题。早期识别和治疗对于预防病情的进一步恶化至关重要，因其可能导致食管炎、食管狭窄、Barrett 食管及食管癌等严重并发症。

二、病因

GERD 的病因复杂，主要与以下因素相关。

1. 食管下括约肌（lower esophageal sphincter，LES）功能障碍。LES 的松弛或压力降低是 GERD 的主要病因。LES 的功能不足使胃内容物容易反流，常见原因包括以下几个方面。

（1）解剖异常：如膈疝（食管裂孔疝）导致 LES 功能障碍。

（2）神经调节失常：如糖尿病、帕金森病等神经系统疾病会影响 LES 的正常功能。

2. 胃内容物异常。胃酸、消化酶、胆汁等胃内容物的异常分泌或排空也可加重 GERD 的症状。

（1）胃酸分泌过多：如长期高盐、高脂饮食、饮酒和咖啡因摄入等因素。

（2）胃排空延迟：胃排空障碍导致胃内容物在胃内滞留，增加反流风险。

3. 生活方式因素。

（1）饮食习惯：过量进食、进食过快、餐后立即躺下等习惯会加重 GERD 症状。

（2）肥胖：肥胖会增加腹内压，促使胃内容物反流，特别是在体位改变时更为明显。

（3）吸烟和饮酒：吸烟可降低 LES 的压力，酒精可刺激胃酸分泌，加重反流。

4. 药物因素。某些药物（如抗高血压药物、镇静剂、阿片类药物等）可通过影响 LES 的功能或胃排空而引起或加重胃食管反流。

5. 内分泌因素。某些内分泌疾病，如糖尿病、甲状腺功能亢进等，可能通过影响胃肠道的运动功能及激素水平，加重 GERD 的症状。

6. 妊娠。孕妇因激素水平变化和子宫增大造成腹内压升高，易导致 GERD 的发生。此外，孕期女性的饮食习惯也可能改变，进一步加重症状。

三、发病机制

GERD 的发病机制主要涉及 LES 功能失常、胃内容物反流、食管黏膜损伤和炎症反应等方面。

1.LES 功能失常。LES 的松弛或压力降低是 GERD 的核心发病机制。LES 功能失常可能导致胃内容物在压力差的影响下反流入食管，形成反流性病变。

2. 胃内容物的异常反流。胃酸、消化酶和胆汁的异常反流会对食管黏膜产生直接刺激，增加食管炎症反应。特别是胃酸反流是 GERD 的主要表现，其对食管的损伤是导致症状的关键。

3. 食管黏膜损伤。反流物质对食管黏膜的长期刺激可引发炎症和损伤，导致食管上皮细胞的破坏，出现糜烂、溃疡等病变，严重时可能发展为 Barrett 食管。

4. 炎症反应和神经机制。食管黏膜受损后，炎症反应激活嗜酸性细胞和 T 细胞，分泌多种细胞因子，进一步加重黏膜损伤。此外，食管内神经反射机制可能导致不适和疼痛感。

5. 反流物质的性质。反流的胃内容物不仅包括酸性液体，还可能包括胆汁、胰液等，这些物质的存在可能对食管黏膜造成更严重的损伤。

四、临床表现

GERD 的临床表现多样，主要症状包括以下几个方面。

1. 烧心。烧心是 GERD 最典型的症状，患者通常感到胸骨后有烧灼感，常在进食后或躺下时加重，可能伴有咽部不适。

2. 反酸。患者常有胃酸、食物或苦味液体从胃反流至食管，出现嗳酸或呕吐的感觉，严重时可能引起呛咳。

3. 吞咽困难。食管黏膜炎症和水肿可导致吞咽困难，患者有食物在食管中滞留或卡住的感觉。

4. 其他症状。

（1）胸痛：由食管痉挛或反流引起，常与心绞痛相似。

（2）咳嗽和哮喘：胃内容物反流到喉咙或肺部，可能引起慢性咳嗽、哮喘或喉炎。

（3）声音嘶哑：胃酸反流可能刺激喉部，导致声音嘶哑或喉咙痛。

5. 失眠和焦虑。由于夜间反流症状和心理压力，患者可能出现失眠、焦虑等问题。

五、诊断标准

GERD 的诊断主要依据症状、体征、实验室和影像学检查。

1. 病史和临床表现。详细询问患者症状的性质、频率、持续时间及诱因，特别是对饮食、体位变化的反应。

2. 体格检查。进行全面的体格检查，评估体重、腹围和可能的并发症表现，如食管压痛、肝脏肿大等。

3. 胃镜检查。胃镜检查是诊断 GERD 的“金标准”，可观察食管和胃的黏膜状况，评估炎症、溃疡和食管狭窄情况，必要时进行活检以排除恶性病变。

4. 24 小时食管 pH 监测。24 小时食管 pH 监测是评估 GERD 的“金标准”，通过测量食管内酸性物质反流的时间和频率来确定诊断。

5. 动态食管蠕动检查。动态食管蠕动检查可评估食管的运动功能，帮助判断 LES 压力、食管运动是否正常。

六、鉴别诊断

GERD 的症状可与其他疾病相似，因此需要进行鉴别诊断。

1. 功能性消化不良。功能性消化不良的症状与 GERD 类似，但没有胃酸反流或黏膜损伤的表现，胃镜检查未发现明显病变。

2. 胃溃疡。胃溃疡患者上腹痛有规律性，疼痛常在进食后加重，胃镜检查可见溃疡病灶，GERD 患者则多伴有烧心和反酸。

3. 食管癌。食管癌患者可出现吞咽困难、体重下降等症状，需通过内镜及病理检查明确诊断。

4. 反流性食管炎。反流性食管炎是 GERD 的一种表现，但需明确炎症的严重程度及相关病因，病理检查有助于确认。

七、治疗方法

GERD的治疗方法包括生活方式干预、药物治疗和手术治疗。以下为详细治疗方法。

1. 生活方式干预。

（1）饮食调整：避免食用刺激性食物（如辛辣、酸性、油腻食物），少量多餐，避免餐后立即躺下。

（2）体重管理：控制体重，减轻腹部压力，减少反流的发生。

（3）戒烟限酒：吸烟和饮酒可加重GERD，须尽量戒除。

（4）抬高床头：睡眠时将床头抬高，有助于减少夜间反流。

2. 药物治疗。

（1）抑酸药物。

① PPI：如奥美拉唑、埃索美拉唑等，能够有效控制胃酸分泌，促进食管黏膜愈合，改善症状。

② H2受体拮抗剂：如雷尼替丁、法莫替丁，适合轻度至中度GERD患者，用于短期控制症状。

（2）抗酸剂：抗酸剂如铝碳酸镁、氢氧化铝等，能迅速缓解症状，适合临时缓解烧心等不适。

（3）胃黏膜保护剂：如枸橼酸铋钾，能形成保护膜，促进胃黏膜愈合，适合病情较重的患者。

3. 手术治疗。对于严重的GERD患者，尤其是药物治疗无效、生活质量严重受损的患者，可考虑手术治疗。抗反流手术通过外科手术增强LES的功能，防止胃内容物反流。

4. 定期随访。慢性GERD患者需定期随访，监测症状变化、药物效果及并发症，必要时调整治疗方案。对于有恶性病变风险的患者，需定期进行胃镜检查以监测病变。

（郑城婷）

第三节　消化性溃疡

一、概述

消化性溃疡（peptic ulcer）是指发生在胃或十二指肠的溃疡，是一种常见的消化系统疾病。消化性溃疡主要分为胃溃疡和十二指肠溃疡，通常表现为消化道疼痛、消化不良等症状。消化性溃疡的发生与多种因素有关，包括幽门螺杆菌感染、非甾体抗炎药使用、生活方式因素等。该病的合并症包括出血、穿孔和狭窄等，严重时可危及生命。

二、病因

消化性溃疡的病因复杂，多种因素相互作用，主要包括以下几个方面。

1.HP 感染。HP 感染是消化性溃疡最常见的病因。该细菌在胃黏膜中定植，产生毒素和酶破坏胃黏膜屏障，引发炎症反应，最终导致溃疡的形成。

2. 非甾体抗炎药。长期使用 NSAID（如阿司匹林、布洛芬等）是消化性溃疡的另一重要因素。这类药物通过抑制前列腺素合成，减少胃黏膜的保护作用，增加胃酸分泌，导致黏膜损伤和溃疡。

3. 胃酸分泌过多。某些情况下，胃酸分泌过多可能导致消化性溃疡的形成。常见于慢性胃炎、胃肠道肿瘤等病症。

4. 生活方式因素。不良的生活方式习惯，如吸烟、饮酒、咖啡因摄入、饮食不规律、过度紧张等，会影响胃黏膜的屏障功能，加重病情。

5. 其他因素。

（1）遗传因素：消化性溃疡可能在家族中有较高的发生率。

（2）其他疾病：如糖尿病、肝病等，可能通过影响胃肠道的功能，促进溃疡形成。

（3）应激：重大手术、重症疾病、创伤等应激状态可能引发急性胃溃疡。

三、发病机制

消化性溃疡的发病机制涉及多个因素，包括感染、药物、胃酸分泌等。

1.HP 感染。HP 感染后，细菌通过产生酶（如尿素酶）和毒素直接损伤胃黏膜，导致炎症反应，激活免疫细胞（如中性粒细胞和淋巴细胞），进一步引发慢性胃炎和溃疡的形成。

2. 非甾体抗炎药的作用。NSAID 通过抑制前列腺素的合成，降低胃黏膜保护因子的产生，导致黏膜屏障受损，胃酸和消化酶的直接刺激可引发溃疡。

3. 胃酸与胃蛋白酶的作用。胃酸和胃蛋白酶在消化过程中正常分泌，但过多分泌时可造成胃黏膜损伤。胃酸的 pH 降低会导致胃黏膜的自我保护机制失效，形成溃疡。

4. 胃黏膜屏障的破坏。消化性溃疡患者胃黏膜屏障功能减弱，主要是黏液分泌减少和细胞再生能力下降，易导致胃酸和消化酶对黏膜的直接损害。

四、临床表现

消化性溃疡的临床表现多样，主要症状包括以下几个方面。

1. 上腹部疼痛。上腹部疼痛是消化性溃疡的最典型症状，常为隐痛、刺痛或灼痛，疼痛多发生在餐后数小时，夜间也可能加重。疼痛通常与进食相关，进食后可缓解。

2. 嗳气和反酸。患者常感到嗳气、反酸，尤其在进食酸性或辛辣食物后更为明显。

3. 恶心和呕吐。部分患者可出现恶心，严重者可能呕吐，呕吐物可能含有血液或咖啡渣样物质。

4. 食欲减退和体重减轻。由于疼痛和不适，患者可能会出现食欲减退，长期可能导致体重减轻和营养不良。

5. 消化道出血。消化性溃疡可能出现消化道出血，表现为黑便或呕吐咖啡渣样物质，这是消化性溃疡的一种严重并发症。

6. 其他症状。

（1）乏力：贫血或营养不良导致的乏力。

（2）晕厥：严重出血或低血压可能引起晕厥。

五、诊断标准

消化性溃疡的诊断主要依赖病史、体格检查、胃镜检查及其他辅助检查。

1. 病史和临床表现。详细询问患者的症状性质、频率、持续时间及诱因，特别是疼痛的特点与饮食的关系，以及家族病史、用药史等。

2. 体格检查。进行全面的体格检查，评估腹部压痛、肝脏和脾脏大小，以及是否有贫血表现。

3. 胃镜检查。胃镜检查是诊断消化性溃疡的“金标准”，可以直接观察食管、胃和十二指肠的黏膜状况，确认溃疡的存在、位置和大小，并可进行活检以排除恶性病变。

4. 影像学检查。

（1）上消化道造影：可帮助评估溃疡的大小、形态和位置，通常在胃镜不可行时进行。

（2）CT 扫描：可用于评估复杂溃疡的并发症，如穿孔、脓肿等。

5.HP 检测。HP 感染的检测是消化性溃疡管理中的重要部分，常用的方法列举如下。

（1）尿素呼气试验：非侵入性检测 HP 感染，准确率高。

（2）快速尿素酶试验：胃镜下活检组织迅速检测 HP。

（3）血清抗体检测：检测特异性抗体，提示 HP 感染。

六、鉴别诊断

消化性溃疡需与其他消化道疾病进行鉴别。

1. 胃癌。胃癌患者常表现为持续性上腹痛、体重减轻、食欲减退等，胃镜检查可见肿块和病理学检查可确诊。

2. 胃溃疡与十二指肠溃疡。两者表现相似，但位置和症状有所不同。胃溃疡多发生在进食后加重，十二指肠溃疡在餐后数小时疼痛较明显。

3. 功能性消化不良。功能性消化不良患者常有上腹部不适，但胃镜检查未发现明显病变。其症状较轻，通常与情绪和生活方式有关。

4. 反流性食管炎。反流性食管炎表现为烧心、反酸和胸痛，食管镜检查可见食管黏膜炎症，但无胃或十二指肠溃疡。

5. 胆道疾病。胆囊炎或胆结石可引起上腹痛，但通常伴有恶心、呕吐和黄疸，超声检查有助于明确诊断。

七、治疗方法

消化性溃疡的治疗包括病因治疗、药物治疗和生活方式干预，旨在缓解症状、促进溃疡愈合、预防复发和并发症。

1. 病因治疗。

（1）幽门螺杆菌根除治疗：对 HP 阳性的消化性溃疡患者，根除 HP 是关键，常用方案包括三联疗法或四联疗法（方案见“慢性胃炎”），疗程通常为 10~14 天。

（2）停用 NSAID：对于因 NSAID 引起的溃疡患者，需停止使用该类药物，必要时可以选择其他类型的止痛药。

2. 药物治疗。

（1）抑酸药物。

① PPI：如奥美拉唑、埃索美拉唑、兰索拉唑等，能够有效抑制胃酸分泌，促进溃疡愈合。

② H2 受体拮抗剂：如雷尼替丁、法莫替丁等，适用于轻度至中度的溃疡患者，短期内控制症状。

（2）抗酸剂：如铝碳酸镁、氢氧化铝，能迅速中和胃酸，缓解烧心和反酸等症状，适合急性期或短期使用。

（3）胃黏膜保护剂：如枸橼酸铋钾、硫糖铝等，能形成保护膜，促进胃黏膜愈合，适合病情较重的患者。

（4）促动力药物：如多潘立酮，适用于伴有胃动力障碍的患者，能增加胃排空速度，缓解不适症状。

3. 生活方式干预。

（1）饮食调节：避免刺激性食物（如辛辣、油腻、高盐、咖啡等），保持规律的饮食习惯，少量多餐。

（2）戒烟戒酒：吸烟和饮酒均可刺激胃酸分泌，应尽量避免。

（3）减轻压力：改善心理状态，避免过度紧张、焦虑，必要时可考虑心理疏导。

4. 随访与复查。消化性溃疡患者需定期随访，监测症状变化和治疗效果，尤其是 HP 阳性患者在根除治疗后需随访复查，以防复发。

（郑城婷）

第四节　肝硬化

一、概述

肝硬化（cirrhosis）是肝脏由于长期的炎症和损伤，导致肝细胞逐渐死亡，肝组织发生纤维化并形成结节的慢性病理过程。肝硬化是肝脏疾病的终末阶段，通常表现为肝功能减退、门脉高压及相关并发症。肝硬化是全球范围内导致死亡的重要原因之一，常见于慢性肝炎、脂肪肝、酒精性肝病等患者。

根据肝硬化的病因，肝硬化可分为多种类型，主要包括酒精性肝硬化、病毒性肝硬化、胆汁性肝硬化、代谢性肝硬化等。早期肝硬化可通过干预治疗和生活方式的改变获得改善，但一旦发展到晚期，病情往往难以逆转，患者的生存率显著降低。

二、病因

肝硬化的病因复杂多样，常见病因包括以下几个方面。

1. 酒精性肝病。长期大量饮酒是肝硬化的重要原因。酒精直接对肝细胞造成损伤，诱发脂肪变性、肝炎和最终的肝硬化。

2. 病毒性肝炎。慢性乙型肝炎和丙型肝炎是导致肝硬化的主要原因。乙型肝炎病毒（Hepatitis B virus，HBV）和丙型肝炎病毒（Hepatitis C virus，HCV）感染可导致慢性肝炎，进而引发肝硬化。

3. 脂肪肝病。非酒精性脂肪肝病（non-alcoholic fatty liver disease，NAFLD）是一种与代谢综合征相关的肝脏疾病，过度肥胖、糖尿病、高血脂等可导致肝细胞内脂肪积聚，进一步发展为肝硬化。

4. 自身免疫性肝病。自身免疫性肝炎、原发性胆汁性胆管炎和原发性硬化性胆管炎等自身免疫性肝病可导致肝脏炎症和纤维化，最终发展为肝硬化。

5. 药物和毒物。某些药物（如某些抗生素、抗癫痫药物）、化学物质和重金属（如砷、铅）等毒物也可引起肝细胞损伤，导致肝硬化。

6. 遗传性疾病。如威尔逊病、遗传性血色病等代谢性疾病，导致体内铜、铁等元素的过度积聚，损害肝脏，形成肝硬化。

三、发病机制

肝硬化的发病机制主要涉及肝细胞损伤、炎症反应、纤维化和肝脏重塑等过程。

1. 肝细胞损伤。长期的病因（如病毒感染、酒精、毒物等）导致肝细胞的持续损伤，肝细胞死亡和再生的失衡，使肝脏无法有效修复。

2. 炎症反应。肝细胞损伤后，机体的免疫反应会被激活，导致炎症细胞（如巨噬细胞、淋巴细胞）浸润肝组织，进一步加重肝脏损伤。

3. 纤维化。肝脏损伤后，肝星状细胞被激活，分泌大量的胶原蛋白等基质成分，导致肝组织的纤维化，形成硬化结节。

4. 肝脏重塑。随着肝组织的纤维化和结节的形成，肝脏的结构发生改变，门脉高压和肝功能减退等并发症随之出现，导致肝硬化的临床表现。

四、临床表现

肝硬化的临床表现多样，常见症状列举如下。

1. 早期症状。

（1）乏力和疲劳：患者常感到无力和疲乏，这是早期肝硬化的常见症状。

（2）食欲减退：部分患者可能因肝功能受损而出现食欲不振，进而导致体重减轻。

2. 消化道症状。

（1）上腹部不适：常表现为右上腹或上腹部的隐痛、胀痛。

（2）恶心和呕吐：由于肝功能减退，部分患者可能出现恶心、呕吐。

3. 门脉高压表现。

（1）腹水：由于门静脉压力升高，肝硬化患者常可出现腹水，表现为腹部膨隆。

（2）食管静脉曲张：门脉高压可能导致食管和胃的静脉曲张，容易引发上消化道出血。

4. 皮肤和黏膜表现。

（1）黄疸：肝功能下降导致胆红素代谢障碍，出现黄疸。

（2）蜘蛛痣和肝掌：由于雌激素代谢异常，患者可能出现蜘蛛痣和肝掌等表现。

5. 其他症状。

（1）凝血功能障碍：由于肝脏合成凝血因子的能力下降，患者可能出现出血倾向。

（2）精神神经症状：如肝性脑病，表现为意识障碍、行为改变和昏迷等。

五、诊断标准

肝硬化的诊断主要依赖病史、体格检查、实验室检查及影像学检查等。

1. 病史和临床表现。详细询问患者的病史，包括肝病风险因素（如酗酒、药物使用、肝炎病毒感染等），以及临床表现，如乏力、黄疸、腹水等。

2. 体格检查。

（1）腹部检查：评估腹水和脾肿大，肝脏大小和质地。

（2）皮肤和黏膜检查：观察黄疸、蜘蛛痣、肝掌等表现。

3. 实验室检查。

（1）肝功能检查：评估肝酶（ALT、AST）、胆红素、白蛋白和凝血因子等。

（2）HCV、HBV、HIV 等病毒检测：筛查肝炎病毒感染。

4. 影像学检查。

（1）超声检查：可以评估肝脏的形态、大小、回声和腹水情况。

（2）CT 或 MRI 检查：帮助了解肝脏结构变化，排除肝肿瘤等并发症。

5. 肝活检。对于不明原因的肝功能异常、怀疑有肝硬化的患者，肝活检可提供更明确的病理学证据，但一般不作为初诊的标准。

六、鉴别诊断

肝硬化需与多种疾病进行鉴别。

1. 肝癌。肝癌患者常有肝硬化病史，出现腹痛、体重减轻等，但影像学检查和肝活检可帮助区分。

2. 慢性肝炎。慢性肝炎可导致肝功能异常，需通过肝活检和病理检查来确定是否存在纤维化或硬化。

3. 胆道疾病。如原发性胆汁性胆管炎、胆结石等可引起黄疸和肝功能异常，超声检查可帮助诊断。

4. 代谢性疾病。如威尔逊病、遗传性血色病等，需结合家族史、临床表现及相应的实验室检查进行鉴别。

七、治疗方法

肝硬化的治疗目标是控制病因、改善症状、预防并发症及提高生活质量。

1. 生活方式干预。

（1）戒烟戒酒：完全戒酒和避免烟草可减少对肝脏的损害，促进肝脏恢复。

（2）适度运动：定期进行适度的有氧运动（如散步、游泳），有助于减轻体重，改善整体健康，降低肝脏脂肪堆积。

（3）控制体重：对于肥胖患者，采取合理的减肥计划，以降低肝脏脂肪沉积和改善肝功能。

2. 营养支持。

（1）高蛋白饮食：鼓励患者摄入充足的优质蛋白质，以支持肝细胞的修复和再生，推荐摄入鸡蛋、鱼、瘦肉和豆制品等。

（2）维生素和矿物质补充：对于营养不良的患者，适当补充B族维生素、维生素E、锌等，具有一定的保肝作用。

（3）抗氧化剂：补充抗氧化剂（如*N*-乙酰半胱氨酸、谷胱甘肽）可帮助清除自由基，减轻肝细胞的氧化损伤。

3. 药物治疗。

（1）肝保护剂：

①水飞蓟宾：来源于奶蓟草，具有抗氧化、抗炎和促进肝细胞再生的作用。适用于肝硬化、脂肪肝及慢性肝病患者。

②甘草酸制剂：如甘草酸单铵，具有抗炎和免疫调节作用，能改善肝功能，减轻肝炎症状。

③腺苷蛋氨酸：能促进肝细胞再生，适用于肝炎和肝硬化患者。

（2）抗病毒药物：慢性病毒性肝炎患者需使用抗病毒药物，如恩替卡韦、拉米夫定、索非布韦等，能够有效抑制病毒复制，减轻肝脏损伤。

（3）免疫调节剂：对于自身免疫性肝病，使用免疫抑制剂（如泼尼松）来控制炎症反应，保护肝脏。

（4）抗纤维化药物：常用的抗肝纤维化中成药包括如复方鳖甲软肝片、安络化纤丸、扶正化瘀片等。

4. 手术治疗。肝移植适用于晚期肝硬化、肝功能衰竭及合并肝癌的患者，肝移植是唯一的根治手段。

（代克行）

第五节　急性胆囊炎

一、概述

急性胆囊炎（acute cholecystitis）是胆囊管阻塞、胆汁滞留和感染导致的胆囊急性炎症性疾病。该病常伴有胆囊壁水肿、胆囊腔内压力升高以及局部组织炎症，若不及时治疗，可能导致胆囊坏疽、穿孔，甚至引发严重的腹腔感染。急性胆囊炎多见于胆结石患者，女性多于男性，且发病率随着年龄增长而增加。此疾病对患者的生活质量和生命安全具有威胁，因此，及时的诊断和干预对于降低并发症的发生率至关重要。

急性胆囊炎的分类通常分为结石性和非结石性。大多数急性胆囊炎是由胆结石引发的，称为结石性胆囊炎；少数病例无结石阻塞，被称为非结石性胆囊炎，多见于重症患者或长期卧床的老年人群。

二、病因

急性胆囊炎的发生主要由胆囊管阻塞和细菌感染引起，具体病因包括以下几个方面。

1. 胆结石。胆结石是导致急性胆囊炎的最常见原因，约 90% 以上的急性胆囊炎患者存在胆结石。结石嵌顿于胆囊管，阻碍胆汁流出，引发胆囊腔内胆汁的积聚、胆囊壁张力升高和炎症反应。

2. 胆囊管阻塞。除胆结石外，其他胆囊管阻塞的原因还包括黏液栓、蛔虫或肿瘤压迫等。胆囊管阻塞后导致胆汁滞留，进而引发感染和炎症反应。

3. 细菌感染。细菌感染常继发于胆汁滞留，包括大肠杆菌、克雷伯菌、肠球菌等。细菌可通过血行、淋巴或直接由肠道逆行传播到胆囊，进一步加重炎症。

4. 其他因素。非结石性急性胆囊炎的常见诱因包括手术后、严重创伤、烧伤、败血症或其他危重疾病，这些因素可能导致胆囊缺血、微循环障碍，引起胆囊炎症。

三、发病机制

急性胆囊炎的发病机制主要涉及胆囊管阻塞、胆汁滞留、细菌感染和胆囊壁炎症反应的协同作用。

1. 胆囊管阻塞。胆结石、黏液栓或肿瘤阻塞胆囊管后，胆汁无法正常排出，胆囊内压力增高，导致胆囊壁的张力增加和血液循环障碍，进而引发缺血和局部炎症。

2. 胆汁滞留与感染。胆汁滞留有助于细菌繁殖，使胆囊壁直接受到毒素的刺激，炎症反应加剧，进而导致胆囊壁水肿和坏死。细菌毒素和炎症因子在胆囊壁聚集，刺激局部免疫细胞反应，释放大量的炎症介质。

3. 胆囊壁的缺血和坏死。胆囊腔压力的持续增高导致血流量下降，进一步加重胆囊缺血性损伤，进而引发胆囊壁的坏死和穿孔，形成坏疽性胆囊炎，严重时可能穿破胆囊，导致弥漫性腹膜炎。

四、临床表现

急性胆囊炎的临床表现典型且明显，主要包括以下几个方面。

1. 上腹部剧烈疼痛。急性胆囊炎的典型症状为右上腹剧烈疼痛，通常呈持续性，并放射至右肩或右背部，疼痛在饮食后加重，尤其在进食油腻食物后更为明显。

2. 发热。患者多有低热至中度发热，严重感染时可能出现高热，伴有寒战。发热常提示感染或病情加重。

3. 恶心和呕吐。部分患者伴有恶心、呕吐，呕吐物通常为胃内容物，严重时可能有胆汁性呕吐，常因胆囊肿胀和胆汁逆流所致。

4. 肝功能异常。胆囊炎引发的胆汁淤积会导致轻度黄疸、血清胆红素升高、转氨酶升高等肝功能异常表现。

5.Murphy’s 征阳性。体格检查时，触诊右上腹部引起的明显压痛和反跳痛是急性胆囊炎的重要特征，尤其是 Murphy’s 征阳性，即在右上腹深部触诊时患者出现明显的压痛并伴有屏气反应。

五、诊断标准

急性胆囊炎的诊断通常基于病史、体格检查、实验室检查和影像学检查，确诊需要综合分析各项检查结果。

1. 病史和临床表现。详细询问患者的发病情况和症状表现，包括右上腹疼痛、恶心呕吐、发热、进食史等，并评估既往是否有胆结石或肝胆疾病史。

2. 体格检查。

（1）腹部压痛：右上腹有明显的压痛和反跳痛。

（2）Murphy’s 征阳性：右上腹触痛时伴随患者的屏气反应，有助于初步诊断。

3. 实验室检查。

（1）血常规：白细胞计数增高，中性粒细胞比例升高。

（2）肝功能检测：部分患者可能出现 ALT、AST、ALP 和胆红素水平的轻度升高。

（3）CRP：增高提示存在炎症，具有一定的参考价值。

4. 影像学检查。

（1）腹部超声：超声是诊断急性胆囊炎的首选影像学检查，可见胆囊壁增厚、水肿、胆囊腔扩张、结石影像等特征。

（2）CT 扫描：有助于观察胆囊的形态和结构，可明确胆囊壁增厚、水肿及胆管情况，适用于疑似并发症或超声结果不明时。

5. 放射性核素扫描（HIDA 扫描）。HIDA 扫描可以帮助评估胆囊的功能，若胆囊管阻塞导致胆囊不显影，则可确诊急性胆囊炎。

六、鉴别诊断

急性胆囊炎需与以下疾病进行鉴别。

1. 胆管炎。胆管炎患者通常表现为右上腹痛、黄疸和发热（即“Charcot 三联征”），常伴有明显的肝功能异常和胆管扩张，影像学检查可见胆管阻塞。

2. 胆石症。胆石症患者多表现为间歇性上腹痛，与进食相关性强。超声检查可见胆囊内结石，但无胆囊壁增厚和水肿。

3. 消化性溃疡穿孔。消化性溃疡穿孔患者表现为突发性剧烈上腹痛，并有腹膜炎的体征，腹部 CT 可显示气腹和腹腔内游离气体。

4. 急性胰腺炎。急性胰腺炎患者的腹痛常放射至后背，伴有明显的血清淀粉酶和脂肪酶增高，影像学检查显示胰腺肿大、渗出。

5. 肝脓肿。肝脓肿可表现为发热、右上腹痛，但一般伴随寒战，影像学检查可见肝脏脓肿的典型影像表现。

七、治疗方法

急性胆囊炎的治疗主要包括保守治疗和手术治疗。早期诊断后进行合理的治疗可有效缓解症状，预防并发症。

1. 保守治疗。

（1）禁食和胃肠减压：患者禁食以减少胆囊负担，必要时行胃肠减压术，以减轻胃肠道压力，减少胆汁反流。

（2）抗生素治疗：抗生素是急性胆囊炎治疗的基础，常用的抗生素包括第三代头孢菌素（如头孢曲松）和广谱抗生素（如亚胺培南），对有并发症的患者还可联合抗厌氧菌的甲硝唑。

（3）止痛药物：通过镇痛药物（如布洛芬或对乙酰氨基酚）缓解疼痛症状，避免使用可能引起胆道痉挛的阿片类药物。

2. 手术治疗。

（1）腹腔镜胆囊切除术：腹腔镜胆囊切除是急性胆囊炎的首选手术方式，特别适用于结石性胆囊炎。该手术创伤小、恢复快，是目前较为推荐的治疗方法。

（2）经皮胆囊穿刺引流：对高龄或合并多种疾病无法耐受手术的重症患者，可选择经皮胆囊穿刺引流术，缓解胆囊内高压，稳定病情后再行手术治疗。

（3）胆囊切除术：对于坏疽性胆囊炎或伴有穿孔的患者，可选择开放性胆囊切除术，以彻底清除感染病灶，减少并发症的发生。

3. 生活方式干预。

（1）饮食控制：患者应避免进食油腻、辛辣食物，建议清淡、易消化的饮食。

（2）体重管理：保持正常体重，减少肥胖的风险，避免加重胆道负担。

（代克行）

第六节　急性胰腺炎

一、概述

急性胰腺炎（acute pancreatitis）是一种因胰腺酶在胰腺内过早激活所引发的急性炎症性疾病。主要表现为急性上腹痛，并伴随血清胰酶水平升高。急性胰腺炎的病程可轻可重，轻者仅表现为局部炎症、无明显并发症；而重症患者则可能出现胰腺坏死、感染及多器官功能障碍综合征(multiple organ dysfunction syndrome，MODS)，病死率高。胰腺炎的严重程度可通过相关评分系统（如 Ranson 评分、BISAP 评分等）评估。

急性胰腺炎根据病情可分为轻度急性胰腺炎（mild acute pancreatitis，MAP）和重度急性胰腺炎（severe acute pancreatitis，SAP）。轻症病例多可自限，而重症病例需密切监护、支持治疗，甚至手术干预。

二、病因

急性胰腺炎的病因多样，主要分为以下几类。

1. 胆道疾病。胆石症和胆总管结石是急性胰腺炎最常见的病因之一。结石引起胆胰管梗阻，使胰液和胆汁无法排出，导致胰腺内压升高和胰酶激活。

2. 酒精摄入。长期大量饮酒会增加急性胰腺炎的风险，酒精直接刺激胰腺，导致胰液分泌增加并引起胰腺导管阻塞，从而激活胰酶。

3. 高脂血症。血清甘油三酯水平显著升高时，可能导致急性胰腺炎，尤其在急性高脂血症患者中较为常见。

4. 药物因素。某些药物（如噻嗪类利尿剂、糖皮质激素、非甾体抗炎药、免疫抑制剂等）可能引发急性胰腺炎，尤其是在长期或过量服用的情况下。

5. 感染因素。病毒（如腮腺炎病毒、巨细胞病毒、EB 病毒等）及其他病原微生物感染可能直接损伤胰腺，诱发急性胰腺炎。

6. 其他因素。

（1）创伤：腹部钝挫伤或外科手术引发的胰腺损伤可能导致急性胰腺炎。

（2）代谢紊乱：如高钙血症、低钾血症等。

（3）遗传性疾病：如遗传性胰腺炎、囊性纤维化等。

三、发病机制

急性胰腺炎的发病机制主要涉及胰酶的早期激活和胰腺自我消化。

1. 胰酶的早期激活。在正常情况下，胰酶以无活性前体形式存在，当进入小肠后才被激活。而在急性胰腺炎中，由于各种原因，胰酶在胰腺内过早被激活，尤其是胰蛋白酶。胰蛋白酶活化后进一步激活其他胰酶，如弹性酶、脂肪酶和磷脂酶 A2，这些酶共同作用对胰腺组织造成破坏。

2. 胰腺自我消化。胰酶激活后对胰腺组织造成自我消化，引发局部的炎症反应和细胞损伤。脂肪酶导致胰腺周围脂肪的坏死，磷脂酶 A2 则破坏细胞膜，进一步加剧胰腺细胞的损伤。

3. 炎症反应及系统损伤。胰腺细胞损伤后，释放大量的细胞因子（如 IL-6、TNF-α 等），引发局部及全身的炎症反应，进而可能引起全身炎症反应综合征（systemic inflammatory response syndrome，SIRS），甚至导致多器官功能障碍综合征。

四、临床表现

急性胰腺炎的临床表现主要包括以下几方面。

1. 腹痛。腹痛是急性胰腺炎最典型的症状，通常位于上腹部，呈持续性剧痛，可向背部放射。疼痛常在进食后加重，尤其是进食油腻食物后。

2. 恶心和呕吐。由于胰腺分泌受阻和消化道刺激，患者常伴有恶心和呕吐，呕吐后腹痛无缓解。

3. 发热。轻症患者通常出现低热，而重症患者可能出现高热，提示存在感染或坏死。

4. 腹部体征。体检时可见腹部压痛和腹肌紧张，尤其是上腹部压痛明显。重症患者可能出现移动性浊音（提示腹腔积液）、Grey-Turner 征（腰部皮下瘀斑）或 Cullen 征（脐周皮下瘀斑），提示出血性胰腺炎。

5. 血流动力学改变。重症患者可能出现低血压、休克等血流动力学改变，提示病情严重。

五、诊断标准

急性胰腺炎的诊断依据临床症状、实验室检查和影像学检查。

1. 临床表现。典型的腹痛、恶心、呕吐和发热，为急性胰腺炎的常见表现，结合病史和症状可初步判断。

2. 实验室检查。

（1）血清淀粉酶和脂肪酶：血清淀粉酶和脂肪酶显著升高是诊断急性胰腺炎的重要指标，尤其是血清脂肪酶的敏感性和特异性更高。

（2）炎症指标：白细胞计数、CRP 水平升高提示炎症。

（3）肝功能：ALT、AST、胆红素水平升高提示胆道梗阻。

（4）血脂水平：甘油三酯升高提示高脂血症性胰腺炎。

3. 影像学检查。

（1）腹部超声：常用于初步筛查，观察胰腺及胆道结构变化，可发现胆结石、胰腺肿大等。

（2）腹部 CT：增强 CT 是确诊急性胰腺炎和评估严重程度的首选方法，可明确胰腺的炎症、坏死和周围积液情况。

（3）磁共振胰胆管成像（magnetic resonance cholangiopancreatography，MRCP）：用于评估胆胰管梗阻，特别适用于胆石性胰腺炎。

4. 诊断标准。符合以下两个及以上标准可以诊断急性胰腺炎：典型的腹痛症状，血清淀粉酶或脂肪酶水平超过正常值上限 3 倍，影像学检查支持急性胰腺炎的表现。

六、鉴别诊断

急性胰腺炎需与以下疾病进行鉴别。

1. 消化性溃疡穿孔。消化性溃疡穿孔表现为突发性上腹部剧痛，体检时腹部僵硬，腹部 CT 可显示游离气体。

2. 胆囊炎。胆囊炎表现为右上腹痛，伴有 Murphy’s 征阳性，超声检查有助于诊断。

3. 心肌梗死。心肌梗死患者可能出现类似上腹痛的胸痛伴冷汗，心电图和心肌酶谱检查有助于鉴别。

4. 急性肠梗阻。急性肠梗阻表现为腹痛、腹胀和呕吐，影像学检查可显示肠管扩张和气液平面。

七、治疗方法

急性胰腺炎的治疗主要包括禁食、支持治疗、抗生素治疗和手术干预等。

1. 保守治疗。

（1）禁食和胃肠减压：急性胰腺炎患者需立即禁食，以减少胰腺的分泌负担。对于严重呕吐或腹胀的患者，需胃肠减压以减少胃肠道内压。

（2）液体复苏：给予大量静脉补液（如乳酸林格液），以维持血容量和预防低血压，重症患者需严密监测尿量、电解质、血压等。

（3）止痛药物：使用非阿片类药物（如布洛芬）止痛，对于疼痛剧烈的患者，可使用低剂量阿片类药物。

（4）营养支持：轻症患者通常在数天后逐步恢复口服进食。重症患者需早期肠内营养，以减少肠黏膜屏障破坏，降低感染风险。

2. 抗生素治疗。轻症急性胰腺炎不需要常规使用抗生素。重症急性胰腺炎、出现胰腺坏死或感染性并发症时，需使用广谱抗生素（如碳青霉烯类抗生素），有效预防或控制感染。

3. 胆管减压治疗。对于胆结石引起的急性胰腺炎，可行内镜逆行胰胆管造影（endoscopic retrograde cholangiopancreatography，ERCP），必要时行胆管减压术以解除梗阻。

4. 手术治疗。对保守治疗无效的重症患者或合并感染性胰腺坏死的患者，需考虑手术引流或坏死组织清除。手术方式包括经皮穿刺引流、腹腔镜手术或开腹引流。

（代克行）

第七节 缺血性肠病

一、概述

缺血性肠病是一类由于肠道血供不足而导致肠壁缺血、坏死的疾病。其范围涵盖了急性和慢性缺血性肠病，主要包括急性肠系膜缺血（acute mesenteric ischemia，AMI）、慢性肠系膜缺血（chronic mesenteric ischemia，CMI）和缺血性结肠炎（ischemic colitis，IC）。缺血性肠病的临床表现多样，轻者可表现为腹痛、便血，重者可发展为肠坏死，甚至引发全身炎症反应综合征和多器官功能障碍综合征。

二、病因

缺血性肠病的病因复杂，可分为以下几类。

1. 血管闭塞。动脉或静脉的栓塞和血栓形成是缺血性肠病最常见的病因。动脉闭塞多见于肠系膜上动脉，而静脉闭塞多发生于肠系膜静脉。

2. 血流灌注不足。低血压、心脏功能衰竭和低血容量等因素可导致肠道血流灌注减少，增加肠道缺血风险。

3. 动脉粥样硬化。慢性缺血性肠病患者常有动脉粥样硬化，导致肠系膜动脉狭窄，进而引发慢性肠道缺血。

4. 其他原因。如心房纤颤、动脉瘤、血液高凝状态（如红细胞增多症、恶性肿瘤）等因素亦可导致肠道缺血。

三、发病机制

缺血性肠病的发病机制与肠道血供不足和缺血再灌注损伤密切相关。

1. 肠道血供不足。动脉或静脉阻塞，或系统性血流灌注减少，导致肠壁组织缺血、缺氧，损害肠黏膜。

2. 缺血再灌注损伤。血流再通后，氧自由基和炎性介质释放增多，进一步加重组织损伤，导致细胞凋亡和组织坏死。

3. 炎性反应。缺血时肠道内的细胞因子释放导致局部和全身炎性反应，使病情加重。

四、临床表现

缺血性肠病的临床表现取决于缺血的类型（急性或慢性）、缺血程度、部位和持续时间。主要表现包括腹痛、胃肠道出血、肠鸣音改变及全身症状。

1. 急性缺血性肠病。急性缺血性肠病多由肠系膜动脉栓塞、血栓形成或低血流灌注引起，起病急，病情进展迅速，常见症状包括以下几个方面。

（1）突发剧烈腹痛：是急性缺血性肠病的典型表现，通常为持续性剧痛，位于脐周或上腹部，可能伴有阵发性绞痛。腹痛往往不随体位改变，也不因呕吐而缓解。腹痛严重程度通常与体检时腹部触痛不成比例，即病情严重但腹部体征轻微。

（2）恶心和呕吐：常伴随急性缺血性肠病出现，呕吐物可能带有胆汁或食物残渣，且呕吐后腹痛无缓解。

（3）腹泻或血便：早期可能出现稀便或腹泻，随着缺血加重，肠黏膜损伤导致出血，表现为暗红色血便或黑便，是肠黏膜严重缺血的征兆。

（4）腹部体征：早期缺血时，腹部触诊可能无明显压痛，但随着病情发展，出现肠坏死或腹膜炎时，腹部压痛明显，甚至出现反跳痛、腹肌紧张等腹膜炎体征。

（5）休克表现：若缺血范围大或伴随严重肠道坏死，可引发低血压、心率增快，甚至休克，提示病情危重。

（6）发热：发热提示可能已发生肠坏死或继发感染，尤其在中后期病情恶化时。

2. 慢性缺血性肠病。慢性缺血性肠病多由肠系膜动脉狭窄或部分闭塞引起，其病情进展缓慢，但症状顽固，常见症状包括以下几个方面。

（1）餐后腹痛：餐后腹痛是慢性缺血性肠病的典型表现，患者进食后 20~30 分钟出现腹痛，通常位于上腹或脐周。进食增加肠道血流需求，狭窄的动脉无法提供足够血流，导致缺血性疼痛。腹痛持续 1~2 小时后缓解，但可因再次进食而复发。

（2）厌食和体重下降：由于餐后腹痛，患者多惧怕进食，逐渐表现为厌食，体重明显下降。长期慢性缺血会导致营养吸收不良，加剧体重下降。

（3）轻度恶心和腹胀：部分患者可能有轻度恶心感，尤其是餐后。肠道缺血导致胃肠功能紊乱，出现腹胀和轻微的消化不良。

（4）便秘或轻度腹泻：慢性缺血会影响肠蠕动功能，导致便秘或偶尔的轻度腹泻。腹泻通常较轻微，不伴有严重的水样便或血便。

3. 非闭塞性肠系膜血管缺血（non-occlusive mesenteric ischemia，NOMI）。NOMI 多见于伴有低血压、心力衰竭或严重感染的患者，病情隐匿，进展迅速，主要表现包括以下几个方面。

（1）轻至中度腹痛：多为弥漫性腹痛，程度不如急性动脉栓塞那样剧烈。腹痛可能不固定在某一部位，但持续存在。

（2）轻度胃肠道出血：随着缺血进展，肠黏膜发生损伤，可能出现少量便血或暗红色血便。

（3）全身症状：低血压、心动过速等表现明显，提示全身血流灌注不足。这类患者通常合并其他严重的全身疾病，因此缺血性肠病的表现可能被其他症状掩盖。

4. 肠系膜静脉血栓形成。肠系膜静脉血栓形成的症状相对较为隐匿，进展较慢，常见症状包括以下几个方面。

（1）腹痛：通常为中度腹痛，位置弥漫，发展较慢，患者可忍受。腹痛可能在数日内逐渐加重。

（2）腹胀和呕吐：肠系膜静脉血栓引起静脉回流受阻，导致肠道水肿，出现腹胀、恶心和呕吐，严重者出现腹水。

（3）便血：血栓导致肠黏膜缺血坏死，部分患者可能出现血便，但血量一般较少。

5. 体征与影像学特征。缺血性肠病的体征通常与腹部情况相关。

（1）腹部压痛：早期表现不明显，但缺血性损伤加重后，尤其是出现肠坏死或腹膜炎时，腹部压痛明显。

（2）腹部听诊：肠鸣音可减弱甚至消失，严重缺血性肠病的肠鸣音可能消失。

（3）影像学表现：腹部 CT 和 CTA 检查可见肠管水肿、肠壁增厚或气腹等缺血性改变，有助于明确血管闭塞部位。

五、诊断标准

缺血性肠病的诊断需要结合临床表现、实验室检查及影像学检查。

1. 临床表现。

（1）突发剧烈腹痛：腹痛部位通常位于脐周或上腹，性质为持续性或绞痛。

（2）餐后腹痛：慢性缺血性肠病患者可能会有典型的餐后腹痛。

（3）便血：出血情况可能提示肠黏膜损伤，严重者可表现为大量便血。

2. 实验室检查。

（1）血清乳酸：血清乳酸水平升高提示肠道缺血，是评估病情严重程度的一个重要指标。

（2）血常规：白细胞计数显著增高，并可能伴有 CRP 升高，提示炎症反应。

（3）D- 二聚体：在血管闭塞性病变中可能升高，对静脉血栓形成有辅助诊断意义。

3. 影像学检查。

（1）腹部 CT 及 CTA：CTA 可以清晰显示肠系膜血管的闭塞或狭窄，帮助明确栓塞部位。

（2）磁共振血管成像：用于慢性病变评估，能显示动脉狭窄情况，适合对造影剂有禁忌的患者。

（3）超声多普勒检查：可以评估肠系膜血流情况，但分辨率较低。

4. 肠镜。可直接观察肠黏膜的缺血性损害，如黏膜苍白、坏死和溃疡等。

5. 确诊标准。符合以下标准之一可考虑缺血性肠病：临床上突发性剧烈腹痛，伴高乳酸血症；CTA 或 MRA 显示肠系膜血管的栓塞、狭窄或闭塞；结合实验室检查，肠镜提示肠黏膜缺血性改变。

六、鉴别诊断

缺血性肠病的症状和许多其他急腹症相似，需与以下疾病进行鉴别。

1. 急性胰腺炎。表现为突发性上腹痛，向背部放射，伴恶心、呕吐。血清淀粉酶和脂肪酶显著升高，有助于鉴别。

2. 消化性溃疡穿孔。急性腹痛、体检时腹肌紧张、腹膜炎体征明显。腹部 X 线或 CT 可见游离气体，提示胃肠穿孔。

3. 胆囊炎和胆石症。胆囊炎以右上腹痛为主，伴 Murphy’s 征阳性，超声检查有助于确认胆囊炎和胆石症。

4. 心肌梗死。可表现为上腹痛伴冷汗，易与腹痛相混淆。心电图和心肌酶谱检查有助于鉴别心肌梗死。

5. 急性肠梗阻。腹痛伴腹胀和呕吐，影像学检查可显示肠管扩张和气液平面，有助于鉴别。

6. 腹主动脉瘤破裂。表现为突发剧烈腹痛、休克体征，腹部触及搏动性肿块。腹部 CT 可明确诊断。

七、治疗方法

缺血性肠病的治疗取决于缺血的类型、病情轻重及患者的全身状况，通常包括药物治疗、介入治疗和手术治疗。

1. 药物治疗。

（1）抗凝治疗：适用于静脉血栓性缺血性肠病患者，通常使用低分子肝素或华法林。抗凝治疗可减少血栓形成风险，恢复部分血流。

（2）血管扩张剂：如硝酸甘油、前列腺素 E1，用于改善血管痉挛性缺血情况。

（3）抗血小板药物：如阿司匹林，对慢性缺血性肠病患者有一定预防作用，特别是动脉粥样硬化引起的狭窄。

（4）支持治疗：包括静脉补液、纠正电解质紊乱、营养支持等。

2. 介入治疗。

（1）血管成形术和支架置入：对慢性缺血性肠病的患者，可行肠系膜动脉的血管成形术，必要时放置支架以改善血管狭窄，恢复血流，缓解缺血症状。

（2）动脉溶栓治疗：急性肠系膜动脉栓塞患者可行动脉溶栓治疗，通过导管直接向血栓部位注射溶栓药物（如尿激酶、阿替普酶），恢复血流。但需要在发病早期进行，以免延误治疗。

3. 手术治疗。

（1）肠段切除术：适用于肠道已出现坏死的患者，将坏死肠段切除，以防进一步感染扩散。术后需进行肠吻合，重建肠道连续性。

（2）血管旁路手术：对于无法行介入治疗的慢性缺血性肠病患者，可行旁路手术，以绕过病变血管恢复血流灌注。

（3）二次手术：在某些情况下，首次手术后仍需进行二次探查手术，特别是当有进一步坏死、感染或其他并发症时。

4. 术后管理和并发症防治。

（1）营养支持：术后肠道功能尚未恢复或恢复较慢的患者，需进行肠外营养支持，待肠功能恢复后逐渐恢复饮食。

（2）抗感染治疗：术后患者易发生感染，需常规使用抗生素，尤其是出现肠道穿孔、坏死或腹膜炎的患者。

（3）并发症监测：术后注意监测肠梗阻、出血、吻合口漏等并发症，及时处理可降低术后病死率。

（代克行）

第八节　胃癌

一、概述

胃癌（gastric cancer）是全球范围内最常见的消化道恶性肿瘤之一，其特点是病程长、早期症状隐匿、发现时多为进展期，严重威胁人类健康。胃癌主要分为腺癌（最常见，占 90% 以上）、未分化癌、黏液癌及小细胞癌等。早期胃癌（局限于胃黏膜或黏膜下层）预后较好，而进展期胃癌（突破黏膜下层，侵及深层组织或发生转移）预后较差。

胃癌是全球癌症相关死亡的主要原因之一。东亚、南美、东欧等地区发病率较高。在中国，胃癌发病率和死亡率均居于前列。男性多于女性（约 2 ∶ 1），发病年龄以

50 岁以上为主。胃的贲门部、胃窦和胃体是常见的发病部位。

二、病因

胃癌的发生是遗传、环境及生活方式等多因素共同作用的结果。

1. 环境因素。主要是 HP 感染，幽门螺杆菌被 WHO 列为 I 类致癌因子，其慢性感染可导致胃黏膜炎症、萎缩、肠化生及癌前病变。

2. 饮食习惯。高盐、腌制食品中含大量硝酸盐及亚硝酸盐，可在胃中生成致癌性亚硝胺。缺乏新鲜蔬菜和水果，维生素 C、维生素 E 等抗氧化剂摄入不足。此外，长期吸烟增加胃癌风险，酒精对胃黏膜具有直接损伤作用。

3. 遗传因素。

（1）家族史：胃癌的发病与家族聚集性相关，遗传性弥漫性胃癌与 E-cadherin（CDH1）基因突变密切相关。

（2）相关遗传综合征：如林奇综合征（遗传性非息肉性结直肠癌）、Li-Fraumeni 综合征等。

4. 基础疾病。

（1）慢性萎缩性胃炎：长期慢性炎症导致胃黏膜屏障破坏，增加癌变风险。

（2）胃溃疡及胃息肉：腺瘤性胃息肉具有较高的恶变风险。

（3）胃黏膜肠化生和异型增生：为癌前病变，需定期监测。

三、发病机制

胃癌的发生是多步骤、多因素作用的结果，涉及基因突变、炎症反应及微环境改变。

1. 幽门螺杆菌感染与慢性炎症。

（1）慢性炎症反应：HP 感染可诱导胃黏膜产生炎症因子（如 IL-1、TNF-α），持续炎症会激活胃黏膜损伤和修复循环，增加癌变风险。

（2）癌前病变进展：慢性胃炎→胃黏膜萎缩→肠化生→不典型增生→癌变。

2. 基因和表观遗传学改变。

（1）关键基因突变：包括 p53 基因突变、RAS 基因异常。

（2）DNA 甲基化异常：抑癌基因（如 APC 基因）的低表达与胃癌相关。

3. 肿瘤微环境。

（1）肿瘤免疫逃逸：胃癌细胞通过抑制 PD-1/PD-L1 通路逃避免疫监视。

（2）新生血管生成：血管内皮生长因子（vascular endothelial growth factor，VEGF）促进肿瘤血供和侵袭能力。

四、临床表现

胃癌的临床表现随病期和肿瘤部位而异，早期症状轻微，进展期表现明显。

1. 早期症状。

（1）消化不良：上腹部饱胀感、嗳气、反酸。

（2）非特异性症状：轻微恶心、乏力、体重减轻。

（3）无症状：部分早期胃癌患者通过胃镜体检发现。

2. 进展期症状。

（1）上腹部疼痛：持续性、非周期性疼痛，可能放射至背部。

（2）食欲减退与体重下降：晚期患者常出现显著消瘦。

（3）恶心呕吐：胃出口梗阻时表现为反复呕吐。

（4）出血与贫血：呕血、黑便为胃癌伴消化道出血的典型表现。

（5）梗阻：贲门部或幽门部胃癌可能导致吞咽困难或梗阻性呕吐。

3. 并发症。

（1）穿孔：肿瘤侵蚀胃壁全层可引起急性胃穿孔。

（2）转移症状：胸腔积液、腹水提示癌细胞转移。锁骨上淋巴结肿大（Virchow 结节）提示淋巴结转移；Krukenberg 瘤（卵巢转移）和腹腔种植转移为晚期胃癌表现。

五、诊断标准

结合病史、体检及影像学评估可做出初步诊断，胃癌的确诊依赖胃镜活检病理学检查。

1. 病史与体检。

（1）病史：幽门螺杆菌感染史、慢性胃炎或胃溃疡病史、胃癌家族史。

（2）体检：上腹部压痛、腹部肿块，晚期患者可触及左锁骨上淋巴结肿大。

2. 实验室检查。

（1）血常规：贫血提示慢性消化道失血。

（2）肿瘤标志物：CA19-9、CA72-4 和 CEA 升高提示胃癌，但特异性有限。

3. 影像学检查。

（1）胃镜检查：最重要的诊断手段，可明确病灶位置、形态，并通过活检确诊。

（2）CT 或 MRI：胸腹盆腔 CT 是治疗前分期的重要手段，腹盆腔建议增强 CT；MRI 主要用于评估远处转移。

（3）PET-CT：筛查隐匿性转移病灶。

4. 病理学检查。

（1）胃镜活检：确诊依据。

（2）免疫组化检测：区分胃癌的分型，指导靶向等治疗。

六、鉴别诊断

胃癌需与多种胃部疾病进行鉴别。

1. 胃溃疡。胃镜下溃疡边界清晰，活检无癌细胞。

2. 胃息肉。腺瘤性息肉有恶变可能，需活检明确。

3. 胃肠间质瘤。来源于间质细胞，影像学及免疫组化有助区分。

4. 胃黏膜相关淋巴组织（mucosal-associated lymphoid tissue，MALT）淋巴瘤。胃镜活检和免疫组化是诊断依据。

七、治疗方法

胃癌治疗方式根据肿瘤分期、病理类型及患者状况决定。

1. 手术治疗。

（1）早期胃癌：内镜黏膜切除术（endoscopic mucosal resection，EMR）或内镜黏膜下剥离术（endoscopic submucosal dissection，ESD）。

（2）进展期胃癌：根治性胃切除术（D2 淋巴结清扫）。

（3）姑息性手术：缓解梗阻、止血或穿孔症状。

2. 化疗。

（1）新辅助化疗：降低肿瘤分期，提高手术切除率。

（2）辅助化疗：术后化疗降低复发风险。

（3）晚期化疗：以改善生活质量、延长生存期为主。

3. 靶向治疗。

（1）HER2 阳性胃癌：曲妥珠单抗联合化疗。

（2）血管生成抑制剂：如雷莫芦单抗。

4. 免疫治疗。PD-1 抑制剂用于晚期胃癌。

5. 放疗。用于局部晚期或术后辅助治疗。

6. 支持治疗。营养支持、止痛治疗，提高生活质量。

（熊祖明）

第九节　结直肠癌

一、概述

结直肠癌（colorectal cancer，CRC）是原发于结肠或直肠黏膜上皮的恶性肿瘤，是全球范围内发病率和死亡率较高的癌症之一。在我国，随着生活方式和饮食习惯的改变，结直肠癌的发病率呈显著上升趋势。早期结直肠癌症状不明显，易被忽视，多数患者确诊时已为进展期。结直肠癌男性发病率略高于女性，发病年龄以 40 岁以上为主，但年轻化趋势明显。高危人群包括有结直肠癌家族史、炎症性肠病病史或腺瘤性息肉者。

根据病变部位，结直肠癌分为结肠癌和直肠癌，后者临床管理有其特殊性。按组织学分类，以腺癌最为常见，其他类型包括黏液腺癌、未分化癌等。

二、病因

结直肠癌的发生是遗传因素与环境因素共同作用的结果。

1. 遗传因素。

（1）家族性腺瘤性息肉病（familial adeno-matous polyposis，FAP）：与 APC 基因突变相关。

（2）林奇综合征（遗传性非息肉病性结直肠癌，hereditary nonpolyposis colorectal cancer，HNPCC）：与错配修复基因（如 MLH1、MSH2）突变相关。

（3）结直肠癌家族史：一级亲属有结直肠癌患者的患病风险增加。

2. 环境和生活方式。

（1）饮食因素：高脂肪、高蛋白质、低纤维饮食会增加发病风险。腌制食品、熏制食品和红肉摄入过多与癌症发生相关。

（2）肥胖和体力活动不足：增加代谢性综合征风险。

（3）吸烟和饮酒：长期吸烟及过量饮酒是结直肠癌的危险因素。

3. 慢性疾病和癌前病变。

（1）腺瘤性息肉：腺瘤是结直肠癌的癌前病变，尤其是直径 >1 cm、多发或高级别上皮内瘤变的腺瘤。

（2）炎症性肠病（inflammatory bowel disease，IBD）：如溃疡性结肠炎和克罗恩病，长期慢性炎症显著增加癌变风险。

三、发病机制

结直肠癌的发生是一个从正常黏膜到癌前病变，再到癌症逐步演变的过程，通常涉及多基因突变及多步骤改变。

1. “腺瘤 - 癌序列”模型。大约 80% 的结直肠癌发生遵循“腺瘤 - 癌序列”，其机制为 APC 基因突变→ K-RAS 基因突变→ p53 基因失活→癌变。

2. 微卫星不稳定性（MSI）。MSI 是遗传性非息肉性结直肠癌的主要致癌机制，表现为 DNA 错配修复功能丧失。

3. 炎症与肿瘤微环境。长期慢性炎症（如 IBD）通过促进炎性因子释放和黏膜损伤，增加细胞恶变风险。

四、临床表现

结直肠癌的临床表现取决于病变部位、大小及肿瘤分期。早期症状不典型，进展期症状较明显。

1. 早期症状。

（1）无症状：许多早期患者仅通过筛查发现。

（2）轻度消化不良：包括腹胀、腹痛或大便性状改变。

2. 进展期症状。

（1）排便习惯和性状改变：排便次数增多、便秘或腹泻交替。粪便变细，提示直肠梗阻可能。

（2）消化道出血：表现为大便带血、暗红色血便或隐血阳性。右侧结肠癌常引起慢性失血性贫血。

（3）腹痛和腹部肿块：可触及右下腹或左下腹肿块，提示肿瘤较大。

（4）肠梗阻：晚期肿瘤引起的机械性梗阻。

（5）全身症状：消瘦、乏力、低热等。

3. 并发症。

（1）肠穿孔：导致腹膜炎。

（2）肠梗阻：完全性梗阻常需急诊手术处理。

（3）转移症状：如肝转移引起肝区疼痛或黄疸。

五、诊断标准

结直肠癌的诊断需结合病史、体检、实验室检查及影像学和病理学检查，最终确诊依赖病理检查。

1. 病史与体检。

（1）病史：重点询问肠癌家族史、慢性炎症性肠病及腺瘤性息肉病史。

（2）体检：直肠指检可发现低位直肠癌、肿块或肠腔狭窄。

2. 实验室检查。

（1）血常规：缺铁性贫血提示慢性失血。

（2）肿瘤标志物：CEA 用于评估肿瘤进展及术后监测复发。CA19-9 可作为辅助指标，但特异性较低。

3. 内镜检查。

（1）结肠镜检查：是结直肠癌诊断的“金标准”，可直接观察肿瘤，并进行活检。

（2）直肠镜检查：适用于低位直肠癌筛查。

4. 影像学检查。

（1）CT 和 MRI：评估肿瘤浸润深度及远处转移。直肠癌术前常用 MRI 评估盆腔结构。

（2）PET-CT：用于筛查远处转移病灶。

5. 病理学检查。胃肠镜活检病理检查是确诊依据，需明确组织学分型及分化程度。

六、鉴别诊断

结直肠癌需与以下疾病鉴别。

1. 肠道息肉。息肉多为良性，但腺瘤性息肉可能癌变。

2. 炎症性肠病。IBD 可表现为长期腹泻和便血，结肠镜下呈弥漫性炎症。

3. 肠结核。右侧结肠结核与右半结肠癌症状相似，病理检查可明确诊断。

4. 缺血性结肠炎。以腹痛和便血为主，肠镜下病变呈节段性分布。

七、治疗方法

结直肠癌治疗需根据分期、肿瘤部位及患者全身状况制订综合治疗方案。

1. 外科手术。

（1）早期癌：内镜下切除（如 ESD）适用于黏膜内癌。

（2）进展期癌：结肠癌标准手术为根治性结肠切除术。直肠癌等低位直肠癌行低位前切除术或经肛门腹腔联合切除术。

（3）姑息性手术：用于解除梗阻、穿孔或止血。

2. 化疗。

（1）辅助化疗：术后使用以氟尿嘧啶为基础的化疗方案，降低复发风险。

（2）新辅助化疗：常用于中低位直肠癌，术前用于缩小肿瘤，提高手术切除率。

（3）晚期化疗：联合靶向治疗以控制疾病进展。

3. 靶向治疗。

（1）抗 VEGF 药物：贝伐珠单抗。

（2）抗 EGFR 药物：西妥昔单抗（适用于 RAS 野生型肿瘤）。

4. 放疗。直肠癌患者术前放疗联合化疗有助于缩小肿瘤，提高保肛率。

5. 支持治疗。通过营养支持、止痛及心理干预等方式来提高患者生活质量。

（熊祖明）

第七章　泌尿系统疾病

第一节　急性肾小球肾炎

一、概述

急性肾小球肾炎（acute glomerulonephritis，AGN）是一种由免疫反应引起的肾小球急性炎症性疾病，通常表现为水肿、高血压、血尿和蛋白尿。其常见于儿童和青少年，发病急，多在链球菌引起的上呼吸道感染或皮肤感染后1~3周内出现，通常伴有免疫复合物在肾小球沉积的现象。该病多为自限性，预后良好，但在少数情况下可能会导致急性肾衰竭，甚至发展为慢性肾病或终末期肾病。

二、病因

急性肾小球肾炎的病因可以分为感染性和非感染性因素，主要是感染后继发的免疫反应导致肾小球的损伤。

1. 感染性病因。

（1）A组 β 溶血性链球菌感染：最常见的病因，主要表现为上呼吸道感染（如咽炎、扁桃体炎）或皮肤感染（如脓疱病）后发生，常在感染1~3周内出现急性肾小球肾炎的症状。

（2）其他感染性病因：如金黄色葡萄球菌、结核分枝杆菌、乙型肝炎病毒、疟原虫等也可诱发急性肾小球肾炎，通常通过类似机制引起肾小球的免疫性损伤。

2. 非感染性病因。

（1）系统性疾病：如系统性红斑狼疮、紫癜性肾炎、血管炎等导致免疫复合物沉积在肾小球。

（2）药物和毒素：某些药物（如非甾体抗炎药、抗癫痫药物）以及毒素（如蛇毒、铅）可通过诱导免疫反应或直接损伤肾小球引发急性肾小球肾炎。

三、发病机制

急性肾小球肾炎的发病机制主要与免疫复合物的形成、沉积及炎症反应的发生有关。

1. 免疫复合物形成及沉积。感染后病原体抗原与宿主抗体形成免疫复合物，这些复合物通过血流循环进入并沉积于肾小球。免疫复合物的沉积会激活补体系统，引起炎症细胞（如中性粒细胞、巨噬细胞）浸润和释放炎性介质。

2. 补体系统激活。补体激活引起 C3 和 C4 的消耗，释放趋化因子吸引更多的炎症细胞至肾小球区，进一步破坏基底膜完整性，增加毛细血管通透性。

3. 细胞免疫机制介导的损伤。T 细胞和巨噬细胞在局部释放大量细胞因子（如 IL-1、TNF-α），导致肾小球纤维化、硬化，影响其正常滤过功能。

4. 血流动力学改变。肾小球毛细血管内皮细胞受损、肿胀，基底膜通透性增加，导致血红细胞和蛋白质漏出，表现为血尿和蛋白尿；同时肾小球滤过率下降，引起水钠潴留，导致高血压和水肿。

四、临床表现

急性肾小球肾炎的典型临床表现包括以下方面,表现的严重程度因病情不同而异。

1. 血尿。血尿是急性肾小球肾炎最常见的表现，通常为“洗肉水”样尿。尿中可见大量变形红细胞和红细胞管型，这是肾小球源性血尿的标志。血尿的出现多为突然发生，持续时间约为数天至数周，之后逐渐减轻或消失。

2. 蛋白尿。多为轻度至中度蛋白尿（通常 <3.5 g/d），主要为小分子蛋白，极少部分出现肾病综合征范围的蛋白尿，但可能在尿中形成泡沫。蛋白尿持续时间一般为数周至数月。

3. 水肿。常从眼睑、面部开始，晨起较明显，随后可扩展至下肢，严重者可出现全身性水肿。水肿的产生主要与水钠潴留有关，也可能因轻度低蛋白血症引起液体向组织间隙移动。水肿通常在疾病早期最为明显，随着治疗的进行逐渐消退。

4. 高血压。在急性肾小球肾炎中较为常见，严重时可引起头痛、头晕，少数患者甚至出现高血压危象。高血压的病理机制主要为水钠潴留及肾素 - 血管紧张素系统的激活。

5. 少尿或无尿。约 20% 的急性肾小球肾炎患者可能出现少尿（尿量 <400 mL/d）

或无尿（尿量 <100 mL/d），提示肾功能严重受损，多于 1~2 周后尿量逐渐增加，肾功能逐渐恢复。

6. 全身症状。部分患者可能出现乏力、食欲下降、恶心、低热等全身症状。这些症状反映了系统性炎症反应或肾功能损伤。

五、诊断标准

急性肾小球肾炎的诊断主要依据典型临床表现、实验室检查及病史。

1. 临床表现。链球菌感染 1~3 周后出现水肿、血尿、蛋白尿、高血压等典型临床表现，是初步诊断的重要依据。

2. 实验室检查。

（1）尿常规：显示血尿（镜下可见变形红细胞），蛋白尿（轻到中度），红细胞管型为特征。

（2）补体 C3、C4 水平：急性肾小球肾炎患者的补体 C3 水平通常下降，反映补体系统的激活。

（3）抗链球菌溶血素 O（ASO）滴度：感染后 2~3 周开始出现，其阳性率为 50%~80%。

（4）肾功能检查：血清肌酐、血尿素氮可轻度升高，严重者提示急性肾衰竭。

3. 影像学检查。

腹部超声：肾脏可能轻度增大，通常用于排除其他结构性病变（如肾结石、梗阻性病变）。

4. 肾活检。疑难病例或病情复杂、病程迁延时可行肾活检以明确诊断，病理检查可见弥漫性毛细血管内增生，免疫荧光可显示 IgG、C3 等于肾小球基底膜及系膜区颗粒状沉积。

六、鉴别诊断

急性肾小球肾炎需与以下疾病鉴别。

1. 急进性肾小球肾炎。起病急，肾功能快速恶化，肾活检提示有新月体形成，预后较差。

2.IgA 肾病。IgA 肾病通常伴有上呼吸道感染史，但发病迅速，患者血清 C3 无降低，病理免疫荧光提示以 IgA 沉积为主。

3. 过敏性紫癜性肾炎。多见于青少年，伴有皮肤紫癜、关节痛、腹痛、黑便等表现，病理显示以 IgA 沉积为主。

4. 系统性红斑狼疮性肾炎。伴多系统症状（如发热、皮疹、关节痛），血清检测 ANA、抗 ds-DNA 抗体阳性，补体 C3 下降，肾活检显示“满堂亮”。

5. 急性肾盂肾炎。表现为发热、腰痛、尿频、尿急，尿液中白细胞为主，尿培养阳性。

七、治疗方法

急性肾小球肾炎为自限性疾病，治疗包括病因治疗、对症治疗及并发症管理。

1. 病因治疗。主要为抗生素治疗，若明确为链球菌感染，则应及时使用抗生素，如青霉素 G 或红霉素，疗程通常为 7~10 天。抗生素的作用在于清除感染源，避免反复感染。

2. 对症治疗。

（1）利尿治疗：轻度水肿患者可通过限盐控制水钠摄入，严重水肿者可使用利尿剂（如呋塞米）以促进尿液排出，但需严密监测电解质平衡。

（2）降压治疗：对于高血压患者，通常使用钙通道阻滞剂（如硝苯地平）或 β 受体阻滞剂（如美托洛尔）以控制血压。ACE 抑制剂（如贝那普利）适用于慢性患者，以保护肾功能。

（3）限盐和限水：轻度水肿者限制水和钠摄入量，通常每日水摄入量控制在 1000~1500 mL，盐摄入量控制在 2~3 g。

3. 免疫抑制剂治疗。对于病情严重或病程迁延且伴有免疫介导损伤的患者，可以考虑使用激素（如泼尼松）或其他免疫抑制剂（如环磷酰胺）。在应用免疫抑制剂时需监测感染风险及药物副作用。

4. 并发症的管理。

（1）急性肾衰竭：少数患者可能进展为急性肾衰竭，需监测肾功能，必要时进行血液透析或腹膜透析以维持体内环境的稳定。

（2）充血性心力衰竭：严重水钠潴留患者可能出现心衰症状，须立即使用强效利尿剂并限制水分摄入量，以减轻心脏负担，若药物保守治疗无效者应及时进行血液净化治疗。

5. 生活和饮食调节。

（1）低蛋白饮食：急性期适当限制蛋白质摄入，以减轻肾脏负担，每日蛋白质摄入量控制在 0.6~0.8 g/kg 体重；同时提供足够的热量以避免营养不良。

（2）富含维生素和矿物质的饮食：建议摄入维生素 C、B 族维生素等，以帮助改善体质和增强免疫功能。

（3）适当休息：急性期需卧床休息，减少体力活动，随着病情好转可逐步增加活动。

（魏冕）

第二节　慢性肾小球肾炎

一、概述

慢性肾小球肾炎（chronic glomerulonephritis，CGN）是以肾小球持续性损伤为主的慢性肾脏疾病，其病理特征为肾小球硬化、肾间质纤维化，导致进行性肾功能恶化。病程通常缓慢进展，临床表现多样化，可见蛋白尿、血尿、高血压等。最终病程可能发展至终末期肾病（end-stage renal disease，ESRD），需长期透析或肾移植以维持生命。慢性肾小球肾炎的早期诊断与治疗对改善患者预后、延缓病程进展至关重要。

二、病因

慢性肾小球肾炎的病因复杂，可分为原发性和继发性两大类。

1. 原发性慢性肾小球肾炎。

（1）IgA 肾病：最常见的原发性肾小球疾病，常在上呼吸道感染后出现血尿，免疫荧光检查可见肾小球内以 IgA 为主的免疫复合物沉积。

（2）膜性肾病：通常伴有大量蛋白尿，是成人中常见的原发性肾小球病之一，可能与自身免疫反应相关。

（3）微小病变肾病：表现为大量蛋白尿，且对激素治疗反应良好，病理特征为肾小球结构正常，主要是电子显微镜下足细胞足突的融合。

2. 继发性慢性肾小球肾炎。

（1）SLE：一种系统性自身免疫病，约 50% 的 SLE 患者会发生肾小球肾炎，表现为蛋白尿、血尿。

（2）糖尿病肾病：高血糖引起的代谢紊乱导致肾小球损伤，是慢性肾小球肾炎的常见原因之一。

（3）紫癜性肾炎：多发于儿童，与 IgA 肾病相似，伴有皮肤紫癜、关节痛、腹痛、黑便等。

（4）感染因素：如慢性肝炎病毒感染（HBV、HCV）和梅毒等，可引发慢性肾小球肾炎。

三、发病机制

慢性肾小球肾炎的发病机制涉及免疫反应、代谢异常和肾小球血流动力学改变。

1. 免疫复合物沉积与补体激活。免疫复合物在肾小球基底膜和系膜区域沉积，激活补体系统，吸引炎症细胞（如中性粒细胞和巨噬细胞）释放氧自由基和蛋白酶，导致肾小球损伤。

2. 炎症和纤维化。慢性炎症引起肾小球系膜细胞增殖、基质增生，进一步引发纤维化反应，最终导致肾小球硬化和间质纤维化，肾小管功能下降。

3. 血流动力学改变。受损的肾小球基底膜通透性增加，导致蛋白和红细胞漏出。肾小球滤过率降低，引发代偿性高灌注和高滤过，加速了肾小球损伤。

4. 细胞因子和生长因子的作用。各种细胞因子（如 TNF-α、IL-1、转化生长因子 -β）在慢性炎症和纤维化中起重要作用。这些因子诱导成纤维细胞增生和胶原合成，加重肾小球硬化和间质纤维化。

四、临床表现

慢性肾小球肾炎的临床表现因病程和病理类型不同而异，主要包括以下几个方面。

1. 蛋白尿。蛋白尿是慢性肾小球肾炎的核心表现，通常为非选择性蛋白尿，且可能伴有大量白蛋白丢失，常出现泡沫尿。蛋白尿的程度因病情不同，轻者为轻度蛋白尿，重者表现为大量蛋白尿甚至肾病综合征（>3.5 g/d）。

2. 血尿。血尿为慢性肾小球肾炎的常见症状之一，尤其在 IgA 肾病患者中多见。尿液可呈现暗红色或“洗肉水”样。血尿通常为镜下血尿，但部分患者可表现为肉眼血尿。

3. 水肿。水肿主要见于蛋白尿严重的患者，轻度水肿出现在眼睑、面部，严重者可能出现全身性水肿。水肿的发生主要与低蛋白血症和水钠潴留有关。

4. 高血压。高血压是慢性肾小球肾炎的常见并发症，其原因主要是肾小球滤过率下降导致水钠潴留及肾素 - 血管紧张素系统的激活。高血压的严重程度与肾功能损害密切相关。

5. 肾功能减退。随着肾小球硬化和间质纤维化进展，肾功能逐渐减退，表现为肌酐和血尿素氮升高。患者常有乏力、食欲不振、恶心、呕吐等症状，提示进入慢性肾功能不全阶段。

6. 全身症状。可能包括乏力、腰酸、夜尿增多等，随着病情进展，可能出现贫血、骨痛、代谢性酸中毒等，提示病情已进入终末期。

五、诊断标准

慢性肾小球肾炎的诊断通常依赖临床症状、实验室检查和肾活检等综合评估。

1. 临床表现。典型症状包括蛋白尿、血尿、水肿和高血压，慢性肾功能不全的相关表现（如乏力、食欲减退）。

2. 实验室检查。

（1）尿常规：可见蛋白尿和（或）血尿，可见红细胞管型。

（2）肾功能检查：肌酐、血尿素氮逐渐升高，提示肾功能减退。

（3）血清白蛋白：严重蛋白尿者血清白蛋白降低。

（4）补体 C3、C4 水平：部分慢性肾小球肾炎患者补体水平下降，提示免疫系统激活。

3. 影像学检查。主要是腹部超声，肾脏体积在早期可正常或增大，晚期出现对称性缩小、皮质变薄。

4. 肾活检。对于慢性肾炎患者如无肾穿刺活检的禁忌证，都应进行肾活检病理检查。慢性肾炎的病理可表现为轻微病变、弥漫性。

六、鉴别诊断

1. 急性肾小球肾炎。急性发病，血尿和蛋白尿常在感染后 1~3 周内出现，补体 C3 水平较低，部分病例自限性较好。

2. 急进性肾小球肾炎。病情进展迅速，肾功能短时间内恶化，肾活检常见新月体形成，预后不佳。

3.IgA 肾病。常见的原发性肾小球肾炎类型，伴随上呼吸道感染或劳累后肉眼血尿，免疫荧光显示 IgA 沉积。

4. 膜性肾病。成人常见的慢性肾小球肾炎类型，常伴大量蛋白尿及低白蛋白血症，光镜下可见肾小球基底膜增厚。

5. 糖尿病肾病。糖尿病史、早期以微量白蛋白尿为主，晚期出现大量蛋白尿，伴视网膜病变。

6. 系统性红斑狼疮性肾炎。女性多见，常伴多系统症状，血清抗核抗体（anti-nuclear antibody，ANA）、抗 ds-DNA 抗体阳性。

七、治疗方法

慢性肾小球肾炎的治疗包括病因治疗、对症治疗及延缓肾功能恶化的综合管理。

1. 病因治疗。针对继发性慢性肾小球肾炎的病因，治疗原发病。系统性红斑狼疮患者使用激素和免疫抑制剂，糖尿病肾病患者严格控制血糖。

2. 控制蛋白尿。ACEI 和 ARB 类药物可减少蛋白尿、降低血压和保护肾功能。适当的低蛋白饮食（每日 0.6~0.8 g/kg 体重）可减少蛋白尿对肾小球的负担。

3. 降压治疗。控制血压是慢性肾小球肾炎管理的关键。目标血压通常为 130/80 mmHg 以下，推荐使用 ACEI 或 ARB 类药物，可延缓肾功能恶化。

4. 免疫抑制剂治疗。针对炎症较严重或伴有明显免疫介导性病变的患者，考虑使用糖皮质激素（如泼尼松）及免疫抑制剂（如环磷酰胺、霉酚酸酯）。

5. 对症支持治疗。

（1）纠正贫血：肾功能不全患者常伴贫血，可用促红细胞生成素治疗。

（2）营养支持：低蛋白、高热量饮食，补充适量的必需氨基酸，避免加重肾脏负担。

（3）钙磷代谢管理：晚期患者易发生骨病，需补充钙剂、维生素 D，并限制磷的摄入。

6. 并发症管理。

（1）慢性肾衰竭：晚期患者需进行肾替代治疗，如血液透析、腹膜透析。

（2）充血性心力衰竭：水钠潴留严重者可出现心衰，需限制水分和钠摄入，并使用利尿剂。

（3）生活方式调控：戒烟、限酒，保持适当体重，定期监测肾功能、尿蛋白和血压，预防感染。

（魏冕）

第三节　尿路感染

一、概述

尿路感染（urinary tract infection，UTI）是由病原体（主要为细菌）侵入尿路而引起的感染性疾病，是常见的感染性疾病之一，可发生在任何年龄段，但女性发病率更高。UTI 可根据感染部位分为上尿路感染（如肾盂肾炎）和下尿路感染（如膀胱炎、尿道炎）。根据病程可分为急性和慢性；根据有无尿路功能上或解剖上的异常，可分为复杂性和非复杂性。大多数 UTI 可通过抗生素治疗得到有效控制，但如若延误诊治可能导致肾功能损害或其他严重并发症。

二、病因

尿路感染的病因通常涉及多种微生物感染及尿路的解剖和生理因素。

1. 致病菌。约 80% 的尿路感染由大肠埃希菌引起，其他致病菌包括克雷伯菌属、肠球菌、假单胞菌、葡萄球菌等。约 95% 是粪源性细菌经上行途径引发的，而血源性感染较为罕见，一般是由金黄色葡萄球菌菌血症造成的。

2. 宿主因素。女性的尿道较短且靠近肛门、阴道，便于细菌入侵尿路，因此女性更易患 UTI。老年人、孕妇、糖尿病患者、免疫抑制患者和长期留置导尿管者的感染风险较高。

3. 诱发因素。泌尿系统的解剖结构异常（尿路梗阻、尿路畸形如先天性肾发育不良、肾盂及输尿管畸形、多囊肾等）容易导致尿液淤积，增加感染风险。不洁性生活、不合理的抗生素使用、频繁导尿等也可引发尿路感染。

三、发病机制

尿路感染的发病机制主要涉及病原菌在尿路内的黏附、繁殖以及局部免疫反应。

1. 细菌的黏附与定植。大肠埃希菌具有黏附因子（如纤毛和菌毛蛋白），可附着在尿路上皮细胞上，避免被尿液冲走。细菌在尿道黏附后上行至膀胱或肾脏，引起局部感染。

2. 细菌的上行扩散。细菌通常通过尿道上行扩散到膀胱，引发膀胱炎；若进一步侵入肾盂及肾实质，则导致肾盂肾炎。血源性尿路感染较少见，但当存在菌血症或败血症时，细菌可通过血流感染肾脏。

3. 宿主免疫反应。尿路上皮细胞的免疫因子和尿液的抗菌活性是抵御感染的第一道防线。一旦细菌定植，局部产生细胞因子（如 IL-6、IL-8）引起的炎症反应，可致尿路黏膜水肿和损伤。

四、临床表现

尿路感染的临床表现因感染部位（上尿路或下尿路）、感染严重程度及患者个体差异而有所不同。

1. 下尿路感染（膀胱炎）。主要表现为膀胱刺激征，即尿频、尿急、尿痛，白细胞尿，偶有血尿，尿液呈红色或带血丝，伴有膀胱区不适，一般无全身感染症状，少数有腰疼、低热（一般低于 38.5 ℃）。

2. 上尿路感染（肾盂肾炎）。

（1）发热、寒战：肾盂肾炎通常伴有高热（>38 ℃）和寒战，提示全身炎症反应。

（2）腰痛或肋腹痛：病变累及肾脏或肾包膜，常表现为一侧或双侧的腰痛。

（3）恶心、呕吐：严重感染可能引起消化道症状，如恶心、呕吐。

（4）全身症状：包括乏力、虚弱等，提示感染较为严重。

3. 无症状性菌尿。部分患者尿液中存在细菌，但无明显临床症状。多见于老年人、孕妇和长期导尿者。

五、诊断标准

尿路感染的诊断依据典型临床症状、实验室检查及影像学检查。

1. 临床表现。出现尿频、尿急、尿痛、腰痛、发热等症状的患者应考虑 UTI 可能。

2. 实验室检查。

（1）尿常规：尿液中可见白细胞增多、白细胞管型和细菌，部分病例可见红细胞。

（2）尿液培养：为确诊 UTI 的“金标准”，培养细菌数≥ 105 CFU/mL 可确诊尿路感染；如症状典型，即使细菌数低于 105 CFU/mL 亦可考虑感染。

（3）血常规：重症感染者白细胞增高，中性粒细胞比例上升；CRP 水平升高提示炎症。

（4）血培养：怀疑上尿路感染或全身性感染者可进行血培养，帮助明确病原。

3. 影像学检查。

（1）超声：用于评估肾盂扩张、肾积水、肾脓肿等并发症。

（2）CT：适用于复杂性尿路感染或感染严重的患者，用于明确病变部位和范围，尤其是怀疑肾脓肿、肾周围炎、气肿性肾盂肾炎时。

六、鉴别诊断

尿路感染需与以下几种疾病进行鉴别。

1. 肾结石。常伴有腰痛、血尿，但无尿频、尿急、尿痛。影像学检查如超声或 CT 有助于区分。

2. 急性盆腔炎。主要发生于育龄女性，表现为下腹痛、发热，阴道分泌物增多，妇科检查有压痛。

3. 急性前列腺炎。多见于男性，表现为尿频、尿急、排尿困难及发热，直肠指检前列腺增大伴压痛。

4. 阴道炎。女性患者常有外阴瘙痒、分泌物增多等症状，尿液检查无白细胞。

5. 尿路恶性肿瘤。尤其是反复血尿的患者需考虑尿路肿瘤的可能，尿常规可见非感染性血尿，需行影像学检查明确诊断。

6. 尿道综合征。有尿路刺激征，无真性细菌尿的患者，应考虑为尿道综合征。尿道综合征多见于中年妇女，尿频及排尿不适表现更为突出，常被误诊为 UTI，多有长期使用抗生素且疗效欠佳病史。还有一些患者，除膀胱刺激征外，尿白细胞计数增多，但尿普通细菌培养阴性，此时应排除尿路结核菌、厌氧菌、支原体、衣原体、真菌感染。

七、治疗方法

尿路感染的治疗包括抗生素治疗、对症治疗及预防复发的措施。

1. 抗生素治疗。

（1）急性单纯性下尿路感染：推荐首选口服抗生素，如磺胺甲噁唑 / 甲氧苄啶（SMZ-TMP）、呋喃妥因、磷霉素，疗程为 3~5 天。对于耐药率较高的地区，可选择左氧氟沙星等喹诺酮类药物。

（2）急性肾盂肾炎：推荐使用喹诺酮类（如左氧氟沙星）、第三代头孢菌素（如头孢曲松）等广谱抗生素，严重病例可静脉给药，疗程为 10~14 天。

（3）复杂性尿路感染：需根据尿液培养及药敏试验选择抗生素，疗程通常较长

（10~21 天），疗效不佳时需调整抗生素或联合用药。

2. 对症治疗。

（1）解痉止痛：对于尿痛明显的患者，可给予解痉药物如山莨菪碱、间苯三酚等缓解症状。

（2）退热：高热患者可使用对乙酰氨基酚等退热药物。

（3）补液：适当补液有助于尿液稀释，增加排尿量，促进细菌的排出。

3. 预防措施。

（1）饮水充足：鼓励患者多饮水，保持每日尿量在 2000 mL 以上，有助于预防复发。

（2）清洁卫生：注意会阴部清洁，避免不洁性生活，女性患者应尽量避免不必要的阴道冲洗。

（3）避免不合理抗生素使用：应合理应用抗生素，避免因过度使用导致的菌群失调。

4. 特殊人群管理。

（1）妊娠期尿路感染：妊娠期 UTI 的治疗尤为重要，推荐使用头孢类抗生素。避免使用喹诺酮类、氨基糖苷类抗生素，以免对胎儿产生不良影响。

（2）儿童尿路感染：儿童需适当延长抗生素疗程，以确保彻底清除感染，预防肾损伤。

（魏冕）

第四节　肾病综合征

一、概述

肾病综合征（nephrotic syndrome，NS）基本特征包括：大量蛋白尿（>3.5 g/d）、低白蛋白血症（血浆白蛋白 <30 g/L）、显著水肿和高脂血症，其中前两项为诊断的必备条件。其病理基础是肾小球滤过膜通透性增加，导致血浆蛋白尤其是白蛋白大量丢失，进而引起一系列临床症状。肾病综合征的病程多为慢性，可发生在各年龄段，但儿童和青少年更为多见。

二、病因

肾病综合征的病因分为原发性和继发性两类。

1. 原发性肾病综合征。

（1）微小病变肾病（minimal change disease，MCD）：最常见于儿童，病理上肾小球光镜下无明显病变，但电子显微镜下可见足细胞足突的融合。此病通常对激素治疗反应良好，但易复发。

（2）膜性肾病（membranous nephropathy，MN）：中老年人、男性常见，光镜见肾小球基底膜增厚，可见钉突形成，易并发血栓栓塞，约 25% 患者自发缓解。

（3）局灶节段性肾小球硬化（focal segmental glomerulosclerosis，FSGS）：见于儿童和成人，常导致肾功能逐渐恶化，对激素和细胞毒药物反应较差。

（4）系膜增生性肾小球肾炎（mesangial proliferative glomerulonephritis）：多见于年轻患者，病理特征是肾小球系膜细胞增生和系膜基质增多，多数对激素和细胞毒药物反应较好。

2. 继发性肾病综合征。

（1）糖尿病肾病：糖尿病患者长期血糖控制不佳可导致肾小球硬化，是继发性肾病综合征的重要原因。

（2）SLE：一种自身免疫病，约 50% 的患者可累及肾脏，表现为肾病综合征或肾小球肾炎。

（3）乙型肝炎相关肾炎：常见于乙肝病毒携带者和慢性乙肝患者，可表现为膜性肾病或系膜增生性肾炎。

（4）药物和毒素：某些药物（如非甾体抗炎药、青霉胺）及毒素（如汞、铅）可诱发肾小球损伤。

三、发病机制

肾病综合征的发病机制涉及免疫介导的肾小球损伤、肾小球滤过膜的通透性增加，以及一系列代谢异常。

1. 肾小球滤过膜的损伤。原发性肾病综合征中，多数病理类型为免疫介导的肾小球损伤，使肾小球滤过膜的选择通透性丧失，导致大量蛋白质（特别是白蛋白）从血液中漏入尿液。

2. 蛋白尿的形成。肾小球基底膜和足细胞损伤后，滤过屏障失效，导致大量蛋白质（主要是白蛋白）进入尿液，形成大量蛋白尿，最终引发低白蛋白血症。

3. 低白蛋白血症与水肿。血浆白蛋白降低后，血浆胶体渗透压下降，导致水分从血管内移向组织间隙，产生水肿。此外，低白蛋白血症引发的有效循环血量减少，激活肾素 - 血管紧张素 - 醛固酮系统和抗利尿激素，导致水钠潴留，加重水肿。

4. 高脂血症。肝脏为了补偿蛋白丢失而增加脂蛋白合成，导致血脂升高。常见的血脂异常包括低密度脂蛋白、极低密度脂蛋白升高，表现为高脂血症。

5. 凝血功能异常。肾病综合征患者易出现血液高凝状态，可能与血浆白蛋白减少、血液黏稠度增加及纤维蛋白溶解活性下降有关，增加静脉血栓风险。

四、并发症

1. 血栓形成。肾病综合征患者血液呈高凝状态，易发生静脉血栓，特别是肾静脉、下肢静脉，甚至可能引起肺栓塞，表现为局部疼痛、肿胀或呼吸困难等。

2. 感染。肾病综合征的常见并发症，是导致复发或疗效不佳的主要原因之一。与患者免疫功能紊乱、全身营养状况下降及应用免疫抑制剂有关。

3. 急性肾衰竭。与肾病综合征时有效血容量不足而致肾脏灌注减少，导致肾前性氮质血症有关。特发性急性肾衰竭，微小病变型肾病中大量蛋白管型阻塞肾小管腔、腔内高压引起肾小球滤过率减少，同时肾小管上皮细胞缺血和大量重吸收导致急性肾小管坏死。合并感染或用药导致急性肾小管坏死。

五、诊断标准

肾病综合征的诊断主要依据临床表现、实验室检查及病理学检查。

1. 临床表现。典型症状包括大量蛋白尿、水肿、低白蛋白血症和高脂血症。

2. 实验室检查。

（1）尿蛋白定量：24 小时尿蛋白排泄量 >3.5 g。

（2）血浆白蛋白：血浆白蛋白 <30 g/L。

（3）血脂水平：血清胆固醇和三酰甘油升高，低密度脂蛋白增加。

（4）血浆凝血功能检查：部分患者血液黏稠度增加，血小板增多，凝血时间延长，提示高凝状态。

3. 肾活检。肾病综合征需排除继发性和遗传性疾病，最好行肾活检明确病理类型。

六、鉴别诊断

肾病综合征需与以下疾病鉴别。

1. 急性肾小球肾炎。以血尿为主要表现，常伴有水肿、高血压和蛋白尿，但尿蛋白量较少。

2. 慢性肾小球肾炎。进展缓慢，以蛋白尿、血尿、肾功能进行性下降为主要特点，肾活检有助于鉴别。

3. 心源性水肿。患者多有心脏病史，表现为下肢对称性水肿，BNP 水平升高，心电图及超声心动图提示心脏异常。

4. 肝硬化。伴有腹水、下肢水肿、蜘蛛痣、肝掌等体征，肝功能检查异常。

七、治疗方法

肾病综合征的治疗包括病因治疗、对症治疗和并发症的预防及处理。

1. 病因治疗。

（1）原发性肾病综合征：糖皮质激素（如泼尼松）是治疗肾脏疾病的主要药物，不同病理类型对激素的治疗反应不尽相同，微小病变型和轻度系膜增生性肾炎对单用激素反应较好，而对膜性肾病、局灶节段性肾小球硬化、膜增生性肾小球肾炎，需联合使用其他免疫抑制剂（如环磷酰胺、环孢素 A、霉酚酸酯、普乐可复、雷公藤多甙）。

（2）继发性肾病综合征：根据原发病进行治疗，如糖尿病肾病控制血糖，系统性红斑狼疮合并 NS 的患者给予激素及免疫抑制治疗。

2. 对症治疗。

（1）控制蛋白尿：应用 ACEI 或 ARB 类药物，以减少蛋白尿和延缓肾功能损害。

（2）利尿治疗：用于缓解水肿，常用噻嗪类利尿剂或袢利尿剂（如呋塞米），必要时联合使用。

（3）降脂治疗：他汀类药物（如阿托伐他汀）可用于控制高脂血症，预防动脉粥样硬化。

（4）补充白蛋白：低白蛋白严重者可给予人血白蛋白静脉注射，以改善血浆胶体渗透压，减轻水肿。

3. 并发症的预防与治疗。

（1）血栓形成：对高危患者（如血浆白蛋白 <20 g/L）可预防性使用抗凝药物，如低分子肝素或华法林。

（2）感染预防：低蛋白血症患者易感染，应加强抗感染措施并适时预防接种。

（3）高凝状态的控制：保持血液黏稠度在合理范围，必要时使用抗血小板药物。

4. 生活方式和饮食调节。

（1）低盐低蛋白饮食：建议每日盐摄入 <3 g，蛋白摄入控制在 0.8~1 g/kg 体重，以减轻肾小球负担。

（2）适量补充优质蛋白：如鸡蛋、瘦肉，但避免高蛋白摄入。

（3）保持体重：避免过度肥胖，定期监测体重和尿蛋白水平。

（魏冕）

第五节　慢性肾脏病

一、概述

改善全球肾脏病预后组织（Kidney Disease: Improving Global Outcomes，KDIGO）对慢性肾脏病（chronic kidney disease，CKD）的定义为任何原因所致肾脏损伤（肾脏结构或功能异常）在 3 个月以上，可有或无肾小球滤过率（glomerular filtration rate，GFR）下降，或 GFR<60 mL/（min·1.73m^2）在 3 个月以上，有或无肾脏损伤证据的一组肾脏疾病。其中，肾脏损害标志（一项或多项）包括：①尿白蛋白 / 肌酐比值（ACR）≥ 30 mg/g（≥ 3 mg/mmol）；②尿沉渣异常；③由于肾小管疾病引起的电解质和其他异常；④组织学异常，如肾活检异常、肾脏纤维化、肾小球硬化、萎缩等；⑤影像学检测到结构异常，如肾脏体积缩小、肾脏皮质厚度减少等；⑥肾移植病史。

慢性肾衰竭是常见的临床综合征，由各种原发性、继发性肾脏病引起的慢性进行性肾损害，最终出现肾功能减退而致衰竭。慢性肾脏病及慢性肾衰竭的分期如下：① 1 期，GFR>90 mL/（min·1.73m^2），肌酐清除率未受影响，治疗重点为诊治原发病；② 2 期，GFR 60~89 mL/（min·1.73m^2），防治重点为预防心血管并发症及治疗原发病；③ 3 期，GFR 30~59 mL/（min·1.73m^2），防治重点为预防各种并发症；3 期又分为 3a 与 3b 期，GFR 45~59 mL/（min·1.73m^2）为 3a 期，GFR 30~44 mL/（min·1.73m^2）为 3b 期；④ 4 期，GFR 15~29 mL/（min·1.73m^2），需积极进行治疗，避免产生严重的并发症；⑤ 5 期，GFR <15 mL/（min·1.73m^2）（或已经透析者），需进行透析前准备或透析治疗。

二、病因

慢性肾脏病的病因复杂，主要包括原发性肾小球疾病、继发性肾小球疾病、遗传性肾脏病和肾小管间质疾病等。

1. 原发性肾小球疾病。

（1）慢性肾小球肾炎：是导致慢性肾脏病的常见原因之一，表现为蛋白尿、血尿、肾功能逐渐下降。

（2）肾病综合征：特别是难治性肾病综合征，长期大量蛋白尿导致肾小球硬化和功能丧失。

2. 继发性肾小球疾病。

（1）糖尿病肾病：高血糖损伤肾小球滤过膜，逐渐导致蛋白尿和肾功能下降，是慢性肾脏病的主要原因之一。

（2）高血压肾病：长期高血压引起肾小动脉硬化、肾小球缺血，最终导致肾功能减退。

（3）系统性红斑狼疮性肾炎：自身免疫介导的肾小球炎症性损伤，可导致不可逆的肾功能不全。

3. 遗传性肾脏疾病。

（1）多囊肾：是一种常见的遗传性肾脏疾病，肾脏出现多个囊肿，导致正常肾组织受到压迫，肾功能逐渐下降。

（2）Alport 综合征：基因突变引起肾小球基底膜病变，导致蛋白尿、血尿和肾功能不全。

4. 肾小管间质疾病。

（1）慢性肾盂肾炎：反复尿路感染导致肾盂、肾小管及间质纤维化，肾功能受损。

（2）药物性肾损伤：长期使用某些药物（如非甾体抗炎药、抗生素）可能导致肾间质纤维化，影响肾功能。

三、发病机制

慢性肾脏病的发病机制主要涉及肾小球、肾小管间质的结构损伤及血流动力学改变。

1. 肾小球硬化和纤维化。各种病因导致肾小球硬化、系膜增生和纤维化，逐渐减少有效肾单位数量。随着肾小球损伤加重，肾小管间质纤维化、肾小动脉硬化导致肾脏缺血缺氧，进一步加剧肾单位丧失。

2. 代偿性高灌注、高滤过。在早期肾单位丧失后，残余健康肾单位出现代偿性高灌注、高滤过。长期代偿导致剩余肾小球超负荷工作，加速肾单位损伤。

3. 毒素积累。肾功能减退会导致体内代谢废物（如尿素、肌酐）和毒素积累，引起尿毒症症状，破坏水、电解质、酸碱平衡。

4. 肾素 - 血管紧张素系统（renin-angiotensin system，RAS）激活。RAS 激活导致肾小动脉收缩、血压升高、肾小球毛细血管压增加，进而加速肾单位的损害和纤维化。

5. 酸中毒和电解质紊乱。随着 GFR 下降，肾脏排泄氢离子和重吸收碳酸氢盐的能力减弱，导致代谢性酸中毒，同时钠、钾、钙、磷等电解质平衡也受到影响。

四、临床表现

慢性肾脏病的临床表现随病程进展而逐渐显现，主要包括尿毒症症状、水电解质及酸碱平衡紊乱，以及全身系统受累表现。

1. 早期症状。疲乏、食欲不振、恶心、头痛等非特异性症状。随着 GFR 进一步下降，逐渐出现夜尿增多、尿量减少。

2. 尿毒症症状。尿毒症是慢性肾脏病晚期的主要表现，患者出现皮肤瘙痒、口腔异味、恶心、呕吐、腹泻、神经系统症状（如意识障碍、昏迷）。

3. 水电解质和酸碱平衡紊乱。

（1）高钾血症：肾排钾能力下降，高钾血症导致心律失常甚至心脏骤停。

（2）高磷血症和低钙血症：肾脏无法排出磷，导致高磷血症；维生素 D_3 合成减少，引起低钙血症。

（3）代谢性酸中毒：氢离子排泄减少，碳酸氢盐生成减少，导致酸中毒，表现为呼吸急促、乏力。

（4）贫血：慢性肾功能不全患者因促红细胞生成素减少而出现贫血，表现为面色苍白、疲乏、乏力。

（5）骨骼病变：高磷、低钙和甲状旁腺激素分泌增加，导致肾性骨病，表现为骨质疏松、骨痛、病理性骨折。

（6）心血管系统异常：高血压、心衰、[illegible]包炎等，因水钠潴留和电解质紊乱引起，是慢性肾脏病常见并发症之一。

4. 消化系统症状。恶心、呕吐、食欲不振、口腔溃疡、胃肠道出血等。

五、诊断标准

慢性肾脏病的诊断主要依赖临床表现、实验室检查和影像学检查。

1. 临床表现。慢性肾病相关症状，如贫血、水肿、高血压、尿毒症表现。

2. 实验室检查。

（1）血清肌酐和血尿素氮：血清肌酐升高是慢性肾功能不全的关键指标，血尿素氮增高反映氮质血症。

（2）肾小球滤过率：根据 GFR 水平分为五期，GFR<60 mL/（min·1.73 m^2）表明肾功能不全。

（3）电解质：常见高钾、高磷、低钙、代谢性酸中毒等改变。

（4）血红蛋白：贫血，反映促红细胞生成素缺乏。

3. 影像学检查。

（1）超声检查：观察肾脏大小、结构，有助于鉴别急性和慢性病变。

（2）肾活检：用于鉴别诊断和了解肾小球病变程度。

六、鉴别诊断

1. 急性肾损伤。短时间内肾功能急剧下降，通常伴有可逆性因素。慢性肾功能不全病程缓慢、不可逆，影像学上肾脏通常缩小。

2. 心源性水肿。主要表现为下肢水肿，伴有心脏病史，心电图或超声心动图可提示心脏病变。

3. 肝硬化。伴有肝病史，表现为腹水、低蛋白血症、蜘蛛痣等，肝功能检查异常。

4. 肾病综合征。大量蛋白尿（>3.5 g/d）、低蛋白血症、显著水肿和高脂血症，但通常不伴严重肾功能不全。

七、治疗方法

慢性肾脏病的治疗分为保守治疗和肾替代治疗两大类，旨在延缓疾病进展、控制并发症和改善患者生活质量。

1. 病因治疗。针对原发病因进行治疗，如控制高血压、糖尿病，抑制免疫性炎症。

2. 减缓疾病进展。

（1）血压控制：指南建议非透析 CKD 患者血压控制在 <130/80 mmHg，如能耐受，可进一步将收缩压控制在 120 mmHg 以下；建议老年 CKD 患者血压控制在 140/80 mmHg 以下。推荐 ACEI/ARB 作为 CKD 合并高血压患者降压治疗的首选药物。

（2）蛋白尿控制：控制目标是 <0.3 g/d，通过使用 ACEI/ARB 药物减轻蛋白尿的浓度，减少肾小球压力。

（3）控制血糖：推荐未接受透析 CKD 合并糖尿病患者，糖化血红蛋白目标值应个体化。如健康状况良好、无低血糖病史者，糖化血红蛋白 <6.5%；如有严重低血糖事件史、预期寿命较短、合并严重大血管或微血管并发症者，糖化血红蛋白 <8.0%。

（4）纠正水电解质和酸碱平衡紊乱。

①维持水钠平衡：对慢性肾病患者应根据血压、水肿及尿量情况调节水钠的摄入。对于无水肿患者无须严格控制；对于有明显水肿及高血压的患者，钠摄入量控制在 2~3 g/d（氯化钠 3~5 g/d）。根据尿量及水肿情况合理使用袢利尿剂，对于严重水肿、急性左心衰竭患者及时行血液净化治疗。

②高钾血症：当 GFR<25 mL/（min · 1.73 m^2）时，应限制钾摄入。如出现高钾血症，应使用降钾药物，如利尿剂、阳离子交换树脂、硅酸锆钠等。严重高钾血症（血清钾 >6.5 mmol/L），且伴有少尿、利尿效果欠佳，应及时行血液透析治疗。

③代谢性酸中毒：碳酸氢钠口服或静脉注射，维持血浆碳酸氢盐水平在 22 mmol/L 以上。

（5）纠正贫血：血红蛋白控制目标是 110~130 g/L，当血红蛋白低于 110 g/L 时开始使用促红细胞生成素（erythropoietin，EPO）治疗；当铁指标中转铁蛋白饱和度（transferrin saturation，TSAT）≤ 30%、铁蛋白≤ 500 g/L 时，可以使用铁剂（静脉或口服）以提高血红蛋白水平，改善贫血症状。

（6）营养支持。

①低蛋白饮食：每天蛋白质摄入控制在 0.6~0.8 g/kg 体重，同时增加优质蛋白摄入。

②高热量饮食：保证充足的热量供应，以防止营养不良。

（7）并发症处理。

①心血管并发症：控制高血压和电解质平衡，预防心力衰竭和心律失常。

②肾性骨病：当 GFR<30 mL/（min · 1.73 m^2）时，限制磷的摄入，可口服磷结合剂（包含含钙磷结合剂和不含钙磷结合剂两大类，根据血钙情况选用）；根据钙磷及 PTH 情

况，合理使用活性维生素 D 及其衍生物或钙敏受体激动药。

3. 肾替代治疗。当 GFR 6~10 mL/（min·1.73 m^2）并有尿毒症临床表现，经治疗不能缓解时应进行肾脏替代治疗。对于糖尿病肾病引起的慢性肾脏病患者应适当提前，GFR 10~15 mL/（min·1.73 m^2）时开始肾脏替代治疗。肾脏替代治疗包括血液透析、腹膜透析和肾移植三种，透析只能部分替代肾脏功能，不能替代其内分泌及代谢功能。

（1）血液透析：在开始透析前 2 个月左右，应给患者行动静脉内瘘成形术治疗，以形成血液透析通路，便于穿刺。血液透析一般每周 3 次，每次 4 小时。其优点是快速有效清除小分子物质和水分，患者家中不必准备透析用品，但血液透析对机体内环境及血流动力学影响较大；每次透析都需行内瘘穿刺、有疼痛感；残肾功能丢失较快。

（2）腹膜透析：操作简单，可在家中自行操作；对中分子物质清除更有效；对残余肾功能保护较好；对机体内环境、血流动力学影响小。缺点是有发生腹膜炎的可能，机体腹透时会丢失一定量的氨基酸、蛋白质等营养物质。特别适用于儿童、心血管情况不稳定的老年人、糖尿病肾病患者、交通不便者、有凝血功能障碍伴明显出血或出血倾向者、残余肾功能较好者，或作动静脉内瘘有困难者。

（3）肾移植：终末期患者的最佳治疗选择，成功的肾移植会恢复正常的肾功能（包括内分泌和代谢功能），可使患者几乎完全恢复。但肾移植患者需要长期使用免疫抑制剂，以防排斥反应，感染、恶性肿瘤的发生率增加。

4. 生活方式调整和定期随访。戒烟、限酒，避免高盐和高钾饮食；定期随访，监测肾功能、电解质、血压和血糖水平，调整治疗方案。

（魏冕）

第六节　急性肾损伤

一、概述

急性肾损伤（acute kidney injury，AKI）是指肾功能在数小时至数天内快速下降的病理生理过程，表现为血清肌酐水平的急剧升高和尿量的显著减少。AKI 常导致水电解质和酸碱平衡紊乱，严重者可引起多器官功能障碍综合征。AKI 是医院内常见的危重症之一，尤其在重症监护病房（intensive care unit，ICU）患者中发病率高，死亡率可达 50% 以上。

二、病因

AKI 的病因通常分为三大类：肾前性、肾性和肾后性，其发生率和机制各有不同。

1. 肾前性 AKI。肾前性 AKI 是 AKI 的最常见类型，占 50%~70%，主要原因是肾血流灌注不足。

（1）低血容量：如脱水（呕吐、腹泻、大量失血）、烧伤、大量出汗。

（2）低血压：如感染性休克、心源性休克、抗高血压药物过量。

（3）肾血流减少：非甾体抗炎药（抑制前列腺素合成）、肾素 - 血管紧张素系统抑制剂（如 ACEI、ARB）。

2. 肾性 AKI。占 25%~40%，主要原因是肾实质损伤。

（1）急性肾小管坏死（acute tubular necrosis，ATN）。

①缺血性：持续的肾前性 AKI 未能纠正。

②中毒性：药物（如氨基糖苷类抗生素）、造影剂、重金属。

（2）急性间质性肾炎（acute interstitial nephritis，AIN）：药物（如青霉素、NSAID）、感染（如巨细胞病毒）。

（3）急性肾小球肾炎：感染后肾炎、系统性疾病（如系统性红斑狼疮）。

（4）血管性病变：肾小动脉栓塞、溶血性尿毒综合征（hemolytic-uremic syndrome，HUS）。

3. 肾后性 AKI。肾后性 AKI 因尿路梗阻导致尿液反流和肾功能下降，占 AKI 的 5%~10%。

（1）下尿路梗阻：前列腺增生或肿瘤、尿道结石。

（2）上尿路梗阻：输尿管结石、输尿管外压迫（如腹部肿瘤）。

三、发病机制

AKI 的发病机制包括肾灌注不足、肾小管损伤、炎症反应及氧化应激。

1. 肾前性 AKI。

（1）肾灌注不足：低血容量或低血压导致肾小球滤过率下降。

（2）自我调节失效：肾小球血流调节机制受损，长期缺血可转化为肾性 AKI。

2. 肾性 AKI。

（1）急性肾小管坏死：缺血或毒性损伤导致肾小管细胞坏死，坏死细胞脱落堵塞管腔，降低 GFR。

（2）急性间质性肾炎：药物或感染引发免疫反应，导致肾间质炎症。

3. 肾后性 AKI。尿路梗阻引起尿液反流，肾盂和肾小管压力增高，导致肾单位功能受损。

四、临床表现

AKI 的临床表现因病因及严重程度而异。

1. 一般表现。

（1）尿量改变：少尿（尿量 <400 mL/d）、无尿（尿量 <100 mL/d）、非少尿型（尿量正常但肾功能损伤）。

（2）全身症状：乏力、厌食、恶心、呕吐。

2. 并发症。

（1）水电解质紊乱：高钾血症（心律失常甚至心脏骤停）、低钠血症（头痛、嗜睡、癫痫发作）。

（2）代谢性酸中毒：呼吸深快（Kussmaul 呼吸）。

（3）尿毒症症状：意识模糊、抽搐、皮肤瘙痒。

（4）感染：易发生呼吸道或泌尿道感染。

3. 原发疾病相关表现。

（1）感染性休克：高热、寒战、血压下降。

（2）急性肾小球肾炎：血尿、蛋白尿、高血压。

五、诊断标准

1. 诊断标准。AKI 的诊断采用 KDIGO（2012）标准，凡符合以下任意一条，即可诊断 AKI：①血清肌酐（Scr）48 小时内升高≥ 26.5 μmol/L；②在 7 天内血肌酐较基线值增加 50%；③尿量减少 <0.5 mL/（kg · h），持续 > 6 小时。

2. 实验室检查。

（1）肾功能检查：血清肌酐和血尿素氮显著升高。

（2）尿常规：蛋白尿、血尿、管型尿提示肾实质损伤。

（3）血电解质：高钾血症、低钠血症。

3. 影像学检查。

（1）肾脏超声：评估肾后性梗阻，如肾积水。

（2）CT 或 MRI：进一步明确梗阻原因。

4. 特异性检查。

（1）尿生物标志物：尿 NAG（N- 乙酰 - β - 葡萄糖苷酶）提示肾小管损伤。

（2）肾活检：适用于复杂病例。

六、鉴别诊断

AKI 需与其他肾脏疾病及相关综合征鉴别。

1. 急性与慢性肾损伤。急性肾损伤病程短，肾脏大小正常或稍增大。慢性肾损伤病程长，肾脏缩小，伴慢性贫血。

2. 肾前性 AKI 与急性肾小管坏死。肾前性 AKI 尿钠浓度低（<20 mmol/L），尿渗透压高（>500 mOsm/kg）。急性肾小管坏死尿钠浓度高（>40 mmol/L），尿渗透压低（<350 mOsm/kg）。

3. 肾后性 AKI。经影像学检查发现尿路梗阻或积水。

七、治疗方法

AKI 的治疗目标是去除病因、恢复肾功能和防治并发症。

1. 去除病因。

（1）肾前性 AKI。

①纠正低血容量：给予生理盐水、平衡盐溶液。

②改善肾灌注：使用升压药纠正休克。

（2）肾性 AKI。

①急性肾小管坏死：停用肾毒性药物，加强监测。

②急性间质性肾炎：给予糖皮质激素。

（3）肾后性 AKI：缓解梗阻，放置导尿管、经皮肾造瘘或手术。

2. 对症支持治疗。

（1）水电解质紊乱纠正。

①高钾血症：给予钙剂（如 10% 葡萄糖酸钙）、胰岛素 + 葡萄糖、离子交换树脂、

利尿剂。

②代谢性酸中毒：静脉注射碳酸氢钠。

（2）利尿治疗：应用呋塞米缓解少尿。

（3）感染控制：早期应用广谱抗生素。

3. 血液净化治疗。

（1）指征：高钾血症（K^+>6.5 mmol/L）、难治性酸中毒（pH<7.2）、严重肺水肿、尿毒症表现（如意识障碍）。

（2）方式：间歇性血液透析、持续性血液净化。

4. 恢复期管理。定期监测肾功能和电解质；慢性肾病的预防，避免再次损伤，控制血压和血糖。

（王惠蓉）

第八章　内分泌系统疾病

第一节　糖尿病

一、概述

糖尿病（diabetes mellitus，DM）是一种以慢性高血糖为特征的代谢性疾病，是胰岛素分泌缺陷或胰岛素作用障碍所致。长期高血糖状态会导致全身多个器官损害，尤其是心血管系统、神经系统、肾脏、眼睛等。糖尿病可分为 1 型糖尿病（胰岛素依赖型）、2 型糖尿病（非胰岛素依赖型）、妊娠糖尿病及其他特殊类型。糖尿病的早期发现和积极干预有助于减少并发症的发生，改善患者预后。

二、病因

糖尿病的病因复杂，涉及遗传、环境及生活方式因素等。

1. 1 型糖尿病。

（1）遗传因素：存在家族聚集性，但基因的作用较为复杂，主要与人类白细胞抗原（human leucocyte antigen，HLA）系统有关。

（2）自身免疫因素：自身免疫反应导致胰岛 β 细胞破坏，出现胰岛素分泌不足。

（3）环境因素：病毒感染（如柯萨奇病毒、腮腺炎病毒）可能诱导机体免疫反应，导致胰岛细胞损伤。

2. 2 型糖尿病。

（1）遗传因素：2 型糖尿病患者常有家族史，遗传因素在发病中起重要作用。

（2）环境因素：肥胖、缺乏运动、不良饮食习惯是 2 型糖尿病的主要诱因，尤其是腹型肥胖。

（3）胰岛素抵抗：肥胖和缺乏运动增加了胰岛素抵抗风险，使得胰岛素作用减弱。

3. 妊娠糖尿病。妊娠期激素水平改变（如雌激素、胎盘激素），导致胰岛素抵抗增加。高龄、肥胖等也增加妊娠糖尿病风险。

4. 其他特殊类型糖尿病。由特定的基因缺陷、胰腺疾病（如胰腺炎、胰腺癌）、药物（如糖皮质激素）等引起的糖尿病。

三、发病机制

糖尿病的发病机制主要包括胰岛素分泌缺陷和胰岛素抵抗。

1. 胰岛素分泌缺陷。

（1）1 型糖尿病：自身免疫系统攻击胰岛 β 细胞，导致 β 细胞破坏和胰岛素绝对缺乏。

（2）2 型糖尿病：早期胰岛 β 细胞功能下降，随着病程进展，β 细胞逐渐衰退，导致胰岛素分泌相对不足。

2. 胰岛素抵抗。

（1）外周组织对胰岛素敏感性下降：肥胖，特别是腹型肥胖引发脂肪细胞因子（如瘦素、脂联素）改变，导致肌肉、肝脏等组织对胰岛素的敏感性下降。

（2）慢性炎症和氧化应激：肥胖及高糖高脂饮食引发的低度慢性炎症增加胰岛素抵抗。

3. 高血糖毒性。长期高血糖引起的糖毒性可加重胰岛素分泌障碍和胰岛素抵抗，形成恶性循环，加速糖尿病的进展。

4. 脂毒性。血中游离脂肪酸增高进一步损害胰岛 β 细胞功能，导致脂毒性，加剧胰岛素分泌障碍。

四、临床表现

糖尿病的临床表现取决于病程长短、血糖水平及是否伴有急慢性并发症。

1. 典型症状。

（1）多尿：血糖超过肾糖阈（约 10 mmol/L）时，葡萄糖随尿液排出，形成渗透性利尿，导致尿量增加。

（2）多饮：尿量增加引起体内失水，刺激中枢神经系统产生口渴感，患者饮水增多。

（3）多食：因体内糖利用不足，机体饥饿感增加，导致食量增加。

（4）体重下降：尽管食量增加，但因糖和脂肪分解加快，患者体重减轻，特别在 1 型糖尿病患者中更明显。

2. 其他症状。

（1）疲乏无力：因糖利用障碍，肌肉缺乏能量供应，患者常感疲劳无力。

（2）视力模糊：高血糖可导致晶状体渗透压改变，影响视力。

（3）皮肤瘙痒、感染：长期高血糖可损害免疫系统，使患者易细菌感染，如皮肤、泌尿系统感染。

3. 急性并发症。

（1）糖尿病酮症酸中毒（diabetic ketoacidosis，DKA）：常见于 1 型糖尿病，表现为腹痛、恶心、呕吐、嗜睡，严重时昏迷。

（2）高渗性高血糖状态（hyperosmolar hyperglycemic state，HHS）：多见于 2 型糖尿病老年患者，表现为极度口渴、脱水、意识障碍。

4. 慢性并发症。

（1）微血管并发症：包括糖尿病视网膜病变、糖尿病肾病、糖尿病神经病变。

（2）大血管并发症：包括冠心病、脑卒中和外周动脉疾病。

五、诊断标准

糖尿病的诊断主要依赖血糖检测，根据 WHO 和美国糖尿病学会（american diabetes association，ADA）相关指南，诊断标准如下：①空腹血糖（fasting plasma glucose，FPG）≥ 7.0 mmol/L；②随机血糖≥ 11.1 mmol/L，并伴有糖尿病症状；③口服葡萄糖耐量试验（oral glucose tolerance test，OGTT）2 小时血糖≥ 11.1 mmol/L；④糖化血红蛋白（glycosylated hemoglobin，HbA1c）≥ 6.5%。以上任意一项异常结果即可诊断为糖尿病；如无明显糖尿病症状，需两次检测结果异常。

六、鉴别诊断

糖尿病需与以下几种疾病鉴别。

1. 肾性糖尿。肾小管糖吸收障碍引起尿糖阳性，但血糖正常，无糖尿病典型症状。

2. 应激性高血糖。在重症感染、创伤等应激状态下，短期内出现高血糖，但病情稳定后血糖恢复正常。

3. 继发性糖尿病。由胰腺疾病、内分泌疾病（如库欣综合征、嗜铬细胞瘤）引起的高血糖，需明确基础疾病。

4. 妊娠糖尿病。妊娠期首次发现的高血糖，须与妊娠前已存在的糖尿病鉴别。

七、治疗方法

糖尿病的治疗目标是控制血糖，减少急慢性并发症的发生。治疗方法包括生活方式干预、药物治疗和并发症管理。

1. 生活方式干预。

（1）饮食控制：低热量、低脂肪、低盐饮食，避免高糖食物。合理分配碳水化合物，以维持血糖平稳。

（2）运动治疗：适当的有氧运动有助于改善胰岛素敏感性、降低血糖和控制体重。推荐每周进行至少 150 分钟的中等强度运动。

2. 药物治疗。

（1）口服降糖药。

①磺脲类药物：如格列吡嗪、格列美脲，促进胰岛素分泌，适用于胰岛素功能尚存的 2 型糖尿病患者。

②双胍类药物：如二甲双胍，降低肝糖输出、改善胰岛素敏感性，适合肥胖的 2 型糖尿病患者。

③ DPP-4 抑制剂：如西格列汀，通过抑制 DPP-4 酶延长胰岛素释放时间，适合肥胖和伴有心血管疾病的患者。

④ SGLT-2 抑制剂：如达格列净，通过抑制肾小管对葡萄糖的重吸收，降低血糖和体重。

（2）胰岛素治疗：1 型糖尿病患者需终生胰岛素治疗，2 型糖尿病患者在口服药物控制不佳或急性代谢失衡时可加用胰岛素。常用基础 - 餐时胰岛素联合方案。

3. 血糖监测。建议糖尿病患者定期监测空腹血糖、餐后血糖及 HbA1c，了解血糖控制情况并指导、调整治疗方案。

4. 并发症管理。

（1）微血管并发症。

①糖尿病视网膜病变：每年行眼科检查，早期发现病变可行激光治疗。

②糖尿病肾病：监测尿微量白蛋白排泄率，控制血压和血糖，可延缓肾病进展。

③糖尿病神经病变：神经病变引起的疼痛可使用加巴喷丁等药物。

（2）大血管并发症：控制血压和血脂，使用他汀类药物控制血脂，降低心血管风险。对于已确诊心血管疾病的患者，长期使用抗血小板药物如阿司匹林。

5. 特殊人群管理。

（1）妊娠糖尿病：妊娠期应使用胰岛素替代口服降糖药，定期监测血糖，控制血糖目标为空腹血糖 <5.3 mmol/L，餐后 1 小时血糖 <7.8 mmol/L。

（2）老年糖尿病：考虑到低血糖风险，血糖控制目标可适当放宽，HbA1c 控制在 7.5%~8.0%。

6. 健康教育。向患者及其家属普及糖尿病知识，培养良好的生活习惯和定期随访意识，建立血糖自我监测和药物管理的规范，以提高治疗依从性。

（冯婷婷）

第二节　甲状腺功能亢进症

一、概述

甲状腺功能亢进症（hyperthyroidism）简称甲亢，是由于甲状腺激素（甲状腺素 T4 和三碘甲腺原氨酸 T3）分泌过多引起的高代谢综合征。临床上以基础代谢率增高为特征，常表现为怕热、多汗、体重减轻、心悸、乏力、情绪不稳等。甲亢在女性中较为多见，发病率较高，主要发生于 20~40 岁人群。

二、病因

甲亢的病因复杂，主要包括以下几种类型。

1.Graves 病。甲亢最常见的原因，占甲亢患者的 80%~90%。Graves 病是一种自身免疫性疾病，患者体内产生促甲状腺素受体抗体（TRAb），刺激甲状腺细胞分泌过量的甲状腺激素。

2. 毒性甲状腺结节。单发或多发的甲状腺结节因自主分泌过量甲状腺激素导致甲亢，多见于中老年人。此类甲亢的进展缓慢，结节会表现出核素扫描为“热结节”。

3. 甲状腺炎。亚急性甲状腺炎、无痛性甲状腺炎、产后甲状腺炎等炎症性疾病可导致甲状腺组织破坏，释放大量甲状腺激素，引起短暂性甲亢。

4. 碘摄入过量。碘摄入过多（如使用含碘造影剂、碘剂）可能导致甲状腺激素分泌过多，尤其在有甲状腺疾病基础的患者中易发病，称为碘甲亢。

5. 医源性甲亢。服用过量的甲状腺激素（如治疗甲减时剂量过大）或甲状腺癌术后甲状腺激素补充过量，导致血中甲状腺激素过高引发甲亢。

三、发病机制

甲亢的发病机制与甲状腺激素合成分泌增加及组织对激素敏感性增高有关。

1. 自身免疫机制。Graves 病患者体内产生 TRAb，TRAb 通过结合甲状腺细胞表面的促甲状腺素（thyrotropin;thyroid stimulating hormone，TSH）受体，刺激甲状腺细胞增生和分泌 T3、T4，导致甲状腺肿大和甲亢。

2. 甲状腺结节的自主性激素分泌。毒性甲状腺结节通过甲状腺细胞内突变，使得结节细胞脱离 TSH 调控，自主性合成和分泌甲状腺激素。

3. 炎症和破坏性释放。亚急性甲状腺炎等炎症引起的甲状腺细胞破坏导致激素储存释放增加，短期内血中甲状腺激素水平急剧上升，引发甲亢表现。

4. 外源性甲状腺激素摄入过量。碘摄入过量或外源性甲状腺激素使用过多导致甲状腺功能亢进，尤其在甲状腺激素合成和分泌的调节异常时易发生。

四、临床表现

甲亢的临床表现主要与全身各系统的高代谢状态和过多的甲状腺激素作用相关。

1. 代谢亢进表现。

（1）怕热、多汗：甲状腺激素促进代谢，导致产热增多，患者容易感到怕热，且皮肤潮湿多汗。

（2）体重下降：尽管食欲增加，但由于基础代谢率升高，患者体重减轻。

2. 神经系统表现。

（1）情绪不稳、易怒：患者多表现为情绪波动大，易烦躁、焦虑。

（2）乏力：肌肉蛋白质分解加速，导致肌肉无力，表现为乏力，严重时出现近端肌无力。

3. 心血管系统表现。

（1）心悸、心动过速：甲状腺激素对心肌的作用增强，导致心率加快，心悸明显，严重者可出现心房颤动。

（2）高血压：甲状腺激素增高引起收缩压升高、脉压增大。

4. 消化系统表现。胃肠蠕动增加，患者食欲增加，排便次数增多，部分患者出现腹泻。

5. 眼征（Graves 病特有）。Graves 病患者常伴突眼症状，表现为眼睑退缩、眼球突出，严重时眼球活动受限，可能出现视力障碍。

6. 甲状腺肿大。甲状腺肿大在 Graves 病中最为常见，可表现为弥漫性对称肿大，质地较软；毒性结节性甲状腺肿表现为单个或多个结节，质地较硬。

五、诊断标准

甲亢的诊断主要基于典型临床表现、甲状腺功能检查和影像学检查。

1. 临床表现。患者若出现怕热、多汗、心悸、突眼、体重下降等典型甲亢症状，应考虑甲亢可能。

2. 实验室检查。

（1）血清促甲状腺素（TSH）：显著降低或接近检测下限，TSH 降低是甲亢的重要特征。

（2）游离甲状腺素（FT4）和游离三碘甲腺原氨酸（FT3）：明显升高，反映甲状腺激素增高。

（3）TRAb：TRAb 阳性提示 Graves 病，是确诊 Graves 病的特异性指标。

3. 影像学检查。

（1）甲状腺彩超：可用于观察甲状腺形态、大小及有无结节，帮助鉴别毒性结节性甲状腺肿和 Graves 病。

（2）甲状腺核素扫描：有助于判断甲状腺结节的功能状态（热结节、冷结节）。

六、鉴别诊断

甲亢需与其他导致代谢增高、心动过速、体重下降的疾病相鉴别。

1. 焦虑症。焦虑症患者常有情绪不稳、心悸等症状，但无甲状腺激素增高的表现，血清 TSH、FT4、FT3 正常。

2. 窦性心动过速。窦性心动过速多为自主神经功能失调引起，心电图可见心率增快，甲状腺功能正常。

3. 嗜铬细胞瘤。该病患者也可表现为心悸、高血压、出汗等症状，但血中肾上腺素和去甲肾上腺素水平增高，甲状腺功能正常。

4. 恶性肿瘤。部分恶性肿瘤（如胰腺癌、胃癌）可引起体重下降、疲乏等症状，但无甲状腺功能亢进的体征和实验室检查异常。

5. 甲状腺炎。亚急性甲状腺炎、无痛性甲状腺炎等引起的短暂性甲亢表现，但血清 TRAb 阴性，甲状腺摄碘率低。

七、治疗方法

甲亢的治疗方法包括抗甲状腺药物治疗、放射性碘治疗和手术治疗。

1. 抗甲状腺药物治疗。

（1）硫脲类药物：主要药物为甲巯咪唑（MMI）和丙硫氧嘧啶（PTU），通过抑制甲状腺激素合成来控制甲亢症状。甲巯咪唑是首选药物，副作用少，常用于非孕妇的甲亢患者。丙硫氧嘧啶在妊娠早期或对 MMI 过敏的患者中使用，副作用较多，包括肝毒性。

（2）疗程：通常需服药 1~2 年，待甲状腺功能正常后逐渐减量，疗程中需定期复查血常规和肝功能。

2. 放射性碘治疗。放射性碘（^{131}I）用于破坏过度增生的甲状腺组织，适用于 Graves 病和毒性结节性甲状腺肿的患者。优点是疗效显著，特别适合年长患者和复发性甲亢患者；缺点是治疗后可能发生甲减，需终身补充甲状腺激素。

3. 手术治疗。

（1）适应证：适用于甲状腺显著肿大、压迫周围组织、恶性结节或抗药物和放射性碘治疗无效者。

（2）手术方法：一般采取部分或次全甲状腺切除术，术后需定期监测甲状腺功能，以调整甲状腺激素替代治疗。

4. 对症治疗。

（1）β 受体阻滞剂：如普萘洛尔，缓解心悸、震颤等症状，尤其在抗甲状腺药物未完全起效之前使用。

（2）支持治疗：包括多饮水、补充营养、维持电解质平衡等。

5. 生活方式干预。建议患者避免刺激性食物和饮料，减少精神紧张，保持良好的生活习惯。高碘食物（如海带、紫菜）可加重甲亢，患者需限制摄入。

（冯婷婷）

第三节　甲状腺功能减退症

一、概述

甲状腺功能减退症（hypothyroidism）简称甲减，是指甲状腺激素合成和分泌不足，导致机体代谢减慢的一种常见内分泌疾病。其临床特征包括畏寒、乏力、体重增加、心率减慢、便秘、皮肤干燥等。甲减分为原发性甲减、继发性甲减和中枢性甲减，以原发性甲减最为多见。该病多见于女性，且发病率随年龄增长而增加。甲减是一种可控疾病，早期诊断和治疗可改善症状、提高生活质量并减少并发症。

二、病因

甲减的病因多样，可分为原发性、继发性和中枢性甲减。

1. 原发性甲减。

（1）桥本甲状腺炎：最常见的甲减原因，属于自身免疫性疾病，甲状腺内出现抗甲状腺过氧化物酶抗体（TPOAb）和抗甲状腺球蛋白抗体（TgAb），导致甲状腺组织破坏。

（2）碘缺乏或碘过量：碘是合成甲状腺激素的必需元素，碘摄入不足会导致甲状腺激素合成障碍，而碘摄入过多则可能抑制甲状腺激素的分泌。

（3）甲状腺手术或放射性碘治疗：治疗甲状腺癌或甲亢的手术和放射性碘治疗可能损伤甲状腺组织，导致甲减。

（4）先天性甲状腺缺陷：包括甲状腺发育不全、甲状腺酶缺陷等，通常在出生后不久即可发现。

2. 继发性甲减。

垂体疾病：垂体瘤、缺血性损伤等影响垂体分泌 TSH，导致甲状腺功能下降。

3. 中枢性甲减。

下丘脑疾病：如下丘脑肿瘤、创伤等会影响促甲状腺素释放激素（thyrotropin releasing hormone，TRH）的分泌，导致甲状腺激素水平降低。

三、发病机制

甲减的发病机制涉及甲状腺激素合成、分泌、调节及组织对激素的利用等多个环节。

1. 甲状腺激素合成障碍。原发性甲减患者由于桥本甲状腺炎等原因，甲状腺组织逐渐破坏，导致激素合成减少。此外，碘缺乏或过量可干扰甲状腺激素的合成。

2. 甲状腺激素分泌受抑。碘摄入过量、抗甲状腺药物的作用可直接抑制甲状腺激素的分泌。

3. 促甲状腺激素不足。继发性甲减和中枢性甲减主要由于垂体或下丘脑分泌的 TSH 或 TRH 不足，导致甲状腺激素分泌不足。

4. 组织对甲状腺激素利用障碍。在甲减状态下，甲状腺激素对机体代谢的促进作用下降，导致代谢减慢及各种症状的出现。

四、临床表现

甲减的临床表现涉及多个系统，主要与低代谢状态相关。

1. 代谢减慢表现。

（1）畏寒、乏力：甲减患者基础代谢率降低，产热减少，表现为畏寒、疲劳、乏力。

（2）体重增加：尽管食欲减退，但由于代谢减慢，水钠潴留，体重常增加。

2. 心血管系统。

（1）心率减慢、心排出量降低：甲状腺激素对心肌的作用减弱，导致心率减慢、心输出量减少，严重时可引起心包积液。

（2）低血压：部分患者出现低血压和四肢末梢循环不良，导致皮肤发凉、苍白。

3. 消化系统。

（1）便秘：消化道平滑肌张力下降，肠蠕动减慢，导致便秘。

（2）食欲下降：代谢减慢引起食欲减退。

4. 神经系统。

（1）反应迟钝、记忆力减退：患者常表现为注意力不集中、反应迟钝、记忆力下降，情绪低落。

（2）肌肉酸痛、无力：肌肉代谢低下，导致酸痛、无力和近端肌肉无力。

5. 皮肤和毛发。

（1）皮肤干燥、粗糙：由于甲状腺激素缺乏，汗腺分泌减少，皮肤干燥、粗糙，指甲变脆，毛发脱落。

（2）水肿：甲减患者可出现非凹陷性水肿，尤其在眼睑、面部较为明显。

6. 生殖系统。

（1）月经不调、不孕：甲减女性常有月经异常，表现为月经稀发或闭经，可能导致不孕。

（2）性欲减退：甲减影响生殖激素分泌，导致性欲下降。

7. 重症甲减（黏液性水肿昏迷）。甲减患者病情严重时，可能出现黏液性水肿昏迷，表现为意识障碍、低体温、呼吸抑制和心衰，需紧急处理。

五、诊断标准

甲减的诊断主要基于临床症状、实验室检查和影像学检查。

1. 临床表现。典型症状包括畏寒、乏力、便秘、体重增加、皮肤干燥、心率减慢等，提示甲减的可能。

2. 实验室检查。

（1）促甲状腺素（TSH）：TSH 升高提示原发性甲减；TSH 降低或正常见于继发性或中枢性甲减。

（2）游离甲状腺素（FT4）：原发性甲减患者 FT4 降低；中枢性甲减患者 TSH 和 FT4 均降低。

（3）甲状腺自身抗体：TPOAb 和 TgAb 阳性提示桥本甲状腺炎引起的甲减。

3. 影像学检查。甲状腺彩超用于观察甲状腺大小、形态和内部结构，桥本甲状腺炎表现为甲状腺弥漫性不均匀回声。

六、鉴别诊断

1. 抑郁症。抑郁症患者情绪低落、乏力，但无甲减的其他典型症状，甲状腺功能正常。

2. 爱迪生病（Addison disease）。爱迪生病患者也有乏力、低血压等表现，但常伴皮肤黏膜色素沉着，血浆皮质醇和 ACTH 异常。

3. 慢性疲劳综合征。以乏力为主，但甲状腺功能正常，无甲减的其他表现。

4. 心力衰竭。心衰患者也可有乏力、浮肿和低血压表现，但甲状腺功能检查正常。

5. 单纯性肥胖。单纯性肥胖患者尽管体重增加，但无甲减的低代谢状态和其他表现。

七、治疗方法

甲减的治疗主要是甲状腺激素替代治疗，具体方法如下。

1. 甲状腺激素替代治疗。左旋甲状腺素（L-T4）是首选药物，具有起效慢、半衰期长的特点，能够稳定地维持甲状腺激素水平。起始剂量通常为 50~100 μg/d，老年患者或心血管疾病患者需从低剂量（如 12.5~25 μg/d）开始。根据 TSH 和 FT4 水平每 4~6 周调整剂量，以使 TSH 控制在正常范围内。建议空腹服用，以提高药物吸收效率。

2. 特殊情况处理。

（1）妊娠期甲减：妊娠期对甲状腺激素需求增加，应适当提高 L-T4 剂量，并密切监测 TSH 水平，控制在妊娠期适当范围。

（2）黏液性水肿昏迷：需紧急住院治疗，给予静脉注射大剂量左旋甲状腺素，并给予补液、保暖、呼吸支持等对症治疗。

3. 并发症的管理。

（1）贫血：甲减患者常伴有轻度贫血，可补充铁剂、叶酸或维生素 B_{12}。

（2）高脂血症：甲减患者血脂代谢紊乱，需控制饮食，必要时加用他汀类药物。

4. 生活方式和饮食指导。

（1）避免高碘饮食：碘摄入过量会抑制甲状腺激素分泌，建议患者避免过多食用富含碘的食物。

（2）保持健康生活方式：建议患者保持充足睡眠、适度运动，以改善代谢状态。

5. 长期随访。甲减患者需定期复查 TSH 和 FT4，以调整药物剂量并监测病情变化，尤其在妊娠期、手术或其他重大生活事件后应加强随访。

（潘涛）

第四节　高脂血症

一、概述

高脂血症（hyperlipidemia）是指血浆中胆固醇、甘油三酯及低密度脂蛋白（LDL）等血脂水平增高的一种代谢紊乱，是动脉粥样硬化性心血管疾病的重要危险因素。高脂血症的长期存在会加速动脉硬化进程，增加心肌梗死、脑卒中等并发症的风险。高脂血症可分为原发性和继发性两类，其中继发性多见于糖尿病、肥胖等基础疾病。早期识别和规范管理高脂血症对预防心血管疾病、改善患者预后至关重要。

二、病因

高脂血症的病因复杂，主要分原发性和继发性两类。

1. 原发性高脂血症。

（1）家族性高胆固醇血症：基因突变引起的常染色体显性遗传病，低密度脂蛋白受体（LDLR）或载脂蛋白 B 突变，导致胆固醇代谢异常。

（2）家族性高甘油三酯血症：遗传性脂蛋白脂肪酶缺陷或载脂蛋白 C Ⅱ缺陷，影响甘油三酯的分解和清除，导致高甘油三酯血症。

（3）多基因性高脂血症：多基因遗传因素导致的脂代谢异常，常与生活方式、饮食习惯密切相关。

2. 继发性高脂血症。

（1）代谢性疾病：如糖尿病、肥胖症和代谢综合征，胰岛素抵抗和脂肪分解增多导致脂质代谢紊乱。

（2）内分泌疾病：甲状腺功能减退症、库欣综合征、肾上腺皮质功能亢进等可引发高脂血症。

（3）肝肾疾病：慢性肾脏病、肝硬化患者常伴有脂质代谢障碍，导致高脂血症。

（4）药物因素：某些药物如糖皮质激素、噻嗪类利尿剂、免疫抑制剂等可引起血脂升高。

三、发病机制

高脂血症的发病机制复杂，主要涉及脂蛋白代谢的异常、胰岛素抵抗和遗传因素。

1. 脂蛋白代谢异常。

（1）低密度脂蛋白代谢异常：LDL 受体功能异常或数量减少，导致 LDL-C 从血液中清除减少，LDL-C 升高。

（2）高密度脂蛋白代谢异常：HDL 负责逆向胆固醇运输，HDL-C 减少时胆固醇从外周转运至肝脏的能力下降，动脉壁内胆固醇积累。

（3）甘油三酯代谢异常：脂蛋白脂肪酶活性降低或载脂蛋白 C Ⅱ缺乏，导致 TG 清除受阻，血浆 TG 水平升高。

2. 胰岛素抵抗。胰岛素抵抗导致脂肪细胞分解加快，游离脂肪酸释放增多，甘油三酯合成增加。胰岛素抵抗还会降低 HDL 水平，加速 LDL 氧化。

3. 遗传因素。遗传性基因突变或多基因遗传可影响脂蛋白的合成、转运和清除，导致胆固醇和甘油三酯的代谢紊乱。

四、临床表现

高脂血症本身常无明显症状，患者通常在体检中发现血脂异常。但长期高脂血症可能引发以下表现。

1. 脂质沉积体征。

（1）黄瘤：多见于家族性高胆固醇血症，表现为皮肤黄色结节，常见于眼睑、手掌、跟腱等部位。

（2）角膜环：高胆固醇血症患者可在角膜边缘出现白色或灰色环形沉积，尤其在40 岁以下患者中明显。

2. 动脉粥样硬化。血脂长期升高可加速动脉粥样硬化进程，表现为动脉狭窄或闭塞。患者可能出现心绞痛、间歇性跛行、脑缺血等症状。

3. 急性心脑血管事件。高脂血症是心肌梗死、脑卒中等急性心脑血管事件的主要危险因素。长期高血脂者心脑血管疾病的发病率显著增加。

4. 胰腺炎。高甘油三酯血症（TG>5.65 mmol/L）时，易发生急性胰腺炎，表现为上腹痛、恶心、呕吐等急性症状。

五、诊断标准

高脂血症的诊断主要基于血脂水平的测定，标准通常参考成人血脂正常范围。

1. 诊断标准（参考中国成人血脂异常防治指南）。TC> 5.2 mmol/L；LDL-C> 3.4 mmol/L；TG> 1.7 mmol/L；HDL-C< 1.0 mmol/L。

2. 危险因素评估。需结合患者的年龄、性别、吸烟史、高血压、糖尿病、肥胖等危险因素评估心血管疾病风险。

3. 血脂分型。根据 Fredrickson 分型系统，高脂血症可分为Ⅰ型、Ⅱ a 型、Ⅱ b 型、Ⅲ型、Ⅳ型、Ⅴ型，不同类型的脂质异常在病因、治疗策略上有所不同。

六、鉴别诊断

1. 原发性高脂血症。针对糖尿病、肾病综合征、甲状腺功能减退症等疾病引起的高脂血症，需控制原发疾病后观察血脂变化。

2. 肥胖症。肥胖患者脂代谢异常与胰岛素抵抗密切相关，需结合 BMI、腰围和胰岛素水平进行评估。

3. 肝肾疾病。肝硬化、慢性肾病患者血脂异常多见，需排除肝肾疾病作为继发原因。

4. 高甘油三酯性胰腺炎。甘油三酯急剧升高时容易诱发急性胰腺炎，需尽快控制 TG 水平以预防急性并发症。

七、治疗方法

高脂血症的治疗以生活方式干预和药物治疗为主，目标是降低心血管风险。

1. 生活方式干预。

（1）饮食调整：低脂低胆固醇饮食，避免高脂、高糖、高热量食物。增加膳食纤维的摄入，如粗粮、蔬菜、水果等。

（2）控制体重：保持 BMI 在正常范围，减少内脏脂肪有助于改善胰岛素敏感性和降低血脂。

（3）戒烟限酒：吸烟会降低 HDL 水平，增加心血管事件风险。酒精摄入过多会导致甘油三酯升高。

（4）增加运动：建议每周进行 150 分钟的中等强度有氧运动，有助于提高 HDL-C 水平，改善心肺功能。

2. 药物治疗。根据患者具体情况，选择以下药物。

（1）他汀类药物：如阿托伐他汀、瑞舒伐他汀，通过抑制 HMG-CoA 还原酶，降低胆固醇合成，是降低 LDL-C 的首选药物。适用于高胆固醇血症和动脉粥样硬化性心血管疾病高风险患者。

（2）贝特类药物：如非诺贝特、吉非罗齐，主要作用于降低甘油三酯，同时可轻度升高 HDL-C，适合高甘油三酯血症患者。

（3）烟酸类药物：具有降低 LDL-C、升高 HDL-C、降低甘油三酯的作用，但因不良反应较多，目前使用较少。

（4）胆酸螯合剂：如考来烯胺，阻止胆汁酸在肠道的重吸收，从而降低胆固醇，适合无法耐受他汀类的患者。

（5）依折麦布：通过抑制小肠对胆固醇的吸收，减少血清胆固醇水平，常与他汀类药物联合使用。

3. 联合治疗。在单一药物不能达标时，可考虑联合使用他汀类和其他降脂药，如贝特类或依折麦布，以达最佳降脂效果，降低心血管风险。

4. 并发症管理。

（1）动脉粥样硬化性心血管疾病：积极控制血压、血糖、血脂，预防急性心肌梗死和脑卒中。

（2）急性胰腺炎：甘油三酯过高（>11.3 mmol/L）时需紧急治疗，给予降脂药物或血浆置换治疗，防止急性胰腺炎发生。

5. 定期监测。治疗期间需定期复查血脂水平及肝功能，评估药物疗效和副作用。高危患者可根据心血管风险评估结果调整治疗方案。

6. 健康教育。向患者普及高脂血症相关知识，鼓励患者保持健康生活方式，按时服药，定期随访。

（陈平）

第五节　痛风

一、概述

痛风（gout）是一种由尿酸钠结晶沉积在关节及其周围组织引起的代谢性疾病。该病以高尿酸血症为基础，典型特征是急性关节炎反复发作和痛风石形成。痛风患者血清尿酸长期增高，导致尿酸盐沉积在关节、软组织和肾脏中，引起急慢性炎症和关节破坏。痛风多见于中老年男性，女性则常见于绝经期后。高尿酸血症是痛风的重要病理基础，早期识别和控制尿酸水平对预防痛风发作和并发症具有重要意义。

二、病因

痛风的病因分原发性和继发性两类。

1. 原发性痛风。

（1）遗传因素：家族遗传是原发性痛风的重要因素，相关基因影响尿酸生成或排泄，导致体内尿酸积累。

（2）生活方式：高嘌呤饮食、饮酒、肥胖及缺乏运动会增加痛风的发病风险。

（3）性别和年龄：男性比女性更易患痛风，但绝经后女性发病率增加。

2. 继发性痛风。

（1）其他疾病：如慢性肾病、糖尿病、高血压等影响尿酸的排泄或代谢，易导致高尿酸血症。

（2）药物因素：如利尿剂、低剂量阿司匹林、环孢素等会影响尿酸代谢，增加痛风风险。

（3）饮食和代谢因素：高嘌呤饮食（如红肉、海鲜、内脏）及富含果糖的饮料促进尿酸生成。

三、发病机制

痛风的发病机制主要是尿酸生成增多或排泄减少，导致高尿酸血症和尿酸盐晶体沉积。

1. 高尿酸血症。高尿酸血症是痛风的病理基础，尿酸水平高于 6.8 mg/dL 时，尿酸钠盐结晶易在关节及其他组织中析出。

（1）尿酸生成增多：主要见于嘌呤代谢加速、酶缺陷或嘌呤摄入增加。

（2）尿酸排泄减少：如肾小管分泌减少或肾功能不全导致尿酸排泄障碍。

2. 尿酸盐结晶沉积。尿酸盐晶体沉积在关节滑膜和软组织中，引起局部免疫反应，活化中性粒细胞和巨噬细胞，释放炎症介质（如 IL-1β、TNF-α），导致急性关节炎症。

3. 痛风石的形成。尿酸盐长期沉积可形成痛风石，常见于关节、耳廓、软组织及肾脏，导致组织破坏和变形。

4. 肾脏损伤。高尿酸血症长期存在可能导致尿酸盐在肾脏中沉积，引起尿酸性肾病、肾结石，甚至慢性肾功能不全。

四、临床表现

痛风的临床表现多种多样，主要包括急性痛风性关节炎、慢性痛风性关节炎和痛风石。

1. 急性痛风性关节炎。

（1）突发性关节疼痛：急性发作多在夜间突然发生，关节剧烈疼痛，活动受限。

（2）受累关节：大多数初发病例累及第一跖趾关节，其他常见部位包括踝关节、膝关节、手指关节等。

（3）红肿热痛：受累关节表现为明显的红、肿、热、痛，常伴有发热及局部触痛。

2. 慢性痛风性关节炎。

（1）反复急性发作：反复急性发作后，关节周围形成痛风石，导致关节变形和功能障碍。

（2）关节受损：关节逐渐出现退行性改变，患者常有僵硬、畸形，严重者关节活动受限。

3. 痛风石。

（1）形成痛风石：尿酸盐长期沉积可在皮下、软组织中形成痛风石，常见于耳廓、肘部、膝部、指趾关节等。

（2）痛风石破溃：痛风石可破溃流出白色尿酸盐晶体，局部易继发感染。

4. 肾脏损害。高尿酸血症可引起尿酸性肾病、尿酸性肾结石，严重时导致慢性肾功能不全。

五、诊断标准

痛风的诊断依据临床表现、实验室检查和影像学检查。

1. 临床表现。急性痛风发作表现为剧烈关节痛，典型受累部位为第一跖趾关节。反复发作的患者可伴有痛风石形成。

2. 实验室检查。

（1）血清尿酸水平：高尿酸血症（>6.8 mg/dL）是痛风的重要提示，但血尿酸水平在急性发作期可能正常。

（2）关节滑液检查：关节滑液检查见尿酸盐针状结晶是痛风的确诊依据，晶体在偏振光显微镜下呈负双折射。

（3）血常规：急性发作期白细胞升高，尤其是中性粒细胞增多。

3. 影像学检查。

（1）X 线检查：慢性期可见关节破坏、痛风石及骨质侵蚀。

（2）超声：可发现“雪花征”，提示尿酸盐晶体沉积。

六、鉴别诊断

1. 感染性关节炎。以急性关节疼痛、发热为表现，但滑液检查中无尿酸盐结晶，细菌培养可阳性。

2. 类风湿关节炎。多发于小关节，呈对称性分布，血清类风湿因子阳性，滑液无尿酸盐结晶。

3. 假性痛风。表现类似痛风，但滑液中见焦磷酸钙晶体，呈正双折射。

4. 骨关节炎。多为老年人发病，关节疼痛常在活动后加重，X 线见关节间隙狭窄，无尿酸盐结晶。

5. 银屑病关节炎。与银屑病皮肤损害相关，常累及远端指间关节，可见银屑样皮损。

七、治疗方法

痛风的治疗包括急性期治疗、长期降尿酸治疗和生活方式调整。

1. 急性期治疗。

（1）非甾体抗炎药：首选药物，常用药物包括布洛芬、吲哚美辛等，缓解急性疼痛和炎症。

（2）秋水仙碱：在急性发作 24 小时内使用效果最佳，起始剂量为 1 mg，后每小时 0.5 mg，副作用包括胃肠道不适。

（3）糖皮质激素：适用于 NSAID 和秋水仙碱疗效不佳者，局部注射或口服治疗。

2. 降尿酸治疗。

（1）适应证：频繁发作（>2 次 / 年）、存在痛风石、关节破坏或合并慢性肾病的患者。

（2）药物选择。

①别嘌呤醇：抑制黄嘌呤氧化酶，减少尿酸生成，起始剂量为 100 mg/d，逐渐增加剂量。

②非布司他：新型黄嘌呤氧化酶抑制剂，适用于别嘌呤醇不耐受或效果不佳者。

③苯溴马隆：促进尿酸排泄，但需监测肾功能，避免高尿酸血症性肾病患者使用。

（3）注意事项：降尿酸治疗应在急性期缓解后开始，以免诱发痛风发作。

3. 并发症的防治。

（1）预防肾脏损害：痛风患者应避免使用肾毒性药物，定期监测肾功能，保持足够饮水量以促进尿酸排泄。

（2）预防痛风石形成：长期控制血尿酸水平在 360 μmol/L 以下可减少痛风石形成风险。

4. 生活方式干预。

（1）低嘌呤饮食：限制摄入红肉、海鲜、内脏及高果糖饮料，避免酒精，尤其是啤酒。

（2）控制体重：减轻体重可降低尿酸水平，肥胖者应逐渐减重。

（3）增加饮水：保持每日饮水量在 2000 mL 以上，促进尿酸排泄。

（4）规律运动：适当运动有助于代谢调节，但应避免剧烈运动，以免诱发痛风发作。

5. 健康教育和长期管理。向患者及家属普及痛风相关知识，鼓励患者定期监测血尿酸水平、合理用药，并改善生活习惯，以预防痛风反复发作和并发症。

（陈平）

第六节　原发性骨质疏松症

一、概述

原发性骨质疏松症（primary osteoporosis）是一种以骨量减少、骨组织微结构破坏、骨脆性增加和易发生骨折为特征的代谢性骨病。其发病原因复杂，主要与骨骼自然老化和激素水平变化相关，常见于老年人和绝经后妇女。骨质疏松症是导致老年人骨折的主要原因，特别是髋部和脊柱骨折，常伴有严重的生活质量下降和高死亡率。早期诊断和规范治疗对预防骨折、减少并发症具有重要意义。

二、病因

原发性骨质疏松症的病因包括年龄相关因素和激素相关因素。

1. 年龄相关因素。

（1）骨骼老化：随着年龄的增长，骨骼结构逐渐退化，骨吸收增加，骨形成减少，导致骨量下降和骨质疏松。

（2）钙和维生素 D 缺乏：老年人对钙的吸收能力下降，维生素 D 合成减少，影响钙的代谢，导致骨量丢失。

2. 绝经后因素（女性）。绝经后雌激素水平显著下降，导致骨吸收增加、骨形成减少。雌激素对成骨细胞有促进作用，对破骨细胞有抑制作用，雌激素缺乏导致骨质疏松的风险显著增加。

3. 生活方式相关因素。

（1）缺乏运动：久坐或缺乏负重运动可导致骨密度降低。

（2）不良饮食习惯：高盐饮食、饮酒、吸烟和过多摄入咖啡因均可增加骨质疏松的风险。

三、发病机制

原发性骨质疏松症的发病机制主要包括骨吸收增加、骨形成减少及骨质结构退化。

1. 骨吸收增加。雌激素水平降低会引起破骨细胞活性增加，使骨吸收加速。雌激素缺乏还会激活核因子 κB 受体活化因子配体（RANKL）/ 核因子 κB 受体活化因子（RANK）/ 骨保护素（OPG）系统，加速破骨细胞分化和增殖，导致骨量丢失。

2. 骨形成减少。年龄增加导致成骨细胞数量减少，成骨细胞功能衰退，骨形成速率降低，无法抵消骨吸收，最终导致骨质减少。

3. 骨微结构退化。随着骨吸收的增加和骨形成的减少，骨骼微结构破坏，骨皮质变薄，骨小梁数目减少、形态退化，骨质脆性增加。

4. 钙磷代谢紊乱。随年龄增长，钙和维生素 D 吸收能力下降，导致血清钙磷水平失衡，甲状旁腺激素（PTH）分泌增加，进一步加速骨吸收。

四、临床表现

骨质疏松症的早期多无明显症状，常因骨折后才被发现。主要临床表现如下。

1 骨折。骨折是骨质疏松症的严重并发症，常见的骨折部位为脊柱、髋部和腕部。骨折多为轻微外伤引起，甚至可能在日常活动中自发发生。

2. 身高变矮、驼背。椎体骨折和压缩变形导致身高缩短、驼背等体态改变，严重者出现“驼背畸形”。

3. 疼痛。骨质疏松性骨折可引起局部疼痛，尤其是脊柱骨折可导致背部或腰部持续性疼痛。骨折愈合后可能遗留慢性疼痛。

4. 运动受限。骨折和疼痛限制活动范围，导致患者活动受限，严重影响生活质量。

五、诊断标准

原发性骨质疏松症的诊断主要依靠骨密度检测、临床表现和影像学检查。

1. 骨密度检测。骨密度检测是诊断骨质疏松症的“金标准”。常用的检查方法为双能 X 射线吸收法（DXEA），主要测量髋部和腰椎的骨密度。T 值标准（WHO）如下。

（1）正常：T 值≥ -1。

（2）低骨量：-2.5 < T 值 < -1。

（3）骨质疏松症：T 值≤ -2.5。

（4）严重骨质疏松症：T 值≤ -2.5 且伴有脆性骨折。

2. 实验室检查。血钙、血磷、PTH 水平，尿钙排泄量及维生素 D 水平等检查有助于排除继发性骨质疏松的可能性。

3. 影像学检查。

（1）X 线检查：早期无特异性改变，晚期可见骨小梁稀疏、骨皮质变薄。脊柱骨折患者可见椎体压缩变形。

（2）定量 CT（quantitative computed tomography，QCT）：用于测定骨密度，特别适用于腰椎骨质疏松的评价。

六、鉴别诊断

1. 骨软化症。骨软化症常因维生素 D 缺乏导致骨基质矿化障碍，常见于慢性肾病患者。骨密度降低但骨折少见，且伴有血清钙、磷异常。

2. 骨质疏松性骨髓炎。表现为骨痛和骨密度降低，但伴有感染症状，如发热、红肿，影像学检查可见骨质破坏和脓肿。

3. 多发性骨髓瘤。常见于老年人，表现为骨痛、骨密度降低，X 线片上见穿凿样骨质破坏，血清和尿中有 M 蛋白。

4. 内分泌性骨质疏松。如甲亢、甲状旁腺功能亢进等，患者除骨质疏松外还伴有其他特异性内分泌症状，实验室检查可鉴别。

5. 骨转移癌。骨转移癌可引起局部骨质破坏，但往往伴有原发癌症病史或其他器官的肿瘤表现，影像学上骨质破坏明显。

七、治疗方法

原发性骨质疏松症的治疗目标是增加骨密度、减少骨折风险和改善生活质量。

1. 生活方式干预。

（1）饮食调整：高钙饮食（如乳制品、绿色蔬菜）和适量补充维生素 D。建议每天钙摄入量为 1000~1200 mg，维生素 D 为 600~800 IU。

（2）运动：鼓励适量的负重运动（如步行、跑步）和肌肉力量训练，有助于维持骨密度。

（3）戒烟戒酒：吸烟和饮酒可加速骨丢失，建议戒除。

2. 药物治疗。药物治疗适用于确诊骨质疏松症或骨折风险高的患者。

（1）抗骨吸收药物。

①双膦酸盐类：如阿仑膦酸钠、唑来膦酸，抑制破骨细胞活性，延缓骨吸收。适用于绝经后妇女和老年男性。

②选择性雌激素受体调节剂（SERM）：如雷洛昔芬，对骨骼具有雌激素样作用，适用于绝经后女性。

③地舒单抗：RANKL 抑制剂，通过抑制破骨细胞生成和活性延缓骨吸收，适用于高风险患者。

（2）促骨形成药物。

①重组人甲状旁腺激素（rhPTH）：如特立帕肽，刺激成骨细胞活性，增加骨密度，适用于严重骨质疏松患者。

②合成类固醇：具有促进骨形成的作用，但长期应用副作用较多，仅限于特殊患者。

3. 钙剂和维生素 D 补充。钙和维生素 D 是骨质疏松基础治疗的重要组成部分。适当补充可改善骨质代谢，提高骨密度。

4. 物理治疗和康复训练。

（1）物理治疗：如温热疗法、按摩、激光治疗可减轻骨折后的疼痛，改善局部循环。

（2）康复训练：对骨折后患者进行康复训练，帮助恢复关节活动度和肌力，防止二次骨折。

5. 手术治疗。对于严重骨折或骨折复位效果不佳的患者可考虑手术治疗，如脊柱压缩骨折的椎体成形术或人工髋关节置换术。

6. 定期随访。定期随访骨密度检测，以评估治疗效果和调整治疗方案。建议高风险患者每年进行骨密度检查，并定期监测血钙、血磷和肝肾功能。

（陈平）

第九章　血液系统疾病

第一节　贫血

一、概述

贫血（anemia）是指外周血红细胞数量或血红蛋白浓度低于正常范围的一种临床综合征，导致组织缺氧。根据 WHO 的定义，男性血红蛋白低于 130 g/L、女性低于 120 g/L、妊娠女性低于 110 g/L 即为贫血。贫血是一种常见的血液系统疾病，其病因多种多样，临床表现因贫血程度、类型和病程的不同而有差异。贫血的早期诊断和治疗对改善患者预后至关重要。

二、病因

贫血的病因可按其病理生理机制分为以下三类。

1. 造血原料缺乏。

（1）缺铁性贫血：因缺乏铁元素导致血红蛋白合成不足，是最常见的贫血类型。

（2）巨幼细胞性贫血：因叶酸或维生素 B_{12} 缺乏引起的 DNA 合成障碍。

（3）蛋白质缺乏：严重营养不良或蛋白质摄入不足影响血红蛋白合成。

2. 红细胞生成障碍。

（1）再生障碍性贫血：骨髓造血干细胞减少或造血微环境受损，导致红细胞生成减少。

（2）慢性病贫血：如慢性感染、炎症、恶性肿瘤等疾病影响红细胞生成。

3. 红细胞破坏或丢失增加。

（1）溶血性贫血：红细胞在血管内外加速破坏，包括遗传性溶血（如地中海贫血、遗传性球形红细胞增多症）和获得性溶血（如自身免疫性溶血性贫血）。

（2）失血性贫血：急性或慢性失血导致红细胞数量减少，如消化道出血、月经过多、创伤等。

三、发病机制

贫血的发病机制与红细胞生成障碍、红细胞破坏增加或丢失过多密切相关。

1. 造血原料不足。缺铁、叶酸、维生素 B_{12} 或蛋白质缺乏会影响血红蛋白的合成和红细胞生成，导致血红蛋白浓度降低和红细胞形态异常。

2. 红细胞生成障碍。骨髓造血功能受损，红细胞生成减少，常见于再生障碍性贫血、白血病、慢性肾病等。

3. 红细胞破坏增加。溶血性贫血中红细胞寿命缩短，因免疫异常、遗传性缺陷、机械损伤等因素导致红细胞破坏增加。

4. 失血性贫血。急性失血引起血容量下降，导致组织缺氧；慢性失血导致铁储备耗竭，进而影响红细胞生成。

四、临床表现

贫血的临床表现主要与缺氧程度、贫血进展速度和患者代偿能力有关，典型症状列举如下。

1. 全身症状。

（1）乏力、头晕：是贫血的常见症状，因组织缺氧导致代谢功能下降。

（2）面色苍白：皮肤、黏膜苍白，特别是结膜和指甲床。

2. 心血管系统。

（1）心悸、心率加快：为增加氧输送，心率加快，严重时可发生心衰。

（2）气短：活动时加重，严重贫血时可出现呼吸困难。

3. 神经系统。

（1）头痛、耳鸣：大脑缺氧引起头痛、耳鸣，注意力下降。

（2）情绪不稳：表现为易怒、抑郁或注意力不集中。

4. 消化系统。

（1）食欲减退：缺铁性贫血患者常伴异食癖。

（2）消化道出血：慢性贫血患者可能出现上消化道或下消化道出血。

5. 特殊类型贫血的特异性表现。

（1）缺铁性贫血：表现为口角炎、舌炎、指甲凹陷等。

（2）巨幼细胞性贫血：因叶酸或维生素 B_{12} 缺乏导致的神经系统症状，如手足麻木。

（3）溶血性贫血：可伴有黄疸、脾大。

五、诊断标准

贫血的诊断主要基于血常规和实验室检查。

1. 血常规检查。

（1）血红蛋白（Hb）：男性 <130 g/L，女性 <120 g/L，妊娠女性 <110 g/L 为贫血。

（2）红细胞计数（RBC）、红细胞比容（Hct）降低。

（3）平均红细胞体积（MCV）、平均红细胞血红蛋白含量（MCH）、平均红细胞血红蛋白浓度（MCHC）帮助判断贫血类型。

2. 红细胞形态学检查。镜下观察红细胞形态可帮助识别特定贫血类型，如小细胞低色素性贫血（缺铁性贫血）、巨幼细胞性贫血（叶酸或维生素 B_{12} 缺乏）。

3. 骨髓穿刺。对难以明确病因的贫血可行骨髓检查，观察造血系统状态，特别是再生障碍性贫血、白血病等。

4. 血清铁代谢检查。血清铁、铁蛋白、总铁结合力测定有助于判断是否为缺铁性贫血。

5. 其他相关检查。

（1）溶血试验（Coombs 试验、红细胞寿命测定）：用于评估溶血性贫血。

（2）叶酸和维生素 B_{12} 测定：用于巨幼细胞性贫血的鉴别。

六、鉴别诊断

1. 不同类型的贫血。通过红细胞大小、颜色、血清铁代谢等指标，鉴别缺铁性贫血、巨幼细胞性贫血和再生障碍性贫血等。

2. 非贫血性面色苍白。某些心脏病、甲状腺功能低下患者因循环不良面色苍白，但血红蛋白正常。

3. 地中海贫血。属于溶血性贫血，需与缺铁性贫血鉴别，可通过血红蛋白电泳检测确定诊断。

4. 恶性贫血。由维生素 B_{12} 吸收障碍引起，需通过维生素 B_{12} 测定和抗内因子抗体检测进行诊断。

5. 慢性病贫血。如慢性肝病、肾病或慢性炎症性疾病引起的贫血，与缺铁性贫血在铁代谢和铁蛋白水平上有所不同。

七、治疗方法

贫血的治疗需针对病因进行个体化治疗，主要包括药物治疗、补充造血原料和支持治疗等。

1. 造血原料。

（1）铁剂：用于缺铁性贫血，口服硫酸亚铁或富马酸亚铁，严重者可静脉补铁。

（2）叶酸和维生素 B_{12}：用于巨幼细胞性贫血，口服或注射补充。

（3）蛋白质补充：严重营养不良患者应补充优质蛋白以促进血红蛋白合成。

2. 药物治疗。

（1）促红细胞生成素：用于慢性肾病相关贫血，EPO 可刺激红细胞生成。

（2）激素治疗：溶血性贫血患者中，免疫抑制剂（如泼尼松）可减少免疫介导的红细胞破坏。

（3）免疫抑制剂：再生障碍性贫血患者可应用抗胸腺细胞球蛋白（ATG）和环孢素 A，以抑制异常免疫反应。

3. 输血治疗。对于严重贫血或急性失血患者，输注红细胞悬液可快速纠正贫血，但长期依赖输血需警惕铁过载和输血反应。

4. 溶血性贫血的特殊治疗。自身免疫性溶血性贫血患者在使用激素治疗无效时，可考虑脾切除术，以减少红细胞破坏。

5. 治疗基础疾病。对于继发性贫血，如慢性病贫血、慢性肾病贫血，需积极治疗原发病以改善贫血。

6. 生活方式和饮食调整。

（1）饮食调整：鼓励摄入富含铁、维生素 B_{12} 和叶酸的食物，如红肉、绿叶蔬菜、豆类等。

（2）避免剧烈活动：贫血患者因代谢能力下降，建议适量休息，避免过度劳累。

7. 随访和评估。对贫血患者进行定期随访和血常规监测，以评估治疗效果和调整治疗方案。

（祝美蓉）

第二节 白血病

一、概述

白血病（leukemia）是一组造血系统恶性肿瘤，由异常增生的未成熟白细胞（即白血病细胞）在骨髓和外周血中大量堆积引起。根据病程和细胞分化程度的不同，白血病可分为急性白血病和慢性白血病；根据白细胞来源的不同，又可分为髓系白血病和淋巴系白血病。急性白血病起病急，病情进展快；慢性白血病进展较慢。白血病多见于儿童和青壮年，男性稍多于女性，是一种严重危及生命的血液系统疾病。

二、病因

白血病的确切病因尚不完全清楚，但研究发现其发生与多种因素相关，包括以下几个方面。

1. 遗传因素。某些遗传性疾病如唐氏综合征、Fanconi 贫血等人群中白血病发病率较高，提示遗传缺陷可能增加白血病的发生风险。

2. 病毒感染。HTLV-1 病毒感染与成人 T 细胞白血病 / 淋巴瘤有关，EB 病毒感染与 Burkitt 淋巴瘤的发生相关，提示病毒感染可能参与白血病的发病。

3. 放射线暴露。接触高剂量电离辐射（如原子弹辐射、放射治疗）可增加白血病风险，尤其是急性白血病。

4. 化学因素。长期接触苯及其衍生物、某些化疗药物（如环磷酰胺、甲氨蝶呤）可导致白血病，特别是急性髓系白血病（acute myeloid leukemia，AML）。

5. 免疫缺陷。先天或后天免疫缺陷患者易发白血病，说明免疫系统异常可能是白血病的一个诱因。

三、发病机制

白血病的发病机制主要与造血干细胞的基因突变和异常克隆增生有关。

1. 基因突变和染色体异常。白血病细胞常存在基因突变或染色体异常，如染色体易位、缺失和扩增。急性早幼粒细胞白血病（acute promyelocytic leukemia，APL）的 t（15;17）染色体易位形成 PML-RARA 融合基因，是白血病的一种分子病理学标志。

2. 异常克隆增生。基因突变或染色体异常，造血干细胞失去正常分化和成熟能力，导致未成熟白细胞大量增殖，并在骨髓及外周血中堆积，影响正常造血功能。

3. 免疫逃逸机制。白血病细胞能够逃逸机体的免疫监视，通过抑制或改变免疫细胞的功能，减少自身被识别和清除的机会，从而在体内持续增殖。

4. 细胞因子失衡。白血病细胞分泌多种细胞因子，抑制正常造血，同时刺激自身增殖，导致正常造血被抑制，最终出现全血细胞减少。

四、临床表现

白血病的临床表现因病程及细胞类型而异，常见的症状包括以下几个方面。

1. 贫血表现。骨髓造血受抑制导致红细胞减少，患者常表现为面色苍白、乏力、头晕、心悸等。

2. 出血倾向。血小板减少引起出血，如皮肤黏膜瘀点、瘀斑，严重者可出现鼻出血、牙龈出血，甚至内脏出血。

3. 感染。白细胞功能异常，免疫功能减弱，患者易反复感染，常见发热、口腔溃疡、肺部感染等症状。

4. 淋巴结、肝脾肿大。特别是在急性淋巴细胞白血病（acute lymphoblastic leukemia，ALL）中，淋巴结、肝、脾肿大较为明显，部分患者还可见骨骼疼痛。

5. 骨痛。骨髓腔内白血病细胞增多引起骨膜压迫，导致患者出现骨痛，特别是长骨部位。

6. 中枢神经系统症状。白血病细胞侵犯中枢神经系统时可出现头痛、呕吐、复视等颅内压增高的表现，常见于 ALL 和 AML。

五、诊断标准

白血病的诊断依赖于临床表现、血液学检查、骨髓检查及细胞遗传学和分子生物学检查。

1. 血常规检查。白细胞增多或减少，部分患者白细胞正常；红细胞、血小板减少。血涂片可见幼稚细胞。

2. 骨髓穿刺及活检。骨髓象显示原始及幼稚细胞比例显著增高（急性白血病 ≥ 20%），骨髓增生活跃或极度活跃，异常白血病细胞增多。

3. 细胞遗传学和分子生物学检查。染色体异常如 t（15;17）等是特定类型白血病的分子标志，检测基因突变、染色体易位等分子异常有助于分型和指导治疗。

4. 流式细胞仪检测。通过表面抗原分型鉴别白血病细胞类型（如髓系标志物CD13、CD33，淋系标志物CD19、CD20），有助于白血病的分型。

六、鉴别诊断

1. 感染性疾病。如结核、传染性单核细胞增多症，均可引起淋巴结肿大及发热，但感染性疾病的血涂片无幼稚细胞。

2. 再生障碍性贫血。表现为全血细胞减少，但骨髓增生低下，骨髓中无白血病细胞。

3. 骨髓增生异常综合征（myelodysplastic syndrome，MDS）。MDS患者可见骨髓增生活跃但造血异常，且未达到白血病诊断标准（原始细胞 <20%）。

4. 恶性淋巴瘤。具有类似淋巴结肿大的表现，但常以外周淋巴结增大为主，且外周血中不见幼稚细胞。

5. 其他血液系统疾病。如慢性粒细胞白血病（chronic myelocytic leukemia，CML）早期需与反应性增生、类白血病反应等相鉴别，需借助分子生物学和流式细胞学检测。

七、治疗方法

白血病的治疗方法包括化疗、靶向治疗、免疫治疗和造血干细胞移植。

1. 化疗。化疗是白血病的主要治疗手段，急性白血病常采用诱导缓解、巩固和维持治疗。常用药物包括阿糖胞苷、柔红霉素、长春新碱等，化疗方案因白血病类型不同而有区别。

2. 靶向治疗。

（1）酪氨酸激酶抑制剂（TKIs）：用于慢性粒细胞白血病，如伊马替尼、达沙替尼，通过抑制BCR-ABL激酶活性达到治疗效果。

（2）维甲酸（ATRA）和三氧化二砷（ATO）：急性早幼粒细胞白血病中，ATRA和ATO联合治疗效果显著。

3. 免疫治疗。

（1）单克隆抗体：如利妥昔单抗（抗CD20）、吉妥珠单抗（抗CD33），靶向白血病细胞表面抗原。

（2）CAR-T细胞治疗：主要应用于复发难治性急性淋巴细胞白血病，通过改造患者自身T细胞特异性识别并杀伤白血病细胞。

4. 造血干细胞移植。

异基因造血干细胞移植（allogeneic hematopoietic stem cell transplantation，allo-HSCT）：适用于高危急性白血病患者，通过移植健康供者的造血干细胞恢复造血功能，具有潜在的治愈可能。

5. 支持治疗。

（1）输血支持：纠正贫血和血小板减少。

（2）预防感染：应用广谱抗生素、抗真菌药物预防感染，并采取无菌隔离。

6. 并发症管理。如化疗后可能出现肝、肾毒性及骨髓抑制等，需密切监测。

7. 中枢神经系统疾病预防。ALL 患者中常采用鞘内注射（如甲氨蝶呤）进行中枢神经系统白血病预防，以减少白血病细胞向中枢神经系统播散。

8. 心理支持和长期随访。白血病患者需长期治疗和随访，应提供心理支持，帮助患者应对治疗过程中的不适及心理压力，定期复查骨髓象、血常规等指标。

（祝美蓉）

第三节　出血性疾病

一、概述

出血性疾病（hemorrhagic disorders）是一组以出血倾向为主要特征的疾病，因血管、血小板、凝血因子或纤维蛋白溶解系统的异常导致，表现为自发性或轻微外伤后出血难以控制。出血性疾病可分为先天性和后天性两类，其中以血友病、ITP 和 DIC 最为常见。出血性疾病的病情严重程度不一，轻者表现为皮肤黏膜出血，重者可能危及生命，早期诊断和适当干预能有效降低并发症和死亡风险。

二、病因

出血性疾病的病因多样，主要分为以下四类。

1. 血管壁异常。先天性血管壁脆弱（如遗传性毛细血管扩张症）或后天性血管病变（如紫癜性疾病）导致血管壁异常，易引发出血。

2. 血小板减少或功能障碍。

（1）血小板减少：如 ITP、药物性血小板减少症等，血小板生成减少或破坏增加导致血小板数目减少。

（2）血小板功能障碍：先天性血小板功能异常（如 Bernard-Soulier 综合征）或获得性血小板功能缺陷（如尿毒症）导致血小板无法正常发挥作用。

3. 凝血因子缺乏。

（1）先天性：如血友病 A（第Ⅷ因子缺乏）、血友病 B（第Ⅸ因子缺乏）等。

（2）后天性：如维生素 K 缺乏、肝功能障碍、抗凝药物（如华法林）过量引起的凝血因子减少。

4. 纤溶系统异常。纤溶系统活性增高会引起纤维蛋白溶解增加，如 DIC、原发性纤溶亢进等，使得凝血系统的血栓无法稳定，导致出血倾向。

三、发病机制

出血性疾病的发病机制主要包括血小板减少、凝血因子缺乏、血管壁异常和纤维蛋白溶解异常。

1. 血小板减少或功能障碍。血小板生成不足或破坏增加导致外周血中血小板数量减少，无法有效形成止血栓，或因血小板功能异常而不能黏附和聚集，从而引发出血。

2. 凝血因子缺乏。凝血因子是凝血级联反应的关键环节，凝血因子缺乏会阻碍血凝块形成，导致血液无法有效凝固。如血友病患者因凝血因子缺乏，易发生自发性或轻微创伤后的严重出血。

3. 血管壁异常。血管壁结构脆弱、缺陷或炎症性改变，使毛细血管渗透性增加或耐受性减弱，容易出血。如遗传性毛细血管扩张症中，毛细血管扩张导致出血。

4. 纤溶系统异常。纤溶系统过度活跃会分解已经形成的血栓，导致血栓结构不稳定，出血风险增加。DIC 患者中，由于凝血与纤溶系统的持续激活，出现广泛性微血栓和消耗性出血。

四、临床表现

出血性疾病的临床表现因病因不同而异，主要包括以下几种。

1. 皮肤黏膜出血。表现为瘀点、瘀斑、紫癜，特别常见于血小板减少性出血性疾病。

2. 关节和肌肉出血。常见于血友病患者，表现为关节肿胀、疼痛，反复出血可导致关节畸形。

3. 消化道和泌尿道出血。消化道出血表现为黑便、呕血；泌尿道出血可见血尿。

4. 中枢神经系统出血。严重病例中可能出现脑出血，表现为头痛、意识障碍、偏瘫等，是出血性疾病致死的主要原因。

5. 牙龈、鼻腔出血。血小板减少、凝血因子缺乏或纤溶异常的患者常出现牙龈或鼻腔反复出血，难以自行止血。

五、诊断标准

出血性疾病的诊断需结合临床表现、实验室检查和家族史等综合分析。

1. 病史和家族史。了解患者是否有自发性出血、出血家族史或药物使用史（如抗凝药物），对诊断有重要参考价值。

2. 实验室检查。

（1）血常规：血小板计数异常提示血小板减少。

（2）凝血功能检查：凝血酶原时间、活化部分凝血活酶时间延长提示凝血因子缺乏。

（3）血小板功能检查：血小板聚集试验等评估血小板功能。

（4）特殊检查：如第Ⅷ、Ⅸ因子活性检测、纤维蛋白原水平、D- 二聚体等有助于明确病因。

3. 影像学检查。CT、MRI 可用于判断出血部位和范围，特别是在怀疑颅内出血时有重要价值。

六、鉴别诊断

出血性疾病需与以下几种情况相鉴别。

1. 非血液系统引起的出血。如感染性疾病（如登革热）、代谢性疾病（如肝病引起的出血），需结合病史和实验室检查鉴别。

2. 血管炎性疾病。血管炎患者也可出现皮肤出血表现，但常伴有全身症状如发热、关节痛，血小板和凝血因子检查正常。

3. 过敏性紫癜。以皮肤、消化道、关节的反复出血为主，血小板计数正常，可通过免疫检查和临床表现鉴别。

4. 其他凝血障碍。如血栓性血小板减少性紫癜（thrombotic thrombocytopenic purpura，TTP）和抗磷脂综合征等出血和血栓共存的疾病，需通过血小板和凝血功能的进一步检查鉴别。

七、治疗方法

出血性疾病的治疗包括针对病因的治疗和对症治疗。

1. 血小板减少性疾病治疗。

（1）ITP：一线治疗为糖皮质激素，如泼尼松；对糖皮质激素无效的患者可选择静脉注射丙种球蛋白、血小板生成素受体激动剂或脾切除术。

（2）TTP：采用血浆置换结合糖皮质激素治疗，可改善血小板数量和预后。

2. 凝血因子缺乏的治疗。

（1）血友病 A 或血友病 B：补充缺乏的凝血因子Ⅷ或Ⅸ，使用重组因子或新鲜冰冻血浆。急性出血期需立即补充凝血因子。

（2）维生素 K 缺乏：给予维生素 K 注射以纠正因维生素 K 缺乏导致的凝血因子缺乏。

3. 抗纤溶治疗。纤溶亢进性出血使用抗纤溶药物（如氨甲环酸）抑制纤溶系统，避免纤维蛋白溶解过度造成的出血。

4. 支持治疗。

（1）输血和血制品：对严重贫血或血小板极低患者给予红细胞悬液或血小板输注；必要时使用冷沉淀或新鲜冰冻血浆补充凝血因子。

（2）止血药物：局部出血可用止血药物如凝血酶、止血纱布等。

5. 预防措施。

（1）抗凝药物管理：如使用华法林、肝素等抗凝药物时应定期监测凝血功能，以防止过量引起出血。

（2）感染预防：出血性疾病患者易感染，应注意手卫生，避免与感染源接触。

6. 生活方式调整。

（1）避免创伤：出血性疾病患者应避免剧烈运动或可能引起创伤的活动，以减少出血风险。

（2）饮食调整：营养均衡，避免影响凝血功能的药物或食物摄入。

7. 长期管理和随访。出血性疾病患者需长期随访，定期复查血小板、凝血功能等指标，调整治疗方案，并进行心理支持。

（祝美蓉）

第四节　骨髓增生异常综合征

一、概述

骨髓增生异常综合征（MDS）是一类起源于造血干细胞的克隆性疾病，以骨髓增生异常、无效造血和外周血细胞减少为主要特征。MDS 具有极高的异质性，可能进展为 AML，被认为是一种“前白血病”状态。MDS 多见于老年人，通常在 40 岁以上发病，且发病率随年龄增加。MDS 患者通常以贫血、出血或感染为首发表现，预后较差。

二、病因

MDS 的病因尚未完全明确，但与以下因素密切相关。

1. 基因突变。多种基因突变与 MDS 发生相关，包括涉及造血调控、表观遗传调控和基因组稳定性的基因，如 TP53、RUNX1、TET2、ASXL1 和 SF3B1 等突变。

2. 放射线和化学因素。长期暴露于放射线、化学毒物（如苯）等有害物质可增加 MDS 风险。部分患者因化疗或放疗后出现 MDS，这类称为继发性 MDS，预后较差。

3. 遗传因素。MDS 的遗传性较弱，但部分遗传性血液病（如 Fanconi 贫血、先天性骨髓衰竭综合征）患者可能发展为 MDS。

4. 免疫因素。慢性炎症状态或自身免疫疾病（如系统性红斑狼疮）可能影响造血干细胞，导致 MDS 的发生。

三、发病机制

MDS 的发病机制复杂，涉及基因突变、表观遗传异常和免疫微环境改变等多方面。

1. 造血干细胞的克隆性异常。MDS 由造血干细胞突变引发，导致异常造血克隆的形成，这些克隆逐渐占据骨髓，抑制正常造血。

2. 表观遗传异常。DNA 甲基化、组蛋白修饰异常可导致基因表达的失调，影响造血调控，进一步促进异常克隆的扩展和骨髓增生异常。

3. 无效造血。骨髓内细胞增生活跃，但血细胞分化、成熟障碍，导致细胞凋亡增加，出现外周血细胞减少、骨髓增生异常的表现。

4. 免疫微环境的改变。炎症细胞因子（如 TNF-α、IFN-γ）增加，抑制正常造血干细胞的增殖，促进异常造血克隆的扩展。

5. 进展为急性髓系白血病。MDS 可演变为 AML，这是由于造血干细胞中进一步累积突变，导致分化阻滞和白血病性增殖。

四、临床表现

MDS 的临床表现主要与外周血细胞减少相关，具体包括以下几个方面。

1. 贫血。贫血是最常见的症状，表现为乏力、面色苍白、头晕、心悸等，部分患者因严重贫血而需定期输血。

2. 出血倾向。由于血小板减少或功能异常，患者可出现皮下瘀点、瘀斑、牙龈或鼻腔出血，严重者可发生内脏或脑出血。

3. 易感染。中性粒细胞减少及功能缺陷导致免疫力低下，患者易反复感染，常见呼吸道感染、尿路感染等。

4. 肝脾肿大和淋巴结肿大。较少见，部分患者可能出现轻度肝脾肿大或淋巴结肿大，提示病情复杂。

5. 其他症状。部分患者出现骨痛或关节痛，尤其在病情进展至急性白血病时。

五、诊断标准

MDS 的诊断依据病史、实验室检查、骨髓检查和遗传学分析。

1. 病史和体格检查。了解贫血、出血、感染等症状，体格检查可发现贫血表现和出血体征。

2. 血常规和外周血涂片。多数患者外周血表现为全血细胞减少，伴有形态学异常（如红细胞大小不均、巨细胞性贫血），中性粒细胞出现核异常。

3. 骨髓穿刺和活检。骨髓增生活跃或极度活跃，出现造血细胞的形态学异常。骨髓原始细胞增加，若原始细胞比例≥ 20%，则诊断为急性白血病。

4. 染色体核型分析和基因检测。检测染色体异常（如 5q- 等），结合基因突变分析（如 TP53、SF3B1）有助于分型和预后评估。

5.MDS 的分型。根据 WHO 分类标准，将 MDS 分为多种亚型，如单系细胞减少型（MDS-SLD）、多系细胞减少型（MDS-MLD）、原始细胞增多型（MDS-EB）等。

六、鉴别诊断

1. 再生障碍性贫血（aplastic anemia，AA）。AA 与 MDS 均表现为全血细胞减少，但 AA 骨髓增生低下，且无造血细胞形态学异常。

2. 急性髓系白血病。MDS 进展为 AML 时，原始细胞比例增至 20% 以上，需通过骨髓象和基因检测鉴别。

3. 巨幼细胞性贫血。由于叶酸或维生素 B_{12} 缺乏引起的无效造血，可见巨红细胞性贫血，但补充叶酸或维生素 B_{12} 后贫血改善。

4. 骨髓纤维化。骨髓纤维化患者可表现为血细胞减少，骨髓活检中可见网状纤维增多，骨髓象以纤维组织增生为主。

5. 恶性肿瘤骨髓浸润。转移性癌症骨髓浸润可导致血细胞减少，但多见癌细胞浸润，骨髓象中无典型 MDS 细胞形态异常。

七、治疗方法

MDS 的治疗目标是减轻症状、减少输血依赖、延缓病情进展及提高生活质量。

1. 支持治疗。

（1）输血：贫血严重者需定期输注红细胞，输注血小板以预防严重出血。

（2）铁螯合治疗：长期输血患者铁超负荷可引起铁沉积，使用铁螯合剂如去铁胺减少铁负荷。

（3）感染控制：抗生素和抗真菌药物预防和治疗感染。

2. 药物治疗。

（1）促红细胞生成素：适用于红细胞生成低下的 MDS 患者，改善贫血。

（2）免疫调节剂：5q- 综合征患者可使用来那度胺，有助于减少输血需求。

（3）DNA 甲基转移酶抑制剂：如阿扎胞苷和地西他滨，延缓病情进展，适用于中高危 MDS 患者，改善血常规，降低白血病转化风险。

（4）促分化治疗：如维甲酸和维生素 D_3，适用于低风险 MDS 患者，帮助细胞分化成熟。

3. 免疫抑制治疗。针对部分免疫介导的 MDS 患者，可选择抗胸腺细胞球蛋白（ATG）联合环孢素，抑制免疫反应，适用于骨髓增生低下的患者。

4. 造血干细胞移植。异基因造血干细胞移植是目前唯一可能根治 MDS 的治疗，但适合年龄较轻、身体状况较好的患者。其能替代异常造血系统，改善预后。

5. 临床试验。MDS 患者异质性强，临床试验提供新药和新疗法的机会，如靶向基因突变疗法，适用于符合入组条件的患者。

6. 生活方式调整。加强营养支持，避免感染风险，避免使用可能抑制骨髓的药物。

7. 定期随访。定期监测血常规和骨髓象，评估治疗效果和病情进展，及时调整治疗方案。

（祝美蓉）

第五节　多发性骨髓瘤

一、概述

多发性骨髓瘤（multiple myeloma，MM）是一种以骨髓中恶性浆细胞异常增生、单克隆免疫球蛋白或其片段在血清或尿液中异常增多为特征的血液系统恶性肿瘤。MM 多见于中老年人，男性多于女性，病程进展缓慢，但可引起骨质破坏、贫血、高钙血症和肾功能衰竭等严重并发症。MM 是一种目前不可治愈的慢性疾病，但通过综合治疗可延长患者生存期并改善生活质量。

二、病因

MM 的确切病因尚不清楚，但遗传和环境因素可能在发病中起作用。

1. 遗传易感性。MM 患者的一级亲属中该病的发病率增高，提示存在遗传易感性。此外，某些基因突变如 NRAS、KRAS 和 BRAF 与 MM 的发生相关。

2. 辐射暴露。长期接触放射线可能增加 MM 的风险，如核工业工人、原子弹辐射暴露者中 MM 的发病率较高。

3. 化学物质接触。接触苯等有机溶剂或化学毒物的人群中 MM 的发病率可能增加。

4. 慢性抗原刺激。长期慢性感染或免疫刺激可能导致浆细胞持续增生，增加 MM 风险。

5. 病毒感染。虽然尚未有确切的病毒与 MM 的病因直接相关，但一些研究表明 EB 病毒、HHV-8 等病毒可能与 MM 的发病有关。

三、发病机制

MM 的发病机制涉及浆细胞的恶性增生、骨髓微环境改变及免疫球蛋白异常分泌。

1. 恶性浆细胞克隆性增生。基因突变和染色体异常导致浆细胞的恶性克隆性增生，并在骨髓中大量堆积，影响正常造血功能。

2. 骨髓微环境的改变。骨髓基质细胞分泌的细胞因子如 IL-6、VEGF、TNF-α 促进骨髓瘤细胞增殖，抑制凋亡，并刺激破骨细胞活化，导致骨质破坏。

3. 单克隆免疫球蛋白过度分泌。浆细胞分泌大量异常单克隆免疫球蛋白（M 蛋白）或轻链，这些异常蛋白质可引起高黏滞综合征和肾小管损害，导致肾功能不全。

4. 骨质破坏。MM 中骨髓瘤细胞活化破骨细胞，同时抑制成骨细胞，导致骨吸收增加，骨形成减少，出现骨质疏松、溶骨性骨破坏和病理性骨折。

四、临床表现

MM 的临床表现主要与骨髓瘤细胞的增殖、M 蛋白的沉积和器官受累有关，常见症状包括以下几个方面。

1. 骨痛。骨痛是最常见的症状，特别是背部、肋骨和骨盆部位的疼痛。病理性骨折、溶骨性损伤导致的骨质疏松加重骨痛。

2. 贫血。骨髓瘤细胞增殖抑制正常造血，导致红细胞生成减少，表现为面色苍白、乏力、心悸、头晕等。

3. 肾功能不全。M 蛋白和轻链沉积在肾小管，导致肾小管损伤和肾功能衰竭，常见蛋白尿、管型尿。

4. 高钙血症。骨吸收增加会引起血钙升高，表现为恶心、呕吐、嗜睡、烦渴和多尿，严重者可导致意识障碍和昏迷。

5. 感染倾向。MM 患者免疫功能低下，容易发生细菌和病毒感染，常见肺炎、泌尿道感染等。

6. 高黏滞综合征。血中 M 蛋白增多导致血液黏滞度增高，表现为头痛、视力模糊、耳鸣等，严重者可发生中枢神经系统症状。

五、诊断标准

MM 的诊断依据病史、体检、实验室检查和影像学检查结果，诊断标准主要包括以下内容。

1. 临床症状和体征。常见骨痛、贫血、肾功能不全、高钙血症等，体格检查可见压痛、贫血表现、脱水等。

2. 血清和尿液 M 蛋白检测。血清蛋白电泳（serum protein electrophoresis，SPEP）

和尿蛋白电泳（urine protein electrophoresis，UPEP）可检测 M 蛋白，免疫固定电泳可确认 M 蛋白类型。

3. 骨髓穿刺和活检。骨髓中浆细胞比例增高，通常超过 10%，并有异常形态的浆细胞。

4. 影像学检查。X 线、CT、MRI 等影像学检查可发现骨骼的溶骨性损伤、病理性骨折、骨质疏松。

5.CRAB 标准（诊断 MM 的临床特征）。高钙血症（calcium）、肾功能不全（renal insufficiency）、贫血（anemia）、骨病（bone lesions），具备 CRAB 中任意一项或骨髓浆细胞比例≥ 10% 且有 M 蛋白即可诊断。

六、鉴别诊断

MM 需与以下几种疾病进行鉴别。

1. 症状性单克隆免疫球蛋白增多症。M 蛋白含量低于 30 g/L，骨髓浆细胞比例低于 10%，无 CRAB 特征。

2. 淋巴瘤。淋巴瘤骨髓浸润可能导致类似 MM 的骨痛和贫血，但多见淋巴结肿大，骨髓浆细胞比例不增高。

3. 原发性系统性淀粉样变性。与 MM 类似表现，但患者可出现心、肾、神经系统的淀粉样变性，无 CRAB 特征。

4. 骨转移癌。骨转移癌也可引起骨痛和骨质破坏，但原发癌症病史明确，无 M 蛋白。

5. 慢性淋巴细胞白血病。可见类似 MM 的症状，但以小淋巴细胞增殖为主，无骨溶解病变和 M 蛋白异常。

七、治疗方法

MM 的治疗包括药物治疗、支持治疗、造血干细胞移植和放疗等综合治疗方式。

1. 药物治疗。

（1）免疫调节剂：如来那度胺、沙利度胺，能够抑制骨髓瘤细胞增殖，改善患者预后。

（2）蛋白酶体抑制剂：如硼替佐米，通过抑制蛋白质降解途径控制骨髓瘤细胞生长。

（3）单克隆抗体：如达雷妥尤单抗，针对 CD38 靶点杀伤骨髓瘤细胞。

（4）化疗：包括环磷酰胺、阿霉素、地塞米松等，常联合其他药物使用。

2. 造血干细胞移植。

（1）自体造血干细胞移植（autologous hematopoietic stem cell transplantation，auto-HSCT）：适用于符合条件的年轻患者，通过高剂量化疗联合自体干细胞移植可延长生存期。

（2）异基因造血干细胞移植：适合少数高危患者，但并发症风险较高。

3. 放射治疗。对于局部病变引起的骨痛或病理性骨折，放疗可以缓解疼痛、缩小病灶，适合孤立性浆细胞瘤患者。

4. 支持治疗。

（1）抗骨吸收药物：如双膦酸盐（唑来膦酸）抑制骨吸收，减少骨痛和病理性骨折的发生。

（2）纠正高钙血症：使用生理盐水、双膦酸盐、激素等控制血钙水平。

（3）感染控制：使用预防性抗生素，减少感染风险。

（4）肾功能保护：避免使用肾毒性药物，控制血钙水平，并鼓励充足饮水。

5. 生活方式调整和心理支持。患者应避免剧烈运动，以防骨折，注意补钙和维生素 D，保持心理健康。

6. 随访管理。定期检测血常规、骨髓象、肾功能和影像学检查，监测病情变化和治疗效果，及时调整治疗方案。

（祝美蓉）

第六节　血栓性疾病

一、概述

血栓性疾病是指血管腔内形成血栓，导致血管部分或完全阻塞，引发组织缺血或梗死的一类疾病。血栓可形成于动脉、静脉或微循环系统中，常见的血栓性疾病包括深静脉血栓形成（deep venous thrombosis，DVT）、肺栓塞（pulmonary embolism，PE）、心肌梗死和脑卒中。血栓性疾病是全球范围内导致死亡和残疾的主要原因之一，其形成通常与血管壁损伤、血流瘀滞和血液高凝状态有关，被称为“Virchow 三联征”。

早期识别和管理血栓性疾病，可以降低疾病带来的高致死和致残风险。

二、病因

血栓性疾病的发生与多种因素相关，主要包括以下几点。

1. 血管壁损伤。动脉硬化、手术创伤、血管内置入物（如导管、支架）和高血压等均可造成血管内皮损伤，诱发血小板聚集和凝血系统激活。

2. 血流瘀滞。长时间卧床、妊娠、心力衰竭或下肢静脉曲张等可导致静脉血流缓慢，增加静脉血栓形成的风险。

3. 血液高凝状态。原发性或继发性血液高凝状态，如遗传性血栓性疾病（如凝血因子V Leiden突变）、抗磷脂综合征、恶性肿瘤、妊娠、口服避孕药、糖尿病、肥胖等，可增加血液凝固性。

4. 炎症和免疫因素。系统性炎症性疾病（如系统性红斑狼疮、类风湿关节炎）和感染（如新冠肺炎）会激活凝血系统，增加血栓风险。

三、发病机制

血栓的形成机制可概括为Virchow三联征：血管壁损伤、血流瘀滞和血液高凝状态。

1. 血管内皮损伤。血管内皮受损导致暴露的胶原纤维和组织因子激活血小板和凝血系统。血小板黏附、聚集并释放促凝血因子，加速凝血级联反应，形成初始血栓。

2. 血流瘀滞。血流停滞或减慢导致凝血因子和血小板在局部血管腔内的积聚，增加血小板与血管壁的接触机会，加速血栓形成。

3. 血液高凝状态。血液高凝状态导致血浆中凝血因子和纤维蛋白原水平升高，促使凝血级联反应的加速，血栓形成的可能性增加。

4. 纤溶系统的失衡。在正常情况下，纤溶系统会分解已形成的纤维蛋白以防止血栓形成过度；然而，在血栓性疾病中纤溶系统功能下降，导致血栓增大并稳定在血管内。

四、临床表现

血栓性疾病的临床表现取决于血栓的部位和程度，常见症状列举如下。

1. 动脉血栓。

（1）心肌梗死：表现为突发的胸痛，疼痛常向左肩或左臂放射，伴出汗、恶心、气短。

（2）脑卒中：表现为突然的偏瘫、言语不清、视力障碍或意识改变。

2. 静脉血栓。

（1）DVT：通常发生在下肢，表现为局部肿胀、疼痛、皮肤温度升高及皮肤颜色改变。

（2）PE：表现为突发的胸痛、呼吸困难、心悸，严重者可出现低血压和晕厥。

3. 微循环血栓。血栓形成于微小血管中可导致局部组织缺氧和坏死，如 DIC 引起广泛微血栓形成，表现为多器官功能障碍。

五、诊断标准

血栓性疾病的诊断基于病史、体检、实验室检查和影像学检查。

1. 实验室检查。

（1）D- 二聚体：血栓性疾病患者的 D- 二聚体水平升高，常作为静脉血栓的筛查工具，但特异性较低。

（2）凝血功能检测：如凝血酶原时间、部分活化凝血活酶时间等，协助评估凝血系统状态。

（3）特异性检查：抗凝血酶、蛋白 C、蛋白 S 等检测用于筛查先天性或继发性高凝状态。

2. 影像学检查。

（1）下肢静脉超声：常用于诊断 DVT，若静脉无法完全压缩则提示血栓存在。

（2）CT 肺动脉造影：是诊断 PE 的首选检查，可明确肺动脉内是否存在血栓。

（3）MRI：可用于血管狭窄、栓塞的部位及范围的评估，特别是脑卒中或心肌梗死的患者。

3. 评分系统。Wells 评分用于评估 DVT 和 PE 的发生概率，为高危患者提供诊断和治疗的参考。

六、鉴别诊断

血栓性疾病需与以下几种疾病进行鉴别。

1. 血管性疾病。

（1）动脉硬化闭塞症：也可出现下肢疼痛和苍白，但多见于动脉而非静脉，DVT 排除后需考虑此诊断。

（2）夹层动脉瘤：与急性动脉血栓引起的胸痛相似，但影像学显示血管壁内血肿。

2. 心肺疾病。

（1）心肌梗死：需与 PE 鉴别，心电图、心肌酶谱和 CTPA 检查可协助诊断。

（2）急性肺炎：PE 患者与急性肺炎均可表现为胸痛、气短，肺 CT、超声等检查有助于鉴别。

3. 其他栓塞性疾病。

（1）脂肪栓塞综合征：多发生在长骨骨折后，与血栓性 PE 相似，需结合病史鉴别。

（2）空气栓塞：发生在外伤或手术后，表现为突然的呼吸困难和心率变化，可通过影像学发现气泡。

七、治疗方法

血栓性疾病的治疗包括抗凝治疗、溶栓治疗、手术干预及预防措施。

1. 抗凝治疗。

（1）低分子肝素（low molecular weight heparin，LMWH）：起效快，用于急性期静脉血栓和 PE 的早期治疗，且对孕妇和肾功能正常的患者安全性高。

（2）口服抗凝药物：如华法林和新型口服抗凝药，如利伐沙班、阿哌沙班，用于长期抗凝治疗，防止血栓复发。

（3）抗血小板药物：如阿司匹林和氯吡格雷，适用于动脉血栓性疾病，如心肌梗死和脑卒中的二级预防。

2. 溶栓治疗。溶栓药物如尿激酶、阿替普酶，适用于急性心肌梗死、脑卒中和 PE 的急性期治疗，需在专业医师指导下使用，避免出血的风险。

3. 手术和介入治疗。

（1）血栓切除术：适用于大面积血栓、溶栓无效或有明确手术指征的患者。

（2）静脉滤器植入：对抗凝治疗禁忌或血栓复发高危者，植入下腔静脉滤器防止血栓进入肺循环。

4. 支持治疗。

（1）氧疗：适用于有呼吸困难的 PE 患者。

（2）液体平衡管理：有助于维持循环功能，改善微循环，尤其适用于 DIC 患者。

5. 预防措施。

（1）机械预防：如逐级加压袜、间歇充气加压装置和足底加压泵，特别适用于术后或卧床患者，防止静脉血栓形成。

（2）生活方式调整：包括戒烟、控制体重和加强运动以改善血液循环，降低血栓发生风险。

6. 长期管理。

（1）随访：定期监测凝血功能和影像学复查评估血栓情况。

（2）患者教育：提高患者对血栓性疾病风险因素的认知，积极管理高血压、糖尿病和高脂血症等危险因素。

（祝美蓉）

第十章　神经系统疾病

第一节　脑血管疾病

一、概述

脑血管疾病（cerebrovascular disease）是指因脑部血液循环障碍引起的以脑功能损害为主要表现的一类疾病。根据病因不同，主要分为缺血性脑血管病（如脑梗死、短暂性脑缺血发作）和出血性脑血管病（如脑出血、蛛网膜下腔出血）。脑血管疾病是全球范围内导致死亡和残疾的重要原因，尤其在老年人中发病率高。此类疾病起病急、病情变化快，早期识别和及时治疗对改善患者预后至关重要。

二、病因

脑血管疾病的病因多样，主要包括以下几个方面。

1. 动脉粥样硬化。动脉粥样硬化是缺血性脑血管病的主要原因，尤其在高血压、糖尿病、高脂血症和吸烟人群中易发，导致血管腔狭窄或闭塞。

2. 高血压。高血压可引起脑动脉的硬化和脆弱性增加，是脑出血的重要诱因，并易导致动脉瘤的形成和破裂。

3. 心脏病。房颤、心肌梗死等心脏病可形成心源性栓子，经血流进入脑部引起脑栓塞。

4. 血液黏稠度增加。血液黏稠度增加可导致血流减慢，容易引起血栓形成。如多血症、脱水等情况可增加血栓风险。

5. 动脉瘤和脑血管畸形。先天性脑血管畸形和动脉瘤可因血管壁薄弱易破裂，导致出血性脑血管病。

6. 其他。遗传性疾病（如纤维肌发育不良）、炎症性疾病（如血管炎）、头部外伤等也可能引发脑血管疾病。

三、发病机制

脑血管疾病的发病机制主要包括缺血性和出血性病理过程。

1. 缺血性脑血管病。动脉粥样硬化、血栓或栓子引起脑动脉血流减少或中断，脑组织供血不足，导致脑细胞缺氧、缺血并发生坏死。缺血性脑血管病分为局灶性缺血（如脑梗死）和一过性缺血（如短暂性脑缺血发作）。

2. 出血性脑血管病。血管破裂导致脑内出血或蛛网膜下腔出血。高血压、小动脉瘤破裂、脑血管畸形等可导致脑内血管破裂，引起脑出血；动脉瘤破裂常引起蛛网膜下腔出血。出血后血液刺激脑膜，导致脑水肿和颅内压增高，加重脑功能损害。

3. 血管内皮功能障碍。血管内皮损伤或功能异常促进血小板聚集和凝血因子激活，导致血栓形成，进一步加重血流障碍。

4. 脑水肿和继发性损害。缺血或出血引起脑细胞损伤后，释放炎症介质导致脑水肿，增加颅内压，加重脑组织损害。

四、临床表现

脑血管疾病的临床表现因病变部位和程度而异，主要包括以下几种。

1. 缺血性脑血管病。

（1）脑梗死：常出现突然发作的单侧肢体无力、偏身感觉障碍、言语困难（失语）、视力障碍和意识障碍等。

（2）短暂性脑缺血发作（transient ischemic attack，TIA）：症状类似于脑梗死，但持续时间短，通常在 24 小时内完全缓解，无后遗症，是脑梗死的预警信号。

2. 出血性脑血管病。

（1）脑出血：急性发病，表现为剧烈头痛、恶心呕吐、肢体偏瘫、意识障碍，严重者可昏迷。

（2）蛛网膜下腔出血：突然出现剧烈头痛、呕吐、颈部僵硬，可能伴有意识丧失、癫痫发作，典型症状为“爆裂样头痛”。

3. 其他症状。脑血管病患者还可能出现头晕、视物模糊、步态不稳等症状；出血部位不同也可能引发特殊症状，如小脑出血导致共济失调。

五、诊断标准

脑血管疾病的诊断依赖于病史、体格检查、实验室检查和影像学检查。

1.病史和体格检查。了解患者的既往病史、发病情况和危险因素(如高血压、糖尿病、吸烟、房颤等)，结合体格检查评估神经系统症状。

2. 实验室检查。

（1）血常规、血糖、血脂、肝功、肾功：协助判断基础疾病状况。

（2）凝血功能检查：帮助评估出血风险，尤其在急性脑出血患者中尤为重要。

3. 影像学检查。

（1）CT 扫描：是诊断急性脑血管病的首选检查，CT 可迅速区分出血性或缺血性病变。

（2）MRI：特别是弥散加权成像（diffusion weighted imaging，DWI）对缺血性病变的敏感性高，适合早期诊断缺血性脑血管病。

（3）血管成像（CTA、MRA、DSA）：有助于明确血管狭窄、闭塞或动脉瘤、血管畸形等情况。

4. 心电图和心脏超声。用于筛查心源性栓子来源（如房颤），以明确是否存在心脏病变。

六、鉴别诊断

脑血管疾病需与以下情况鉴别。

1. 偏头痛。偏头痛可表现为偏侧无力或视觉症状，但头痛常为搏动性，且 CT/MRI 无明显病灶。

2. 癫痫。癫痫发作伴有肢体抽搐，但通常持续时间短且无明显神经功能缺失，脑电图有助于鉴别。

3. 脑肿瘤。脑肿瘤患者神经症状呈慢性进展，影像学检查可见占位性病变，伴有周围水肿或占位效应。

4. 低血糖。低血糖患者可出现意识障碍和偏瘫表现，血糖测定可明确诊断。

5. 中毒性脑病。如一氧化碳中毒引起的意识障碍、偏瘫等，需结合病史和影像学检查鉴别。

七、治疗方法

脑血管疾病的治疗原则包括急性期治疗、病因治疗和长期二级预防。

1. 急性缺血性脑血管病治疗。

（1）溶栓治疗：对发病 4.5 小时内的脑梗死患者，可静脉注射重组组织型纤溶酶原激活剂（rt-PA）进行溶栓。

（2）机械取栓：对大血管闭塞的脑梗死患者，在发病 6 小时内可行动脉内取栓术。

（3）抗血小板治疗：如阿司匹林，适用于溶栓禁忌或无条件溶栓患者，以预防血栓进一步形成。

2. 急性出血性脑血管病治疗。

（1）降压治疗：控制血压可减少出血扩展和脑水肿，常用药物如拉贝洛尔、尼卡地平等。

（2）颅内压管理：使用甘露醇、呋塞米等药物降低颅内压，必要时可行去骨瓣减压术。

（3）止血和支持治疗：纠正凝血异常和控制血糖等支持措施，必要时行血肿清除术。

3. 病因治疗。

（1）控制危险因素：包括降压、调脂、控制血糖，尤其对高血压、糖尿病和血脂异常的患者应加强管理。

（2）抗凝治疗：心源性栓塞风险高的患者（如房颤）应长期抗凝治疗，常用药物如华法林或新型口服抗凝药。

4. 康复治疗。早期康复有助于改善功能，减少后遗症。康复内容包括运动疗法、语言训练和心理支持等，逐步恢复日常生活能力。

5. 二级预防。

（1）抗血小板药物：如阿司匹林、氯吡格雷，用于预防再次发生缺血性事件。

（2）生活方式干预：戒烟限酒、控制体重、保持适量运动，减少脑血管事件的发生。

6. 长期管理和随访。定期随访监测血压、血脂、血糖水平，评估脑血管疾病的二级预防效果，并及时调整治疗方案。

（祝美蓉）

第二节　癫痫

一、概述

癫痫（epilepsy）是一种由多种原因引起的慢性脑部疾病，其特征为反复发作的癫痫性脑电活动异常和相应的临床症状，表现为突发的意识、运动、感觉、精神或行为改变。癫痫是全球常见的神经系统疾病，发病率高，病程长，尤其是儿童和老年人发病率较高。癫痫发作可影响患者的生活质量，并增加意外伤害和死亡风险。对癫痫的早期识别和合理管理至关重要，以减少发作频率、控制病情和提高患者生活质量。

二、病因

癫痫的病因多种多样，通常分为以下几类。

1. 遗传因素。某些癫痫类型（如良性家庭性新生儿惊厥、青少年肌阵挛性癫痫）具有遗传倾向，部分癫痫患者存在基因突变或染色体异常。

2. 结构性因素。颅脑外伤、脑肿瘤、脑血管疾病（如脑梗死）、颅内感染等可以引起脑组织结构损伤，从而诱发癫痫。

3. 代谢性因素。低血糖、低钙血症、尿毒症等代谢异常可引起脑神经元过度兴奋，导致癫痫发作。

4. 感染因素。脑膜炎、脑炎、脑囊虫病等颅内感染可引起神经系统损害，增加癫痫发作风险。

5. 免疫性因素。自身免疫性脑炎（如抗 NMDAR 脑炎）可引发癫痫发作，免疫系统异常会导致神经元过度兴奋或破坏。

6. 其他。中毒、药物反应、酒精戒断等因素也可能诱发癫痫。

三、发病机制

癫痫的发病机制尚未完全明确，主要涉及神经元异常放电和大脑兴奋 - 抑制平衡失调。

1. 神经元异常放电。癫痫发作是神经元膜的电位不稳定、突触传递异常引起神经元过度同步化放电，导致局部或全脑范围内异常电活动。

2. 兴奋 - 抑制平衡失调。正常大脑的兴奋性神经递质（如谷氨酸）和抑制性神经递质（如 γ - 氨基丁酸，GABA）平衡被打破，导致神经元处于持续兴奋状态。兴奋性增加或抑制性减少均可导致神经元过度放电。

3. 基因突变。某些基因突变（如 SCN1A、GABRG2 等）影响神经元离子通道或神经递质受体功能，使神经元更易兴奋，导致癫痫倾向。

4. 神经网络异常。脑内局部神经回路异常和结构改变（如皮层发育不良）可引发特定区域的癫痫放电并扩散至周围脑区，形成癫痫发作。

四、临床表现

癫痫的临床表现因发作类型不同而有所差异，主要包括以下几种。

1. 全面性发作。

（1）强直 - 阵挛性发作：表现为全身肌肉强直和阵挛，伴意识丧失，可能伴有舌咬伤、尿失禁，发作后常有意识模糊或疲劳。

（2）失神发作：常见于儿童，表现为短暂的意识丧失、目光呆滞，发作持续数秒至十余秒，发作结束后迅速恢复正常。

（3）强直发作：表现为发作性全身或者双侧肌肉的强烈持续地收缩，肌肉僵直，躯体伸展背屈，常持续数秒至数十秒。

（4）阵挛发作：表现为主动肌间歇性收缩，导致肢体有节律性地抽动。

（5）肌阵挛发作：表现为快速、短暂、触电样肌肉收缩，可遍及全身，也可限于某个肌群。

（6）痉挛：表现为突然、短暂的躯干肌和双侧肢体的强直性屈性或者伸展性收缩，多表现为发作性点头。

（7）失张力发作：双侧部分或者全身肌肉张力突然丧失，导致不能维持原有的姿势，出现跌倒、肢体下坠等表现，发作时间相对较短，持续数秒至十余秒。

2. 部分性发作。

（1）单纯部分性发作：局部肢体或面部肌肉抽动，意识清晰，发作持续时间短。

（2）复杂部分性发作：伴有意识障碍，表现为无意识的行为（如咀嚼、摸索等），发作后常有短暂意识模糊或健忘。

3. 癫痫持续状态。指单次癫痫发作持续时间超过 5 分钟，或两次以上，发作间期意识未能完全恢复，是一种危及生命的急症。

五、诊断标准

癫痫的诊断主要基于病史、体格检查和辅助检查，包括脑电图和影像学检查。

1. 病史和体格检查。病史收集包括发作频率、时间、表现、发作后状态等，有无诱发因素及家族史。体检可发现可能的基础疾病和神经系统异常。

2. 脑电图。脑电图是癫痫诊断的关键工具。癫痫发作时通常可见特征性的棘波、尖波、棘慢复合波等异常放电，辅助判断发作类型和病灶部位。

3. 影像学检查。MRI 可用于评估颅内结构异常（如脑肿瘤、皮层发育不良等），排除器质性病因。CT 在急诊时可用于快速评估急性脑损伤或出血。

4. 实验室检查。代谢性疾病或电解质紊乱患者需行血糖、电解质、肝肾功能检测，免疫性癫痫可行抗体检测。

5. 诊断标准。符合以下任一标准即可诊断癫痫：①至少 2 次无诱因的癫痫发作，间隔 24 小时以上。② 1 次无诱因发作，伴有较高复发风险。③符合某些癫痫综合征的诊断标准。

六、鉴别诊断

癫痫需与以下几种情况进行鉴别。

1. 癔症性发作。癔症性发作表现类似癫痫，但无脑电图异常，患者常有心理因素，发作时意识通常清晰，容易随环境变化。

2. 晕厥。晕厥可表现为短暂意识丧失，类似失神发作，但多与体位或情绪相关，发作后意识迅速恢复，脑电图无异常。

3. 短暂性脑缺血发作（transient ischemic attack，TIA）。表现为短暂的肢体无力或感觉障碍，但常无意识障碍，症状多与神经血管分布一致。

4. 睡眠障碍。睡眠障碍如梦游、夜惊症等可表现为异常行为，但发作仅限于睡眠期间，且无典型脑电图改变。

5. 肌阵挛。良性肌阵挛和癫痫性肌阵挛需鉴别，前者通常发生于清醒状态，无意识障碍，脑电图正常。

七、治疗方法

癫痫的治疗包括药物治疗、手术治疗、生活方式调整和心理支持。

1. 药物治疗。抗癫痫药（antiepileptic drug，AED）是癫痫治疗的主要方法，常用药物包括苯妥英钠、丙戊酸钠、卡马西平、拉莫三嗪、左乙拉西坦等。药物选择依据癫痫类型、患者年龄和药物耐受性。

（1）单药治疗：通常首选单药治疗，剂量逐渐增加至控制发作或出现不良反应。

（2）联合用药：单药治疗无效时可选择联合用药，但需谨慎，以减少药物间相互作用。

2. 手术治疗。

（1）癫痫病灶切除术：适用于明确病灶且药物无效的癫痫患者，常用于颞叶癫痫。

（2）迷走神经刺激（vagus nerve stimulation：VNS）：适用于部分难治性癫痫，植入装置刺激迷走神经，以减少发作频率。

（3）胼胝体切开术：用于控制强直 - 阵挛发作，适合严重难治性癫痫患者。

3. 生酮饮食。高脂肪、低碳水化合物饮食方案，特别适用于儿童难治性癫痫，有助于降低发作频率。

4. 心理支持和生活方式调整。

（1）心理支持：癫痫患者可能存在心理压力，需心理疏导和支持，帮助患者积极面对疾病。

（2）生活方式调整：避免熬夜、过度劳累，戒酒，防止发作诱因，保障规律作息。

5. 急性发作处理。

癫痫持续状态的处理：如发作持续超过 5 分钟，需紧急处理，给予安定类药物（如地西泮）、苯妥英钠等控制发作，并监测生命体征。

6. 随访管理。定期随访评估癫痫控制情况，调整药物剂量，监测药物不良反应，同时进行生活方式指导和心理支持。

（祝美蓉）

第三节　帕金森病

一、概述

帕金森病（Parkinson's disease，PD）是一种常见的神经系统退行性疾病，其临床症状主要为运动迟缓、静止性震颤、肌强直和姿势不稳等。该病多发于中老年人，发病率随年龄增加而上升，是继阿尔茨海默病之后的第二大神经退行性疾病。帕金森病起病缓慢，病程进展逐步加重，严重影响患者生活质量。虽然目前尚无治愈手段，但通过合理的药物治疗、手术干预和康复支持，可以有效控制症状和改善生活质量。

二、病因

帕金森病的确切病因尚不清楚，主要认为与遗传和环境因素共同作用有关。

1. 遗传因素。

（1）家族遗传倾向：家族性帕金森病中发现了多个相关基因，如 PARK1（编码 α- 突触核蛋白）、PARK2（编码 Parkin）、LRRK2 等，与发病风险增加相关。

（2）遗传易感性：部分散发性病例中发现一些基因多态性可能增加帕金森病的风险，但并非直接致病。

2. 环境因素。

（1）环境毒素：长期暴露于除草剂、杀虫剂等毒性化学物质（如 MPTP、锰、二氧化碳等）可能增加帕金森病的发病风险。

（2）头部外伤：头部外伤后神经系统损伤可能增加发病风险。

（3）其他：吸烟、咖啡饮用等生活方式因素与帕金森病风险存在一定的相关性。

3. 老化。衰老是帕金森病的主要风险因素，随着年龄增长，黑质多巴胺能神经元逐渐丧失，使老年人群更易患帕金森病。

三、发病机制

帕金森病的发病机制尚未完全明确，主要包括以下几个方面。

1. 多巴胺能神经元丢失。帕金森病患者黑质致密部的多巴胺能神经元显著减少，导致纹状体内多巴胺水平下降。多巴胺不足会影响基底神经节的运动调控功能，是帕金森病运动症状的核心机制。

2. α- 突触核蛋白聚集。α- 突触核蛋白异常聚集形成路易小体（Lewy body），导致神经元功能紊乱和死亡。突触核蛋白的异常可能由基因突变或代谢异常引起。

3. 氧化应激和线粒体功能障碍。多巴胺代谢易产生活性氧（reactive oxygen species，ROS），引起氧化应激，损害神经元；同时，线粒体功能障碍也会加剧氧化应激，加速神经元凋亡。

4. 炎症反应。神经炎症在帕金森病的发病机制中扮演重要角色。小胶质细胞激活、炎症因子（如 TNF-α、IL-1β）释放加剧神经损伤。

5. 基因突变。多种基因突变与帕金森病有关，如 α- 突触核蛋白基因（SNCA）、LRRK2、PARK2 等突变会影响蛋白质清除、线粒体功能或细胞内运输，促进神经元变性。

四、临床表现

帕金森病的临床表现分为运动症状和非运动症状两大类。

1. 运动症状。

（1）运动迟缓：为最早和最重要的症状，表现为肢体动作缓慢，精细运动困难，如书写字迹变小、穿衣费力等。

（2）静止性震颤：多见于手指，通常为拇指和食指的“搓丸样动作”，静止时震颤明显，活动时减轻或消失。

（3）肌强直：表现为关节活动受限，触诊时感到“齿轮样”阻力，尤其在肘关节、腕关节等部位显著。

（4）姿势不稳：病程后期出现，表现为站立或行走时容易跌倒，是导致帕金森病患者残疾的重要原因。

2. 非运动症状。

（1）自主神经症状：如便秘、排尿困难、低血压和出汗异常等。

（2）睡眠障碍：多表现为失眠、多梦、快速眼动（rapid eye movement，REM）睡眠行为障碍等。

（3）情绪和认知障碍：如抑郁、焦虑、记忆力下降和认知障碍。

（4）嗅觉减退：早期可出现嗅觉减退，常被患者忽视。

五、诊断标准

帕金森病的诊断主要依赖临床表现，缺乏特异性实验室检查或影像学诊断工具。

1. 临床诊断标准。目前常用的英国帕金森病学会脑库（U.K. Parkinson’s Disease Society Brain Bank，UKPDSBB）标准，需具备运动迟缓，及至少一个额外特征（静止性震颤、肌强直、姿势不稳）。

2. 病史和体格检查。详细了解患者病史、症状起始和进展，体格检查中重点评估静止性震颤、肌强直和运动迟缓。

3. 影像学检查。

（1）脑 CT 或 MRI：用于排除其他原因引起的继发性帕金森综合征，如脑血管病变、肿瘤等。

（2）PET 或 SPECT：可用于检测纹状体多巴胺能功能下降，有助于鉴别帕金森病和其他神经系统疾病。

4. 药物试验。给予多巴胺制剂如左旋多巴后症状明显改善，可支持帕金森病的诊断。

5. 诊断标准。包含基本运动症状的诊断标准和排除其他病因的次要标准，需逐步排除其他疾病后确诊。

六、鉴别诊断

1. 帕金森综合征。包括药物性帕金森综合征、血管性帕金森综合征和正常压力脑积水等，可通过病史和影像学检查进行鉴别。

2. 多系统萎缩（multiple system atrophy，MSA）。MSA 患者除了运动症状外，还表现出明显的自主神经症状和小脑性共济失调，影像学检查可见小脑和脑干萎缩。

3. 进行性核上性麻痹（progressive supranuclear palsy，PSP）。表现为垂直性眼球运动障碍、姿势不稳和摔倒较早出现，影像学可见中脑萎缩。

4. 路易体痴呆。出现认知功能障碍和视觉幻觉，震颤不明显，可通过认知评估和病程特点鉴别。

5. 特发性震颤。常见于家族性震颤，以姿势性和意向性震颤为主，静止性震颤少见，运动迟缓和肌强直也不显著。

七、治疗方法

帕金森病的治疗包括药物治疗、手术治疗和康复治疗等几个方面。

1. 药物治疗。

（1）左旋多巴：最常用的药物，通过补充多巴胺改善运动症状，但长期使用易产生“开关”现象和异动症。

（2）多巴胺受体激动剂：如普拉克索、罗匹尼罗，适合早期患者或作为联合治疗，副作用较少。

（3）单胺氧化酶 B 抑制剂（MAO-B 抑制剂）：如司来吉兰，延缓多巴胺分解，适用于早期或与左旋多巴联合使用。

（4）COMT 抑制剂：如恩他卡朋，与左旋多巴联合使用延长其疗效，但副作用可能包括腹泻和肝功能异常。

（5）抗胆碱能药物：主要用于控制震颤，但长期使用可能导致记忆力减退，不推荐老年人使用。

2. 手术治疗。

（1）脑深部电刺激（deep brain stimulation，DBS）：在特定脑区植入电极，通过电刺激调控异常神经活动，适合药物治疗无效或药物副作用较大的患者。

（2）丘脑切开术或苍白球切开术：通过手术破坏脑内特定部位，减轻震颤和运动迟缓，但现已较少应用。

3. 康复治疗。

（1）运动康复：如步态训练、平衡训练、关节活动度练习等，有助于改善患者的运动功能，延缓残疾发生。

（2）语言治疗：对于言语困难的患者，可进行语言训练和吞咽功能康复。

（3）心理支持：帮助患者应对抑郁、焦虑等心理问题，提高生活质量。

4. 生活方式和辅助治疗。

（1）饮食调节：多巴胺类药物吸收受蛋白质影响，建议药物服用前 1 小时避免高蛋白饮食。

（2）生活辅助器具：拐杖、助行器等可以帮助患者改善步态不稳，避免跌倒。

（3）教育和支持：帮助患者及家属了解疾病，配合治疗，减少跌倒风险和相关并发症。

5. 随访管理。帕金森病患者需长期随访，根据病情调整药物剂量，监测药物副作用，及时调整治疗方案，提供康复指导和心理支持。

（祝美蓉）

第四节　神经痛

一、概述

神经痛（neuralgia）是一种由外周或中枢神经系统的损伤或功能异常引起的疼痛，常表现为自发性或诱发性阵发性剧痛。其特征为灼烧感、刺痛、跳痛、刀割样疼痛等，通常呈间歇性，病程长且反复发作。神经痛可影响患者的日常生活质量，且对普通镇痛药物反应较差。常见类型包括三叉神经痛、带状疱疹后神经痛、坐骨神经痛和糖尿病性周围神经病等。早期识别和合理治疗神经痛有助于减轻疼痛，改善患者生活质量。

二、病因

神经痛的病因复杂，可分为以下几类。

1. 感染。病毒感染（如带状疱疹病毒）可能导致神经损伤，引发带状疱疹后神经痛。

2. 代谢性疾病。糖尿病、慢性肾功能衰竭等代谢性疾病可导致神经损伤，常见于糖尿病性周围神经病和尿毒症性神经病。

3. 神经压迫或损伤。椎间盘突出、骨质增生、肿瘤压迫等机械性压迫会导致神经损伤，如坐骨神经痛。

4. 自身免疫性疾病。系统性红斑狼疮、多发性硬化等疾病会引起神经炎症，导致神经痛。

5. 毒素或药物。化疗药物、重金属中毒（如铅、砷）等会对神经造成损伤，产生神经痛。

6. 特发性原因。部分神经痛患者找不到明确的病因，如部分原发性三叉神经痛。

三、发病机制

神经痛的发病机制涉及外周和中枢神经系统多方面的病理生理变化。

1. 神经元的异常兴奋。神经损伤后，受损神经元及周围的神经纤维可能出现电活动异常，导致异位放电，引发自发性疼痛。

2. 神经可塑性变化。神经损伤后，神经可塑性变化使邻近的未损伤神经纤维对刺激敏感性增加，甚至对非痛觉刺激也产生疼痛反应。

3. 钠离子通道表达上调。受损神经纤维中钠离子通道表达增加，导致神经元对电活动敏感性增高，从而产生异常放电，导致神经痛。

4. 中枢敏化。外周神经损伤导致脊髓背角神经元长期异常兴奋，使得中枢神经系统对疼痛敏感性增加，导致持续性疼痛。

5. 神经炎症反应。神经损伤后，炎性细胞因子（如 TNF-α、IL-1β）释放增加，导致神经炎症，进一步加重神经痛。

四、临床表现

神经痛的临床表现根据病因、部位和类型不同而有所差异，但通常表现为以下症状。

1. 自发性疼痛。患者会出现无诱因的突发性剧烈疼痛，表现为刀割样、灼烧样、跳痛、刺痛等。疼痛可持续数秒至数分钟，常反复发作。

2. 诱发性疼痛。轻微触碰、冷风刺激或温度变化等非痛觉刺激即可引发剧烈疼痛，称为痛觉过敏。

3. 异常感觉。部分患者会出现皮肤区域的感觉异常，如感觉减退、麻木或异常疼痛等。

4. 局部症状。不同类型神经痛可能伴随局部症状，如三叉神经痛患者可有面部触碰痛，带状疱疹后神经痛患者在皮疹部位有烧灼感疼痛。

五、诊断标准

神经痛的诊断主要基于临床表现和辅助检查结果。

1. 病史和体格检查。病史调查包括疼痛的性质、部位、频率、发作持续时间和诱因等，体格检查包括检查感觉、运动和反射异常。

2. 影像学检查。MRI 和 CT 用于排除可能的结构性病变，如椎间盘突出、肿瘤压迫等导致的神经痛。

3. 电生理检查。肌电图（electromyogram，EMG）和神经传导速度（nerve conduction velocity，NCV）可帮助判断神经损伤部位和损伤程度。

4. 实验室检查。代谢性疾病如糖尿病或肾功能不全患者需常规检查血糖、电解质和肾功能，以评估是否有代谢异常。

5. 诊断标准。具备典型的疼痛表现和局部体征，影像学排除其他器质性病变，可诊断神经痛。

六、鉴别诊断

神经痛需与以下情况鉴别。

1. 偏头痛。偏头痛为搏动性疼痛，多伴恶心、呕吐和对光敏感，且常局限于一侧头部，三叉神经痛则为面部刀割样或刺痛，发作时间更短。

2. 肌肉筋膜疼痛。肌肉紧张或损伤引起的疼痛往往为钝痛，常伴局部肌肉僵硬，痛点压痛明显，与神经痛的烧灼感和跳痛不同。

3. 关节痛。骨关节疼痛多为深部钝痛，关节活动时加重，神经痛则以表浅灼痛和刺痛为主，且可能对轻触过敏。

4. 纤维肌痛。全身广泛性疼痛为特点，疼痛部位不固定，无明显神经支配区域分布，常伴有乏力、失眠和情绪低落等症状。

5. 心理性疼痛。与情绪和心理因素相关，通常无明确体征或神经异常，需排除其他躯体性疼痛后方可诊断。

七、治疗方法

神经痛的治疗方法包括药物治疗、非药物治疗和手术治疗等。

1. 药物治疗。

（1）抗抑郁药：三环类抗抑郁药（如阿米替林）和新型抗抑郁药（如度洛西汀）对神经痛有效，尤其适用于糖尿病性周围神经病。

（2）抗癫痫药：如加巴喷丁、普瑞巴林，通过减少神经异常放电缓解疼痛。

（3）局部麻醉药：利多卡因贴片用于局部麻醉，适用于带状疱疹后神经痛等局部性神经痛。

（4）NSAID 和阿片类药物：常规 NSAID 对神经痛效果有限，阿片类药物对顽固性神经痛有效，但需控制用量，防止成瘾。

2. 非药物治疗。

（1）物理治疗：包括理疗、热敷、按摩等，可缓解局部疼痛和减轻炎症，适合慢性神经痛患者。

（2）心理治疗：对伴有焦虑和抑郁的神经痛患者，通过认知行为疗法或心理咨询，可缓解心理压力，减轻疼痛感。

（3）神经阻滞：如局部麻醉剂或类固醇注射在神经周围，可短暂缓解疼痛，适用于局部性顽固性神经痛。

3. 神经调控治疗。

（1）脊髓电刺激（spinal cord stimulation，SCS）：通过在脊髓背侧柱放置电极，缓解顽固性神经痛，适用于药物无效的顽固性疼痛。

（2）经皮电刺激（transcutaneous electrostimulation，TENS）：适用于轻度至中度神经痛患者，通过电刺激缓解疼痛，安全性较高。

4. 手术治疗。

（1）显微血管减压术（microsurgical vascular decompression，MVD）：适用于三叉神经痛等特定神经痛类型，解除血管对神经的压迫，效果较好。

（2）神经切断术或射频毁损术：适用于顽固性、不可控制的疼痛，但有永久性感觉丧失的风险。

5. 生活方式和辅助治疗。

（1）避免诱因：如寒冷刺激、情绪紧张等，保持良好的生活习惯。

（2）饮食调节：高血糖患者需严格控制血糖水平，减少代谢异常带来的神经损伤风险。

6. 长期管理和随访。定期评估疼痛控制情况，调整治疗方案，监测药物副作用，提供心理支持，提高患者的生活质量。

（祝美蓉）

第十一章 传染性疾病

第一节 病毒性肝炎

一、概述

病毒性肝炎（viral hepatitis）是由多种肝炎病毒引起的以肝脏炎症为主要特征的传染性疾病。肝炎病毒包括甲型、乙型、丙型、丁型和戊型肝炎病毒，分别引起甲、乙、丙、丁、戊型肝炎，简称为甲肝、乙肝、丙肝、丁肝和戊肝。病毒性肝炎具有传染性，可能导致急性或慢性肝损伤，进而发展为肝硬化、肝衰竭，甚至肝细胞癌。不同类型的病毒性肝炎在传播途径、流行病学特征、病程进展及治疗方式上存在差异。

二、病因

病毒性肝炎由不同类型的肝炎病毒感染引起，各型病毒感染途径及流行病学特征各异。

1. 甲型肝炎病毒（hepatitis A virus，HAV）。HAV 通过粪 - 口途径传播，常见于污染的水源和食物，主要流行于卫生条件较差的地区。

2. 乙型肝炎病毒（hepatitis B virus，HBV）。HBV 通过血液、母婴和性接触传播，是全球范围内肝炎的主要病因。感染后可导致急性和慢性肝炎，慢性感染常见于母婴传播的个体。

3. 丙型肝炎病毒（hepatitis C virus，HCV）。HCV 主要通过血液传播，性接触和母婴传播较少。丙肝常导致慢性肝炎，极易发展为肝硬化和肝癌。

4. 丁型肝炎病毒（hepatitis D virus，HDV）。HDV 为缺陷病毒，需与 HBV 共同感染才能复制，主要传播途径为血液传播。HDV 感染可加重 HBV 感染者的病情。

5. 戊型肝炎病毒（hepatitis E virus，HEV）。HEV 多经粪 - 口途径传播，通过污染的水和食物传播，类似甲肝。孕妇感染戊肝的死亡率较高。

三、发病机制

病毒性肝炎的发病机制因病毒类型而有所不同，但基本涉及病毒直接作用及机体免疫应答的双重因素。

1. 病毒直接致病作用。病毒进入肝细胞内增殖，直接破坏肝细胞结构，导致细胞坏死和炎症。

2. 机体免疫应答。免疫系统识别肝细胞中的病毒抗原，激活细胞毒性 T 细胞和自然杀伤细胞攻击被感染的肝细胞，导致肝细胞损伤。过度的免疫应答可加重肝损伤。

3. 慢性肝损伤和纤维化。在慢性 HBV 和 HCV 感染中，持续的炎症和肝细胞坏死刺激肝纤维组织增生，导致肝纤维化，进而发展为肝硬化。

4. 肝癌的发生机制。慢性肝炎可引起肝细胞 DNA 损伤和基因突变，长期慢性炎症和肝细胞再生增加肝癌发生的风险，尤其在 HBV 和 HCV 感染中。

四、临床表现

病毒性肝炎的临床表现与病程长短、病毒类型及感染者的免疫状态有关，主要包括以下几类。

1. 急性期表现。

（1）前驱期：以乏力、食欲减退、恶心、呕吐、肌肉酸痛、发热等全身症状为主。

（2）黄疸期：以黄疸、尿色加深、肝区疼痛为主要表现，部分患者可有瘙痒和消化不良。

2. 慢性期表现。慢性乙肝和丙肝患者症状不明显，可能仅有轻度疲倦、食欲减退等不适，常于体检时发现，部分患者发展为肝硬化时可出现腹胀、腹水、肝脾肿大。

3. 重型肝炎。表现为急性肝功能衰竭，出现凝血障碍、肝性脑病，甚至肝肾综合征，病情凶险，死亡率高。

4. 并发症。

（1）肝硬化：慢性 HBV、HCV 感染可能进展为肝硬化，出现门静脉高压、食管胃底静脉曲张等。

（2）肝癌：HBV 和 HCV 感染者肝细胞癌的发生率明显升高。

五、诊断标准

病毒性肝炎的诊断依赖临床症状、实验室检查和影像学检查。

1. 临床表现。根据乏力、黄疸、肝区不适等症状，结合病史和流行病学接触史。

2. 实验室检查。

（1）肝功能检测：ALT、AST 增高，胆红素增高，尤其在急性期和重型肝炎中明显。

（2）病毒学检测：HAV-IgM 抗体检测用于甲肝诊断；HBsAg、HBsAb、HBeAg、HBcAb 等标志物用于乙肝诊断；HCV 抗体检测阳性结合 HCV RNA 检测确认丙肝；HDV RNA 检测用于丁肝诊断；HEV-IgM 抗体和 HEV RNA 检测用于戊肝诊断。

3. 影像学检查。

（1）肝脏超声：可评估肝脏大小、质地及有无纤维化表现。

（2）CT/MRI：在肝硬化和肝癌诊断中有重要作用。

4. 肝组织活检。可评估肝脏的炎症和纤维化程度，常用于慢性肝炎的病情分期和预后判断。还可在肝组织中原位检测病毒抗原或核酸，以助确定病毒复制状态。

六、鉴别诊断

病毒性肝炎需与以下疾病鉴别。

1. 酒精性肝病。有长期酗酒史，肝功能异常，病理上有脂肪变性和小叶炎。

2. 药物性肝损伤。有药物使用史，肝功能异常，停药后症状可改善。

3. 自身免疫性肝炎。血清中可检测到自身抗体（如 ANA、ASMA），无肝炎病毒感染。

4. 胆汁淤积性肝病。表现为黄疸伴碱性磷酸酶（ALP）增高，需借助影像学检查排除胆管阻塞。

5. 其他感染性肝炎。如细菌性肝脓肿、寄生虫性肝炎（阿米巴性肝脓肿），通过病原学检查鉴别。

七、治疗方法

病毒性肝炎的治疗包括抗病毒治疗、对症支持治疗和预防措施。

1. 抗病毒治疗。

（1）乙型肝炎：核苷类药物（如恩替卡韦、替诺福韦）用于慢性乙肝患者，抑制病毒复制，减少肝脏损伤。

（2）丙型肝炎：直接抗病毒药物（direct-acting antiviral agent，DAA），如索非布韦、达卡他韦等，能够有效清除 HCV RNA，实现治愈。

（3）甲、戊型肝炎：无特效抗病毒药物，主要为对症支持治疗。

（4）丁型肝炎：联合使用干扰素治疗，但疗效有限。

2. 对症支持治疗。

（1）营养支持：给予高蛋白、高热量饮食，必要时补充维生素和矿物质。

（2）保肝治疗：使用保肝药物（如复方甘草酸苷、还原型谷胱甘肽）减轻肝细胞损伤。

（3）肝衰竭处理：重型肝炎患者可考虑人工肝支持系统（如血浆置换、血液透析等）减轻肝脏负担。

3. 预防措施。

（1）疫苗接种：甲肝、乙肝疫苗接种是预防感染的有效手段。

（2）卫生习惯：保持良好个人卫生，避免接触污染食物和水源。

（3）母婴阻断：对 HBsAg 阳性母亲新生儿注射乙肝疫苗和免疫球蛋白，降低母婴传播风险。

（4）行为干预：避免不安全性行为和共用注射器，减少传播风险。

4. 随访和长期管理。定期随访肝功能和病毒学指标，监测病情进展，对慢性肝炎患者进行肝纤维化和肝癌筛查。

（刘炼玲）

第二节　艾滋病

一、概述

艾滋病（acquired immunodeficiency syndrome，AIDS）是获得性免疫缺陷综合征的简称，是由人类免疫缺陷病毒（human immunodeficiency virus，HIV）感染引起的慢性、进展性传染病。HIV 主要攻击人体的免疫系统，特别是 $CD4^+$ T 淋巴细胞（$CD4^+$ T lymphocyte），导致机体免疫功能逐渐丧失，最终导致机会性感染、恶性肿瘤等并发症，是全球公共卫生面临的重大挑战之一。艾滋病目前无法治愈，但通过抗反转录病毒治疗（antiviral therapy，ART）可有效控制病毒复制，延长患者的生存期并改善生活质量。

二、病因

艾滋病的病因是 HIV 感染。HIV 分为 HIV-1 和 HIV-2 两型，以 HIV-1 为主。该病毒通过以下几种途径传播。

1. 性接触传播。不安全性行为（无保护的性交）是 HIV 感染的主要传播途径，尤其在异性和同性性接触中，黏膜微小破损增加感染风险。

2. 经血液和血制品传播。包括使用不洁注射器或器械、输注被污染的血液或血制品、共用注射工具等。

3. 母婴传播。HIV 阳性母亲可在妊娠、分娩或哺乳期将病毒传给胎儿或婴儿，称为母婴传播。

4. 其他。接收 HIV 感染者的器官移植、人工授精或污染的器械等，医务人员被 HIV 污染的针头刺伤或破损皮肤受污染也可感染。

三、发病机制

HIV 进入体内后，攻击免疫系统中的 $CD4^+$ T 淋巴细胞，引起免疫系统损伤的发病机制包括以下几个方面。

1. 病毒感染与整合。HIV 表面蛋白与宿主 CD4 受体结合进入细胞，在逆转录酶的作用下，病毒 RNA 转录为 DNA 并整合到宿主基因组中，成为潜伏感染状态。

2. 病毒复制与 $CD4^+$ T 细胞破坏。病毒在 $CD4^+$ T 细胞内大量复制，最终引起细胞裂解，导致 $CD4^+$ T 细胞数量下降，影响机体的免疫功能。

3. 免疫功能紊乱。随着 $CD4^+$ T 细胞逐渐减少，人体对抗原的识别和反应能力降低，出现免疫缺陷，导致对机会性感染和肿瘤的易感性增加。

4. 持续的免疫激活。慢性 HIV 感染导致机体免疫系统持续激活，引发炎症和免疫耗竭，加速免疫功能下降。

四、临床表现

艾滋病的临床表现通常分为三个阶段。

1. 急性期。急性感染通常发生在感染后 2~4 周，表现类似流感样症状，如发热、咽痛、淋巴结肿大、皮疹、肌痛和关节痛。该期症状通常较轻，但 HIV 病毒载量高，传染性强。

2. 无症状期。无症状期可持续数年或更长，患者无明显症状，但病毒在体内持续复制，$CD4^+$ T 细胞逐渐下降。该期传染性较强，但易被忽视。

3. 艾滋病期。当 $CD4^+$ T 细胞计数降至 200/μL 以下或出现严重机会性感染及肿瘤时进入艾滋病期。常见的机会性感染包括肺孢子菌肺炎、结核病、口腔和食管念珠菌感染等；恶性肿瘤如卡波西肉瘤、非霍奇金淋巴瘤等。

五、诊断标准

艾滋病的诊断依赖于实验室检测及临床表现，主要包括以下几个方面。

1. 实验室检测。

（1）抗体检测：初筛使用酶联免疫吸附试验（enzyme linked immunosorbent assay，ELISA）检测 HIV 抗体，阳性者需行确认试验（如 Western Blot 或核酸检测）。

（2）HIV 抗原 / 抗体联合检测：检测 p24 抗原和 HIV 抗体，适合早期筛查，尤其在感染窗口期。

（3）核酸检测（nucleic acid testing，NAT）：检测病毒 RNA，适用于高危人群的早期诊断。

（4）$CD4^{+}T$ 细胞计数：用于评估免疫状态，$CD4^{+}T$ 细胞 <200/μL 提示严重免疫缺陷。

2. 临床诊断。符合机会性感染、恶性肿瘤的表现，结合 HIV 检测结果可确诊。

六、鉴别诊断

艾滋病的临床表现复杂，需与以下疾病鉴别。

1. 其他原因引起的免疫缺陷。如原发性免疫缺陷疾病、器官移植后使用免疫抑制剂、化疗引起的免疫低下。

2. 单纯性淋巴结病。急性感染期的淋巴结肿大需与单纯性淋巴结病、传染性单核细胞增多症等鉴别。

3. 结核病。艾滋病患者易合并结核感染，需结合 HIV 检测和抗酸染色结果鉴别。

4. 其他性传播疾病。梅毒、淋病、尖锐湿疣等性病患者可伴 HIV 感染，但并非所有患者均合并 HIV，需实验室检测鉴别。

5. 长期不明原因发热。艾滋病晚期患者可出现长期发热，应排除其他感染性或免疫性疾病。

七、治疗方法

艾滋病的治疗以抗病毒治疗为主，辅以对症治疗和预防性措施，主要包括以下内容。

1. 抗病毒治疗。高效抗逆转录病毒疗法（highly active antiretroviral therapy,

HAART）常用三联药物方案，通常包括两种核苷（酸）类逆转录酶抑制剂（nucleotide reverse transcriptase inhibitor，NRTI）联合一种非核苷类逆转录酶抑制剂（non-nucleoside reverse transcriptase inhibitor，NNRTI）、蛋白酶抑制剂（protease inhibitor，PI）或整合酶抑制剂（integrase inhibitor，INI）。

（1）药物种类：常用的 NRTI 包括替诺福韦、拉米夫定；NNRTI 如依非韦仑；PI 如洛匹那韦 / 利托那韦；INI 如多替拉韦。

（2）治疗目标：ART 的目标是控制病毒载量，恢复和维持免疫功能，减少机会性感染，提高生存质量。

2. 机会性感染的治疗和预防。根据 $CD4^{+}$ T 细胞计数和感染类型，使用特异性抗感染药物治疗或预防机会性感染。

（1）肺孢子菌肺炎：用复方磺胺甲噁唑治疗和预防。

（2）口腔 / 食管念珠菌感染：可使用氟康唑或制霉菌素。

（3）结核病：使用标准抗结核药物治疗。

3. 免疫功能的监测与支持。定期监测 $CD4^{+}$ T 细胞和病毒载量，评估治疗效果。必要时加强营养支持和康复治疗，保持患者的体力和生活质量。

4. 心理支持和社会支持。艾滋病患者易产生心理问题，需进行心理疏导和支持，增强患者的治疗依从性。还可通过社交支持、家庭关怀等方式帮助患者提高生活质量。

5. 生活方式和行为干预。建议患者避免高风险性行为，不共用注射器等，保持健康生活方式。避免感染的传播，采取安全性行为和适当防护措施。

6. 母婴传播的预防。对 HIV 阳性孕妇进行 ART 治疗，分娩时使用抗病毒药物并选择剖宫产可降低母婴传播风险。婴儿出生后使用预防性药物，并避免母乳喂养。

7. 疫苗接种和其他预防措施。艾滋病患者应进行流感疫苗、乙肝疫苗等预防接种，减少感染风险。

（刘炼玲）

第三节　结核病

一、概述

结核病（tuberculosis，TB）是由结核分枝杆菌（mycobacterium tuberculosis）

感染引起的一种慢性传染性疾病，主要侵犯肺部，称为肺结核，但也可累及淋巴结、骨骼、肠道等全身多个器官。结核病通过呼吸道飞沫传播，是全球重要的公共卫生问题，尤其在发展中国家更为严重。该病起病隐匿、病程长，若不及时治疗可能导致严重的健康危害，甚至死亡。近年来，抗结核药物耐药性增加使得结核病的控制更加复杂。

二、病因

结核病的易感因素包括营养不良、免疫抑制（如艾滋病）、糖尿病、吸烟、密切接触结核患者及生活环境拥挤等。结核病的病因是感染结核分枝杆菌（简称结核杆菌），其传播途径包括以下几个方面。

1. 呼吸道飞沫传播。这是结核病的主要传播方式，患者通过咳嗽、打喷嚏或说话等将结核菌释放到空气中，健康人吸入后可能感染。

2. 消化道传播。通过摄入被污染的食物或水源，如饮用未消毒的奶制品，可能感染结核杆菌，但较少见。

3. 母婴传播。孕妇结核病可能在妊娠晚期或分娩过程中传染给新生儿，但并不常见。

三、发病机制

结核杆菌进入人体后，是否发病取决于细菌毒力及机体的免疫应答。

1. 原发感染和潜伏感染。结核杆菌进入肺部后，可被巨噬细胞吞噬并在其中繁殖，形成原发感染灶。多数人可通过免疫系统控制感染，使结核杆菌进入潜伏期，但菌体未被完全清除，可能终生携带。

2. 细胞免疫应答。免疫系统通过巨噬细胞、T 淋巴细胞等介导细胞免疫反应，形成肉芽肿，以限制结核菌扩散，但若免疫力下降，病菌可重新活化，引起发病。

3. 病理变化。病变区域形成典型的干酪样坏死和空洞，特别在肺部病变中可见。病灶进一步扩大，导致组织破坏和纤维化，产生痰菌排出。

4. 耐药性。由于抗结核药物治疗不规范，耐药性逐渐增多，尤其在复发和免疫功能低下的患者中。

四、临床表现

结核病的临床表现取决于感染部位和病变范围，常见的表现如下。

1. 全身症状。结核病患者通常表现为低热（午后为主）、盗汗、乏力、食欲减退和体重下降等全身不适症状，称为结核病中毒症状。

2. 呼吸道症状。

（1）咳嗽、咳痰：早期表现为干咳，后期有痰，伴随菌体排出。

（2）咯血：由于病灶侵蚀血管所致，是肺结核的常见症状之一。

（3）胸痛：多为胸膜炎性疼痛，伴随深呼吸或咳嗽加重。

3. 肺外结核症状。结核可累及多个器官，如淋巴结、骨骼、泌尿系统、消化系统和神经系统等。表现各异，如淋巴结结核表现为局部淋巴结肿大和疼痛，骨结核可引起局部疼痛和活动受限。

五、诊断标准

结核病的诊断基于病史、临床表现、影像学和病原学检查等综合判断。

1. 病史和体格检查。询问患者的结核接触史、症状及病程，通过查体可发现淋巴结肿大、肺部听诊异常等。

2. 影像学检查。

（1）X线胸片：最常用的筛查方法，可见浸润性病变、空洞、纤维化及钙化等病灶。

（2）胸部CT：比X线更敏感，可显示病灶的精确位置和范围，尤其适用于早期病变和复杂病例。

3. 病原学检查。

（1）痰涂片抗酸染色：发现抗酸杆菌对诊断有重要价值。

（2）痰培养：结核菌培养是确诊的“金标准”，但耗时较长，需2~8周。

（3）分子检测：如Xpert MTB/RIF法可快速检测结核菌DNA和利福平耐药性。

4. 结核菌素试验（PPD试验）。反映机体对结核抗原的敏感性，阳性提示既往感染，但不区分活动性或潜伏感染，适用于儿童及筛查人群。

5. γ干扰素释放试验（interferon-γ release assay，IGRA）。检测T细胞对结核菌抗原的反应，可用于潜伏感染筛查，常用于有免疫抑制的患者。

六、鉴别诊断

结核病需与以下疾病鉴别。

1. 肺炎。急性发热、咳痰等症状明显，但病程短，影像学表现为肺炎性实变，抗生素治疗有效。

2. 肺癌。症状重叠，但多见于老年人，常伴消瘦、痰中带血，影像学可见肿块，肺癌标志物和支气管镜活检有助于鉴别。

3. 肺脓肿。症状与结核相似，但影像学表现为液气平和脓液，抗菌治疗有效。

4. 其他肉芽肿性疾病。如组织胞浆菌病、类肉瘤病，需依靠病理检查和特异性检测鉴别。

5. 非结核分枝杆菌感染。类似肺结核，但不具传染性，培养分离和药物敏感性试验可协助鉴别。

七、治疗方法

结核病的治疗以抗结核药物治疗为主，辅以支持治疗和预防措施。

1. 抗结核药物治疗。

（1）一线药物：常用的包括异烟肼、利福平、乙胺丁醇、吡嗪酰胺和链霉素，联合用药可提高疗效，减少耐药性。标准方案是目前推荐的“2HRZE/4HR”方案，即初治患者前 2 个月联合使用四种药物（H 异烟肼；R 利福平；Z 吡嗪酰胺；E 乙胺丁醇），随后 4 个月仅使用异烟肼和利福平。

（2）耐多药结核（multidrug-resistant tuberculosis，MDR-TB）：对于耐异烟肼和利福平的结核病，需使用二线药物（如氟喹诺酮类、注射用抗结核药物等），疗程延长至 18~24 个月。

2. 手术治疗。对于药物治疗无效的局限性结核病，如严重的肺空洞或脓胸，可选择手术切除病灶，改善疗效。

3. 支持治疗。包括营养支持和对症治疗，如解热镇痛药、祛痰药、氧疗等，帮助改善症状。

4. 患者教育和管理。加强健康教育，强调规律用药，避免中途停药以防耐药性。对传染性强的患者需进行隔离治疗，防止传播。

5. 预防性措施。

（1）接种卡介苗（Bacillus Calmette-Guérin，BCG）：对婴幼儿有保护作用，可预防儿童严重结核病，但对成人无效。

（2）密切接触者筛查：对结核患者的家庭成员和密切接触者进行筛查，必要时进行预防性治疗。

（3）加强公共卫生措施：改善卫生条件，控制结核病传播。

6. 长期随访。对治愈患者定期随访，监测是否有复发或耐药情况发生，特别是耐药结核患者。

（刘炼玲）

第四节　流感

一、概述

流感（influenza）即流行性感冒，是一种由流感病毒引起的急性呼吸道传染病，主要表现为突发的高热、肌肉酸痛、咳嗽和乏力等症状。流感病毒主要分为甲型、乙型和丙型三种，其中甲型和乙型流感病毒是人类流感的主要致病原，甲型流感病毒因其抗原变异性大，常引起大规模的流行甚至全球性流感大流行。流感具有较高的传染性，常在冬春季高发，易在学校、工厂等人群密集场所传播，严重者可引起肺炎和多器官损伤，尤其在儿童、老年人和免疫功能低下者中病情较重，甚至危及生命。

二、病因

流感由流感病毒感染引起，流感病毒主要通过空气中的飞沫传播，也可通过接触被病毒污染的物品传播。分为甲型（A 型）、乙型（B 型）、丙型（C 型）和丁型（D 型）流感病毒，以甲型和乙型流感病毒最常见。

1. 甲型流感病毒（influenza A virus，IAV）。病毒表面的血凝素（hemagglutinin，HA）和神经氨酸酶（neuraminidase，NA）抗原经常变异，导致新型亚型的产生，可引发流感大流行。甲型流感常见亚型包括 H1N1、H3N2 等。

2. 乙型流感病毒（influenza B virus，IBV）。变异性较小，通常引起季节性流行，主要有 Yamagata 和 Victoria 两个系。

3. 丙型流感病毒（influenza C virus，ICV）。仅引起轻微的上呼吸道症状，不引发流行。

4. 丁型流感病毒（influenza D virus，IDV）。主要感染牛等家畜，目前未发现对人类造成感染。

三、发病机制

流感病毒主要通过呼吸道侵入人体后，导致细胞感染和免疫反应，具体机制如下。

1. 病毒感染和复制。流感病毒通过血凝素与宿主细胞表面的唾液酸受体结合进入细胞内，在细胞内复制产生新的病毒颗粒。病毒释放时，神经氨酸酶使新病毒脱离细胞，进一步传播。

2. 呼吸道黏膜损伤。病毒在上皮细胞内大量复制，导致细胞坏死、剥脱，造成上皮屏障损伤，引起咳嗽、咽痛等呼吸道症状。

3. 免疫反应。病毒感染激活宿主的免疫系统，导致大量炎性细胞因子释放（如 TNF-α、IL-6），引发全身炎症反应，导致发热、肌肉酸痛等症状。过度的免疫反应会加重组织损伤，甚至导致严重并发症。

4. 多器官损伤。在免疫功能低下的患者中，病毒可能扩散至肺泡或其他器官，引起严重的肺炎、多器官功能障碍等危重症。

四、临床表现

流感的临床表现取决于患者年龄、免疫状态和病毒类型，常见症状如下。

1. 典型症状。

（1）急性高热：体温通常达 39 ℃以上，持续 3~4 天。

（2）肌肉和关节疼痛：全身肌肉酸痛，尤以背部和四肢为主。

（3）乏力：明显的全身乏力，常持续数天至一周。

（4）呼吸道症状：表现为咽痛、干咳、流涕、鼻塞等。

2. 并发症。

（1）肺炎：流感相关性肺炎是主要并发症，严重者可出现呼吸衰竭。

（2）神经系统损害：罕见情况下出现脑炎、脑膜炎等。

（3）心肌炎：部分患者可能出现心肌损伤，表现为心悸、胸闷。

（4）其他并发症：包括耳炎、窦炎等，尤见于儿童。

3. 高危人群表现。老年人、儿童、孕妇及免疫抑制患者易进展为重症流感，出现呼吸困难、持续高热、意识障碍等表现。

五、诊断标准

流感的诊断主要基于病史、临床表现和实验室检查。

1. 临床诊断。根据患者的流行病学接触史（如流感季节或接触确诊流感患者）和典型症状，如突发高热、肌肉酸痛、乏力等，可作出初步临床诊断。

2. 实验室检查。

（1）快速抗原检测：用于检测鼻咽拭子中的流感病毒抗原，结果在 30 分钟内可得，但敏感性较低。

（2）逆转录聚合酶链式反应（reverse transcription PCR，RT-PCR）：RT-PCR 是检测流感病毒 RNA 的"金标准"，敏感性和特异性高，可明确病毒亚型。

（3）病毒分离培养：可用于确认诊断，但耗时较长，主要用于科研和流行病学调查。

3. 影像学检查。对于疑似流感性肺炎的患者，胸部 X 线或 CT 可帮助判断肺炎的存在和严重程度。

六、鉴别诊断

流感需与以下疾病鉴别。

1. 普通感冒。普通感冒通常起病缓慢，以鼻塞、流涕、咳嗽为主，发热不明显，症状较轻，恢复较快。

2. 新冠肺炎。新冠肺炎也表现为发热、咳嗽等呼吸道症状，但常伴乏力、呼吸急促和味觉嗅觉减退等症状，PCR 检测可鉴别。

3. 支原体肺炎。起病较慢，咳嗽明显，多为阵发性干咳，影像学检查可见肺部炎症。

4. 其他病毒性呼吸道感染。如副流感病毒、腺病毒感染，临床表现类似流感，但 PCR 检测可区分不同病毒。

5. 细菌性肺炎。病情重，病程长，咳嗽伴有脓性痰液，血常规显示白细胞增高，影像学检查提示典型的实变影。

七、治疗方法

流感的治疗包括抗病毒治疗和对症治疗。

1. 抗病毒治疗。

（1）神经氨酸酶抑制剂：奥司他韦（口服）、扎那米韦（吸入）是常用的抗病毒药物，可有效减轻症状，缩短病程，发病 48 小时内使用效果最佳。

（2）RNA 聚合酶抑制剂：如帕拉米韦和巴洛沙韦（单剂口服），对甲型和乙型流感均有效。

（3）治疗原则：建议高危人群（如老年人、孕妇、免疫抑制者）和重症患者尽早使用抗病毒药物。

2. 对症治疗。

（1）退热：使用对乙酰氨基酚或布洛芬退热，避免使用阿司匹林，以防雷氏综合征。

（2）止咳化痰：可给予止咳药和祛痰剂，缓解咳嗽症状。

（3）补液和休息：维持充分水分摄入和卧床休息，促进恢复。

3. 并发症处理。

（1）流感性肺炎：给予抗生素和氧疗，严重者可能需要机械通气。

（2）神经系统并发症：如有脑炎或脑膜炎表现，需进行脑脊液检查和对症处理。

（3）多器官功能支持：重症流感患者可能需要 ICU 监护，进行器官支持治疗。

4. 预防措施。

（1）疫苗接种：流感疫苗接种是预防流感的主要措施，推荐每年接种，尤其是高危人群。

（2）个人防护：注意手卫生，佩戴口罩，避免近距离接触流感患者。

（3）环境卫生：保持室内通风，减少公共场所聚集，防止病毒传播。

5. 流行病学监测。对流感高发季节进行监测，报告病例，防止疫情扩散。

（刘炼玲）

第五节　肠道传染病

一、概述

肠道传染病是一类由多种病原微生物引起的急性肠道感染性疾病，主要表现为腹泻、呕吐、腹痛和发热等胃肠道症状。该类疾病包括细菌性痢疾、霍乱、伤寒、沙门氏菌感染、病毒性肠炎（如轮状病毒、诺如病毒感染）及阿米巴痢疾等。肠道传染病可通过粪 - 口途径传播，与不洁饮食、水源污染及个人卫生状况密切相关。肠道传染病的传播速度快，常导致局部或区域性的疫情暴发，严重者可引起脱水和电解质紊乱，危及生命。

二、病因

肠道传染病的传播方式主要为粪 - 口传播，即通过进食被病原体污染的水、食物或接触被污染的物品引起感染。个体的免疫状态、饮食卫生状况及环境条件均是影响肠道传染病发生的重要因素。肠道传染病的病因多样，病原体可分为细菌、病毒和寄生虫三大类。

1. 细菌。常见细菌性肠道传染病包括细菌性痢疾（志贺菌属）、伤寒和副伤寒（沙门氏菌属）、霍乱（霍乱弧菌）、大肠杆菌感染和弯曲菌感染等。

2. 病毒。常见病毒性肠道传染病包括轮状病毒、诺如病毒、腺病毒和星状病毒感染等，主要在儿童中高发。

3. 寄生虫。如阿米巴痢疾（溶组织阿米巴）和贾第虫病（贾第鞭毛虫），可通过受污染的水源或食物传播，主要引起慢性腹泻。

三、发病机制

肠道传染病的发病机制因病原体种类不同而异，主要包括以下类型。

1. 侵袭力和毒素。许多病原菌具备强侵袭力或毒素，如志贺菌侵入肠黏膜引发溃疡和出血；霍乱弧菌通过产生霍乱毒素刺激小肠上皮分泌大量水分和电解质，导致严重腹泻和脱水。

2. 细胞损伤和炎症反应。病原微生物侵入肠道上皮细胞，破坏黏膜屏障，激活炎症反应，导致局部肠壁损伤和渗出。病毒感染则常引起细胞坏死和肠道功能紊乱。

3. 肠道微生态失衡。感染引起肠道微生态失衡，正常菌群减少或丧失保护功能，致病菌繁殖并进一步破坏肠道黏膜屏障。

4. 免疫反应。病原体进入人体后激发免疫反应，机体通过免疫系统识别和清除病原体，但炎症反应过度会加重肠道损伤，导致腹泻、发热等全身症状。

四、临床表现

肠道传染病的临床表现多样，主要症状如下。

1. 腹泻。腹泻是肠道传染病的主要表现，排便次数增加，粪便稀薄甚至水样，伴有肠鸣音亢进。霍乱引起的“米泔样便”可导致严重脱水；志贺菌引起的痢疾便中可见黏液和脓血。

2. 呕吐。多见于病毒性肠道感染，如诺如病毒感染，患者有频繁呕吐，可伴恶心。

3. 腹痛。多为阵发性绞痛，排便后可缓解，志贺菌感染的腹痛较为剧烈，常伴有里急后重感。

4. 发热。一些肠道传染病（如伤寒、副伤寒）表现为高热和全身症状；细菌性痢疾和阿米巴痢疾则表现为低热至中度发热。

5. 脱水和电解质紊乱。严重腹泻和呕吐易导致水分和电解质流失，出现口渴、皮肤干燥、心率加快等脱水症状，严重者可引起低钾血症和代谢性酸中毒。

五、诊断标准

肠道传染病的诊断依赖临床表现、病原学检查和血液检查等综合评估。

1. 临床诊断。根据急性腹泻、呕吐、腹痛及发热等典型症状，结合流行病学史和接触史可初步诊断。

2. 病原学检查。

（1）粪便检查：常规检查白细胞和红细胞，提示炎症性腹泻；培养可分离病原菌并进行药敏试验，确定感染类型。

（2）快速抗原检测：诺如病毒和轮状病毒等病毒性肠炎可通过抗原检测快速诊断。

（3）血清学检查：如检测伤寒、副伤寒的抗体，阿米巴抗体检测有助于阿米巴痢疾的诊断。

3. 血液检查。严重感染者可能出现白细胞增高，伤寒则表现为白细胞减少。重症病例需监测电解质水平和酸碱平衡，以评估脱水和电解质紊乱情况。

六、鉴别诊断

肠道传染病需与以下疾病鉴别。

1. 功能性肠病。如肠易激综合征，以慢性腹泻为主，病因与感染无关，通常无发热及急性病程，且病原学检查阴性。

2. 药物性腹泻。使用抗生素、泻药等可能引起腹泻，但停药后症状可缓解，且无感染体征。

3. 非感染性炎症性肠病。如克罗恩病和溃疡性结肠炎，表现为慢性腹泻、腹痛，但无明显传染史。

4. 中毒性疾病。如食物中毒，起病急，多表现为呕吐、腹泻和腹痛，但与特定食物有关，且通常为短暂性发作。

5. 其他感染性疾病。如急性病毒性肝炎可能伴腹痛和消化不良，需通过血清学检测鉴别。

七、治疗方法

肠道传染病的治疗包括病因治疗、对症支持和支持治疗。

1. 病因治疗。

（1）抗生素治疗：细菌性肠道感染如细菌性痢疾、伤寒可使用抗生素治疗，常用药物包括氟喹诺酮类、头孢菌素等。但不推荐对轻症腹泻的病毒性或非感染性腹泻使用抗生素，以免影响肠道菌群。

（2）抗寄生虫药物：阿米巴痢疾可用甲硝唑、替硝唑治疗；贾第虫病可使用甲硝唑或阿苯达唑治疗。

2. 对症治疗。

（1）补液：口服补液盐（oral rehydration salt，ORS）是轻中度脱水患者的首选，可有效纠正水和电解质紊乱；对于严重脱水者，应给予静脉输液，及时补充钠、钾等电解质。

（2）止泻剂：避免使用止泻药物，特别是细菌性和病毒性肠炎，以免延迟病原体排出。

（3）退热和止痛：对有发热或腹痛的患者，可使用对乙酰氨基酚等解热镇痛药。

3. 支持治疗。注意饮食调整，避免高脂肪、高糖和乳制品，给予易消化食物，必要时补充维生素，帮助恢复。

4. 预防性措施。

（1）改善卫生条件：确保安全的饮用水、食物卫生和环境清洁，特别是疫区和暴发地区。

（2）个人卫生习惯：包括勤洗手、食物彻底煮熟、避免生食不洁食品等。

（3）疫苗接种：在高发地区接种相关疫苗（如霍乱、伤寒疫苗）可有效预防特定肠道传染病。

5. 公共卫生监测和管理。发生肠道传染病暴发时应及时报告，加强流行病学监测，防止疫情扩散。

（刘炼玲）